国际医疗保障译丛

HEALTH CARE COVERAGE DETERMINATIONS: AN INTERNATIONAL COMPARATIVE STUDY

医疗保障支付范围决策

——国际比较研究

Timothy Stoltzfus Jost 编

汤晓莉 何铁强 译

中国劳动社会保障出版社

图书在版编目(CIP)数据

医疗保障支付范围决策——国际比较研究/（美）约斯特（Jost，T. S.）编；汤晓莉，何铁强译. —北京：中国劳动社会保障出版社，2011

国际医疗保障译丛

书名原文：Health Care Coverage Determinations：An International Comparative Study

ISBN 978-7-5045-9278-1

Ⅰ.①医… Ⅱ.①约…②汤…③何… Ⅲ.①医疗保障-政策-研究-世界 Ⅳ.①R197.1

中国版本图书馆 CIP 数据核字(2011)第 158543 号

Timothy Stoltzfus Jost

Health Care Coverage Determinations：An International Comparative Study

ISBN：0335214959

北京市版权局著作权合同登记号：01-2009-5083

中国劳动社会保障出版社出版发行

(北京市惠新东街 1 号 邮政编码：100029)

出 版 人：张梦欣

*

北京北苑印刷有限责任公司印刷装订 新华书店经销

787 毫米×960 毫米 16 开本 14.25 印张 228 千字

2011 年 8 月第 1 版 2011 年 8 月第 1 次印刷

定价：38.00 元

读者服务部电话：010-64929211/64921644/84643933

发行部电话：010-64961894

出版社网址：http：//www.class.com.cn

英文版丛书编者按

近年来，许多发达国家重新审视本国的医疗服务。这一方面是因为医疗开支不断上涨，而这些开支大多来自公共支出，政府控制公共支出的压力加大；另一方面是因为配置给卫生领域的资源利用情况总是不尽如人意。因此，当医疗开支增幅严格受限时，需要我们寻求方法提高现有预算的使用效率，并确保医疗服务的可及性和公平性。一些国家还提出要加大患者的选择权，提高医疗服务提供者对患者需求的响应度。

发达国家之所以高度关注本国的医疗服务，更深层次的原因是医疗领域出现了一些根本性的趋势变化，而这些变化对医疗服务绩效影响深刻。显著的变化有三点。一是人口结构变化，包括人口老龄化和工作年龄人口比重下降。这一方面导致人类对医疗服务的需求上升，另一方面导致医疗服务响应患者需求的能力受到限制。二是医学技术进步。这导致新的医疗服务需求的上升。医疗技术进步涉及的范围很广，包括外科手术、药物治疗、筛查和诊断方面的创新等。在20世纪行将结束的时候，医疗技术创新的步伐进一步加快，对医疗服务筹资和医疗服务提供产生了深远的影响。三是公众对医疗服务的期望值提高，要求更高标准的治疗护理。这其中有医疗服务进步的因素，包括新医疗技术的应用，更主要的是，受过良好教育、见多识广的人越来越多，与传统的患者相比，这些人更强调消费者权益。

为应对上述变化带来的挑战，许多国家对本国的医疗服务制度进行了改革。传统上依赖于市场的国家加大了规范和计划的力度；传统上依赖于规范和计划的国家转向更多地引入竞争机制。可以说，当今世界，没有任何一个国家对现有的医疗服务筹资和医疗服务提供感到百分之百满意的，所有的国家都在寻求新的政策工具。

本系列丛书的目的是，通过分析卫生政策领域的重大议题，以求对明晰医疗服务的发展方向有所贡献。本系列丛书所选择的议题既是当前的热点问题，也是涉及长远的重要问题。本系列丛书的阅读对象是业内专业人士、学生和有一定见识的业外人士。本系列丛书不仅是卫生政策分析领域很好的教科书，而且希望发挥教科书以外的作用，推动相关议题讨论的进一步深入。为此，本系列丛书中的每一本书都有当前研究概要和未来政策走向探讨。

Chris Ham 教授

伯明翰大学卫生政策和管理系

前　言

在《2000年世界卫生组织报告》中，美国卫生系统绩效全球排名第37位，介于哥斯达黎加和斯洛文尼亚之间。对于美国这样一个习惯于在各个领域称雄世界的国家来说，这样的名次本来应该多少引起些社会震惊，但事实上由于世界卫生组织评价各国卫生系统绩效所采用的方法极富争议性，因此这个排名并未引起卫生政策分析专家太多的关注，更别提普通民众了。

一国的医疗制度和该国的政治理念、经济取向、文化和传统等紧密相关。既然如此，那我们为什么还要试图对各国的医疗制度进行排名或比较呢？这个问题可能有多种答案，其中最简单的一个就是，不管这些制度差异多大，它们在操作层面都面临一些相同的挑战，如本书讨论的医疗技术，日新月异的医疗技术在提高民众健康水平和驱使医疗费用上涨两个方面都表现出了无穷的潜力。

许多新近的研究再次证实，在美国和其他发达国家，新的医疗技术，无论是药物、设备、植入性材料还是创新性临床方法，有助于提高民众的健康水平，但同时也推动了这些国家医疗费用的上涨，而且可能是这些国家医疗费用上涨的主要推力。每个国家的医疗保障筹资和管理安排不尽相同，毋庸置疑，这会影响一国批准哪些医疗技术和将哪些医疗技术纳入支付范围的决策，但不管采用何种筹资和管理安排，事实上所有国家在决策时都面临类似的挑战。

本书作者和参与本书编写的国际专家们提供了一组极富价值和创新性的案例研究，展示了8个医疗保障筹资和管理安排不同的国家是如何决策支付范围的。通过比较分析我们发现，这些国家的实际情况和人们基于其医疗制度的臆想相去甚远。比如英国和加拿大，是政府主导型医疗制度的典型代表国家，人们往往由此推测，这两个国家的支付范围决策应当是自上而下、全国统一的。但实际上，据我们了解，这两个国家都把患者应当接受何种医疗技术的决策权下放给了地方卫生部门，有时甚至下放给负责诊治的医生。相反，瑞典和德国这两个实行社会医疗保险制度、经办机构多元化的国家，却在探索对所有参保人员实行统一的支付政策，并限制地方的调整权。

这些发现提醒我们，医疗制度的实际运行情况相当复杂，凭空臆想会歪曲事实。此外，国际案例研究还为我们提供了应对医疗技术挑战方面的信息。近年来，美国各界一直为联邦政府和州政府在老年保健计划支付范围决策中的地位争论不休。通过本书，我们了解到除美国外，其他一些国家也面临同样的问题。

通过本书，我们还可以学到很多，如：如何审查新医疗技术有效性的临床证据，如何认识成本在支付决策中的重要性，如何实现决策程序对利益相关者和公众公开透明等。总之，本书为如何决策医疗保障支付范围这个日益重要的题目提供了大量有用的信息，并且为如何学习借鉴他国的经验、应对卫生政策领域的挑战树立了典范。

Robert A. Berenson，M. D.

华盛顿特区城市研究院资深研究员

美国老年保健计划健康方案和服务提供中心前主任

目　录

Contents

第一章　方法学导论

新医疗技术：医疗费用上涨的主要推力

当前，所有发达国家都在努力应对高额医疗费用持续增长问题[1]。由于这些国家的医疗卫生筹资方式不同，因此采取的应对措施也不尽相同。美国的医疗卫生主要通过私人保险筹资，高额医疗费用持续增长导致该国私人保险保费提高，被保险人的共付费用上升，公共医疗保障项目削减，没有医疗保险的人数增加。德国实行社会医疗保险，为应对高额医疗费用持续增长问题，该国提出要重建支付方和医疗服务提供方的关系，由疾病基金严格控制医疗服务提供方的预算，讨论如何由雇员、雇主和政府合理分担医疗卫生筹资负担。在英国、加拿大以及其他通过税收方式筹资实行国家医疗保险制度的国家，为控制高端医疗服务的过度利用，建议提高个人自付。

导致医疗费用增长的原因有很多，而且国与国之间不尽相同。尽管如此，多数研究这个问题的专家一致认为，导致发达国家医疗费用增长最主要的因素是新的医疗技术的持续引入[2]。新药、新的医疗设备和新的治疗方法——本书统称为“医疗技术”，在全球范围内源源不断的被研发出来并投入使用。在这些医疗技术中，一些使原来不能有效治疗的疾病现在可以有效治疗了；一些为抵触原医疗技术的病人提供了新的选择；一些改善了慢性病人和绝症病人的生存状况；一些提高了诊断的精确性；一些比原来的医疗技术更加有效、更加便利或者更加安全；还有一些和原来的医疗技术相比，既不是更便宜也不是更好，仅仅是新而已。

新医疗技术导致医疗费用增长的原因很多。一些医疗技术，如器官移植，使得原先无法治疗的疾病变得可治了，导致医疗保险支出增加[3]。一些医疗技术替代了原先的医疗技术，但费用要比原先的医疗技术高，有时甚至高很多[4]。一个典型的例子是放射科使用的低渗造影剂，它的费用要比高渗造影剂高出10～20倍，但是不良反应发生率低，因此使用起来更加安全和舒适[5]。一些新医疗技术可能费用和先前的医疗技术一样，或者可能更少，但由于这些技术引起的疼痛更少，所需复原时间更短，更易使用，或者可能仅仅因为比原先的医疗技术更加便宜，因此比被替代的医疗技术应用得更多和用于更广泛的适应证[6]。当一项新医疗技术投入使用时，即使该技术使某一疾病的诊断和治疗费用下降，但如果诊断或治疗的频率提高，那么该疾病的总费用也会增长。

新医疗技术不仅会直接导致医疗费用上涨，还会间接导致医疗费用上涨。高新技术设备在合理使用时是具有成本效益性的，但在按服务付费的情况下，医疗机构为尽快收回设备投资，会过度使用或不合理使用设备，这会驱使医疗费用上涨[7]。新医疗技术还会增加对现有医疗服务的需求[8]。例如，当一项新的外科手术投入使用时，医疗保险不仅要支付手术费用，还要支付由于手术产生的住院费用以及术前术后的护理费用。最后，诊断和筛查技术的发展（这些技术远比以往的技术有效但通常也更昂贵）有助于发现一些原先无法察觉的疾病，治疗这些疾病必然会产生新的费用[9]。

美国著名的卫生经济学家Mark Pauly称，如果使医疗技术停留在当前的水平不再发展，那么美国就能够通过常规经济增长消化导致医疗费用增长的其他因素，从而可以在不提高税赋的情况下满足公共医疗保障项目的费用增长[10]。然而，我们不太可能选择这样去做。如前所述，医疗技术进步可以使我们的寿命更长，生活得更加舒适，身体更具有活力[11,12]。当然，我们也不可能不计成本、毫无控制地任由医疗费用无限增长。

我们已经习惯于根据需要来配置资源。我们每天都要抉择购买一些商品放弃另一些商品，力图实现效用最大化。购买的数量取决于我们的财富（或者可能是我们的信用），一旦财富耗尽，我们就要停止购买。但医疗保健与一般的商品不同。众所周知，医疗保健不受一般市场规律的影响[13]。医疗保健是如此重要、如此昂贵，其费用分配又是如此不均衡，以至于我们不能简单地将其留给个人去决定是否购买[14]。因此，所有发达国家都通过医疗保险方式来分散医疗保健的风险。这些发达国家要么实行社会保险制度，通常通过工薪税方式或者与工资收入挂钩的保费方式进行筹资，要么实行国家医疗保险制度，通过普税方式进行筹资，覆盖私人保险市场失灵的一些人群或者一些医疗项目的费用。事实上，多数发达国家建立了公共医疗保险制度并实现了全民医保，至少在一些医疗服务项目上实现了全民医保。

然而，不管是公共医疗保险还是私人医疗保险，都伴有道德风险。如果是自掏腰包，有些产品和服务人们是不会去消费的，即使他们有能力支付，有了医疗保险后，被保险人就会用保险去购买这些产品和服务[15]。由于是患者否购买医疗服务通常由医生决策，医生为患者开具处方或定制治疗，同意患者住院，但医生的收益在某种程度上取决于患者的消费，这一事实加大了医疗保险的道德风险[16]。

保险机构试图通过限制被保险人利用医疗产品和医疗服务来解决道德风险问题，来控制他们的风险和费用。私人保险机构或者管理型医疗组织通常通过以下手段来实现目标：采用按人头付费、奖金或者拒付等支付安排，鼓励医疗服务提供者合理提供服务；选择与费用节约型医疗服务提供者签约；或者对医疗费用发生情况进行逐一审查。公共保险机构更倾向于通过限制医疗服务提供者的预算来限制被保险人获得医疗产品和医疗服务，由此放慢新医疗技术的运用并促使医疗服务提供者在患者间合理分配有限的医疗资源[17]。

在支付政策中引入技术评估：解决医疗费用攀升问题之道？

越来越多的私人和公共保险机构试图通过实施以医疗技术评估（Health Technology Assessment，HTA）为基础的支付范围政策来控制新医疗技术的费用风险。医疗技术评估可以追溯到20世纪30年代，当时Bradford Hill确立了随机对照试验的原则；或者追溯到1972年，在这一年，Archie Cochrane出版了他的代表作《效果和效率》（Effectiveness and Efficiency），美国技术评估办公室（Office of Technology Assessment，OTA）也于同年成立。虽然美国食品和药品监督管理局从20世纪60年代初就开始运用随机对照临床试验来检测药物的有效性，但医疗技术评估的原则实际上直到20世纪70年代中期才得以完善[18,19]。

医疗技术评估被广泛运用于各个方面，如：评估新医疗技术的安全性和有效性，决定如何分配医学研究资金以及制定购买决策等[20]。本书的一个论点是，公共医疗保险可以通过医疗技术评估，决策是否将新医疗技术纳入支付范围，由此控制医疗费用的攀升趋势，事实上很多国家已经这么做了。

医疗技术评估的发展和过去20年来医疗领域的另外两个重要趋势是一致的。第一个趋势是公共医疗保险计划尝试引入优先设定机制[21,22]。众所周知，公共保险计划不可能为所有的被保险人提供所有的医疗项目。因此，荷兰[23]、新西兰[24]等许多国家都在探索界定基本医疗服务包，明确服务包内的医疗服务由公共医疗保险支付，服务包外的医疗服务由私人保险支付或患者自付。这些国家通常按医疗服务的类别确定基本医疗服务包，但也有一些特殊产品和服务会偶尔例外。基本医疗服务包的探索之路并不平坦，经常会受挫于技术和政治方面的障碍。

另外一个趋势是循证医学的发展。循证医学起始于20世纪70年代，当时的医学研究发现，一些常见医疗手段的使用率不仅在不同的国家差异很大，而且在同一国家的不同地区也不尽相同[25]。这一研究证实了我们的判断，那就是医学中有很多不是建立在科学基础上，而是建立在信赖和传统经验基础上的[26]。大量的评估性临床研究表明，患者接受的治疗在很大程度上是无效的[27]。这促使人们在采用新医疗技术甚至在沿用现有医疗技术时更加重视科学证据，即临床对照试验。

这些趋势合力推动人们通过循证评估来决定新（或者现有）医疗技术是否足够有效（或者足够合算）由公共医疗保险计划支付[28]。已有相当一些国家建立了专门的机构，负责对新医疗技术进行评估，决策这些医疗技术是否纳入支付范畴[29]。本书分析了八个国家的情况。

公共医疗保险支付决策的评估标准

从理论上讲（在某种程度上事实也是如此），医疗保障支付范围决策是建立在循证医学基础上的，但同时也不可避免地会受政治影响。公共医疗保险支付范围决策机构的职能使得这些机构通常会面临一些限制新医疗技术使用的压力；另一方面，这些机构也要经常面对来自新医疗技术支持者要求将这些技术纳入支付范围的巨大压力。这些交织在一起，问题变成了：如何构建决策机构和决策程序以平衡各方力量，最终做出代表公众利益的决策，这样的决策应当是：

1. 科学为本的技术精确[30]；
2. 有效利用有限资源；
3. 分配公平。

医疗技术评估是以科学证据为基础来判定一项医疗技术是否有效或合算的，因此具有一定的技术性。但是，仅仅看一项医疗技术是否有效通常不足以决定将其纳入医疗保险支付范围[31]。任何被评估是否可以纳入支付范围的药品都是已被国家或区域监管部门证明至少对某些病症是安全有效的[32]。一些国家也对医疗设备的安全性和有效性进行了评估。因此，进到支付审查阶段的医疗技术多数已被证实有效。

当面临争议时，循证医学很少能支持医疗技术很难证实其所有潜在的适应证都应被纳入支付范围。在一些情况下，“黄金标准”双盲临床试验（特别是如果该医疗技术不是药物时）无法百分百证实医疗技术的有效性；或者临床试验仅仅涉及部分被保险人群（例如未涉及儿童、老年人、孕妇、少数族裔以及有并发症或合并症的患者）或者持续时间短暂（所以无法看出长期效应）；或者试验对照物选择不当，未选择竞争性产品对照，从而使医疗技术的成本效益不具可比性[33]。

此外，最好的循证医学信息也无法解决不同疾病诊治孰先孰后和有限医疗资源在公共医疗保险覆盖人群中的分配问题。我们应当将哪些医疗技术纳入公共医疗保险支付范围，是有助于病情最重患者的还是最易治愈患者的，是有利于老年患者的还是年轻患者的？对提高生活质量但不能改善健康状况的医疗技术又应如何处理？靠科学来解决社会、伦理和政治问题通常只是美好的梦想[34]。必须通过专门的程序来决策是否将医疗技术纳入公共医疗保险支付范围。

因此，必须建立机构和程序来评估证据，并对证据是否足以支持医疗技术被纳入公共医疗保险支付范围作出判断，或者更常见的情况是决定何时适宜将某项医疗技术纳入公共医疗保险支付范围。本书描述了8个国家此类机构和程序的设置以及运行情况，并对这些机构和程序的运行情况进行了评估。

近年来，Norman Daniels 和 James Sabin 提出的评估医疗保险支付范围决策机构和程序的基本原则被广泛讨论[35]。该模型认为，评估决策机构应看其在多大程度上符合下述四条标准：

1. 公开（透明）原则：合理决策并向公众公开决策理由；

2. 合理性原则：决策标准合理化，建立在“公正人群”认为合理的证据、理由和原则的基础上；

3. 修正和复议原则：决定和政策都应适时审查和修订；

4. 监管原则：无论是自发监管还是政府监管，都必须将确保前三个原则的实现放在首位[36]。

Norman Daniels 和 James Sabin 设计这个模型的初衷是评估美国私立健康管理组织的支付范围决策，但他们也用此模型评估其他国家公共医疗保险支付范围决策的合理性[37]。《合理配给》(Reasonable Rationing)——本系列丛书的新作之一，就应用了这个模型评估其他国家的公共医疗保险支付决策[38]。

Norman Daniels 和 James Sabin 模型与近半世纪的行政法相符。行政法强调公共部门和程序的透明化，关注和评论规则制定以及裁决程序中的听证权利[39]。因此这个模型被用来评价公共部门的工作也就不足为奇了。但是，Norman Daniels 和 James Sabin 模型是被设计用来评估美国私立健康管理组织的支付范围决策的，用于评估公共机构的支付范围决策明显有些力不从心[40]。

Norman Daniels 和 James Sabin 关注的问题是如何确保私立健康管理组织不会因为出于赚钱的目的而拒绝为其成员获得的有效（或者合算）治疗付费。透明原则确保成员可以了解决策的内容和原由。合理性原则确保决策是全面的并且是基于共享的价值观的。修正和复议原则为每个被保险人提供了对拒付进行再研究的机会和选用公正中立决策者的可能性。监管原则要求确保私立健康管理组织的决策者对公共监管部门负责，或者至少实施可靠的自我监管[41]。

然而，在公共医疗保险制度中，通常主要由政府部门负责支付政策的医疗技术评估，虽然这些部门也会听取社会保险准公共法人机构或者其他专业机构（这些机构对其成员负责，并且在某种程度上也对全体公众负责）的建议。把 Norman Daniels 和 James Sabin 确立的原则应用于这些机构是有问题的。实行透明原则和合理性原则不成问题，但如何实行修正和复议原则却没有明确的答案。一方面，是否公共或者社会保险的任一成员、医疗技术生产者或者提供者都可以对支付范围决定提出复议请求？是只需向法院提出上诉就可以了，还是应当有其他一些管理机构参与其中？另一方面，是必须行使司法审查权还是仅仅行政复议就够了？监管原则对公共机构则更加不适用。除非监管被理解为包含立法或者司法监管，否则如何对公共机构进行监管？

Norman Daniels 和 James Sabin 模型的情景设计是：健康管理组织被要求将某一医疗产品和服务纳入支付范围，但出于经济动机却不想支付。这是一个更为根本的问题。私立健康管理组织身处市场竞争环境，以盈利为目的。在这种情景下，私立健康管理组织有强烈的经济动机限制昂贵的新医疗技术的使用[42]。Norman Daniels 和 James Sabin 模式主要是调节利益冲突，使健康管理组织在受市场规律约束的同时受公共责任规律的约束[43]。

公共医疗保险机构也有减少开支的动机，所以会拒付不必要的，或者是无效的，或者可能甚至是不符合成本效益的医疗服务。但是公共医疗保险机构必须服务于健康管理组织私人利益之外的公共利益。公共医疗保险机构当然关心控制整个医疗制度或者其负责的特定项目的支出[44]。但是，它还必须努力将适宜的医疗技术纳入支付范围。公共医疗保险制度的第三个目标是鼓励改善健康状况的技术创新，第四个目标是确保那些依赖于现有医疗技术的人可以得到相应的医疗服务。其他目标可能包括鼓励国内医疗技术创新或生产；或者扩大公共医疗保险或者扩大私人医疗保险的医疗服务支付范围；鼓励创造和发展低成本的医疗技术；保护或者扩大特殊医疗技术提供者的收入；为医疗专业人员或医疗服务提供者提供更多的医疗技术设备。要想对公共医疗保险支付范围决策程序有一个全面的了解，就必须考虑公共医疗保险机构的所有动机和压力。

公共选择理论和支付决策程序：利益集团的作用

近30年以来，很多从事公共管理研究的法律、经济和政治科学学者重点研究了利益集团压力环境下的管理决策政治化问题。法律文献深受经济学公共选择理论的影响[45]。该理论用经济学的分析方法来研究政策决策机制，认为受规制商品的供求服从于经济规律[46]，由国家垄断提供给希望从中获益的各利益集团[47]。

关于公共选择理论起源的经典故事是，国会议员为了获选需要募集竞选资金，为此需要和一些利益集团结盟[48]。作为对利益集团支持的回报，国会议员通过立法赋予利益集团各种寻租机会，包括直接现金补贴、市场准入控制、价格控制和优惠的合同[49]。在现代化管理的国家，分配这些寻租机会的权力通常不由立法机构直接掌控，而是由立法机构授权给各行政部门。立法机构明显不可能直接管理复杂的规制项目，这通常有利于其避免承担利益分配的直接责任[50]。有时立法机构（或政府）会把利益分配责任推给地方，自己再像利益集团一样和地方讨价还价。

根据一些版本的公共选择理论，行政管理部门的主要激励因素是保留职位和扩张权力及预算[51]。国会议员可以通过控制行政管理部门的预算和法定权限及责任、要求行政管理部门开展听证和民意调查等方式指导行政管理部门的行为，让行政管理部门按照自己的意旨行事，由此完成立法机构和利益集团之间的交易[52]。利益集团还试图通过为行政管理人员离任后提供高薪聘用机会、在法律许可范围内款待行政管理人员等方式，直接影响行政管理人员的行为[53]。

当然，上述对立法机构和行政部门行为的描述并非总与事实一致。事实上，公共选择理论作为对监管行为的现实阐述是有很大争议的[54,55]。事实上，激励国会议员的经常是个人理念和服务祖国的愿望，他们中很多人家境富裕，根本不用为改选资金问题担心。在不同的政治制度中，国会议员对利益集团政治献金的依赖度不同。由于行政管理人员或者有管理者意识，或者理解选民的期望，因此他们也经常承诺忠于职守、忠于公众利益[56]。近半个世纪以来的许多公共政策动议，包括重视环境治理和放宽产业管制等，都与公共选择理论对行政管理机构的行为解读大相径庭。

另一方面，公共选择经济学对监管行为的核心解读又具有一定的正确性，它与半个世纪以来的政治科学文献相符，即利益集团对管理政策确有一定的影响。尤其是 Mancur Olson——公共经济学之父之一，他对利益集团影响的描述很有独到之处[57]。Olson 的著作《集体行动逻辑》（The Logic of Collective Action）讨论了如何激励人们为了同一目标自愿合作的问题。参加行动的每个人作为个体都能从集体行动中获利，但也存在不参加行动、通过“免费搭车”就能获得同样利益的可能性。当每个人都想“免费搭车”时，集体行动的参与人数就有可能达不到理想的水平。然而，与利益分散的大集团相比，有强烈共同利益的个体或者小集团更可能采取行动影响立法或者行政管理[58]。因此，在与负责特殊关税或者农业补贴政策的立法机构和行政机构打交道时，一个想从这些政策中获取巨大利益的农业生产者小团体往往比消费者团体和纳税人团体更加尽心尽力，虽然后者人数更多，但每个人从政策中获利不大，分摊一下，也就是每个人为高价农产品或者农业补贴多支付几美分，并且这些人并不像农业生产者一样每天只想着这件事。

在多数情况下，利益集团会长期与行政部门保持联系，优先获得信息。Woody Allen 称，“人生 85%的成功都是水到渠成的”，虽然这种说法未必总是正确，但利益集团从行政部门那儿获得的成功却多数如此。就算行政管理人员每天早上一起床脑子里想的是要为公众利益服务，但一旦进入工作，他们接触的不是普通公众，而是特殊利益集团的代表。当政府部门就条例草案征求意见时，多数意见来自相关的利益集团[59]。当按规定举行听证会时，多数参与者是相关利益集团的代表[60]。当行政管理管理人员和有关人员非正式接触，为条例制定搜集信息时，这些人很可能代表相关利益集团。当国会议员电话询问行政管理人员某一选民诉求的处理状况或者责难行政管理人员对某一选民不公时，那这个选民很可能代表某一利益集团。服务公众一整天后，行政管理人员从工作岗位返回家中，这一天中行政管理人员得到的信息多数来自利益集团[61]，面对面接触的人也多数是利益集团的代表。在这种情况下，不管行政管理人员在理念上是多么强调公众利益至上，其对问题的最终看法在一定程度上会受到利益集团的影响。

当然，在一些情况下，利益集团之间会相互抗衡[62]。环保管理部门人员不仅要与污染产业代表接触，还要与环保团体接触；职业健康和安全管理部门人员不仅要与工会沟通，还要与制造商沟通。这些相互抗衡的利益集团，一个要推动管理部门批准其产品，另一个要抵制该产品获批。

在另外一些情况下，抗衡的另一方缺失。行政管理人员得到的信息几乎一边倒的来自某一方面的利益集团，听到的全是这些利益集团的声音。在这种情况下，行政管理部门可能就只能靠部门力量抵挡利益集团的压力了。但是，如果所有的信息、所有的声音、所有的立法民意调查和听证都倒向利益集团，那么行政管理管理部门很难力挽狂澜。

公共医疗保险部门在决定支付范围时经常面临类似的情况。我们先来看看有哪些利益集团支持将医疗技术纳入支付范围。首先，医疗技术发明者或者生产者会竭力鼓吹将该技术纳入支付范围。其次，医疗技术投资方为选区创造大量的就业机会，是选区的税收大户，因此，选区议员会帮助他们游说中央部门[63]。第三，医疗专业人员和医疗服务提供者，尤其是医疗专家和医疗机构，通常会支持将新医疗技术纳入公共医疗保险支付范围，这样他们不仅在诊断和治疗时能有更多的选择，并且有机会获得更多的收入[64]。他们会把医疗保险拒付看作是对他们行医自由的无理干涉[65]。医务人员还经常辩称，医疗保险拒付会降低治疗质量。第四，特殊疾病患者组织也是新医疗技术的拥护者。第五，如果药品和医疗技术部门是一个国家经济或进口收入的重要组成部分，那么新医疗技术在该国就会获得政治支持，很快被医疗保险纳入支付范围。最后，在大多数国家（尤其是美国）医学研究和创新一般都能获得强大的公众支持[66]。所有这些力量都会大力推动将新医疗技术快速地并且经常在很大程度上不加鉴别地纳入医疗保险支付范围。

与支持将新医疗技术纳入公共医疗保险支付范围的利益集团相比，反对联盟的力量要弱很多。将新医疗技术纳入公共医疗保险支付范围无疑会加重医疗服务付费方的负担。这个付费方可能是纳税人、雇员、雇主或者患者（具体取决于一国医疗保障制度的筹资机制）。在多数国家，负责制定支付范围政策的部门至少名义上是付费方的代理人，因此应对此有所考虑，但机构付费者通常不会考虑得这么细。如本书所述，不同的医疗保险支付范围决策程序对支付者的影响不同，尽管如此，批准将某项新医疗技术纳入公共医疗保险支付范围通常对总预算影响不大，因此付费方不太可能投入大量的精力财力物力去反对，除非涉及到非常昂贵的新医疗技术。并且，如前所述，付费者面临角色冲突，因为他们明知新医疗技术会驱使医疗费用上涨，但也想用最新的医疗技术。

将新医疗技术纳入医疗保险支付范围还会受到一些人的反对，如竞争性产品生产者，现有医疗技术使用专家，一旦引入新技术可能会失去市场份额的人等。真实案例之一就是制药企业试图延迟或者阻止新的竞争性药品在美国获批上市[67]。新药一旦获批上市，会对现有的独家药品产生巨大的影响，使之失去垄断地位。因此现有药品生产商有强大的动机为延迟新药上市而战。公共医疗保险支付决策的影响则要相对小一些，因为将某一新医疗技术纳入支付范围，不一定会降低公共医疗保险对现有医疗技术的支付价格，也不会马上严重影响现有医疗技术的市场份额。此外，拥有多个产品的公司害怕竞争者日后报复，因此很少会跳出来反对新医疗技术被纳入医疗保险支付范围[68]。

公共医疗保险支付新医疗技术决策的真正受损者通常是那些因此失去预算的患者和医疗服务提供者。如本书第四章所述，英国初级保健基金必须支付英国国家临床和卫生评价研究所（National Institute for Clinical Excellence，NICE）批准的所有新药，为此基金可能需要削减其他费用支出，如护理项目。但受此影响的人们未必能意识到将新医疗技术纳入公共医疗保险支付范围是导致他们困境的根源，因此很难想象这些人会站出来反对。最后，与公共医疗保险因支付新医疗技术削减其他医疗项目的受损人群相比，新医疗技术的受益人群更有组织性，也更会到处嚷嚷，因此更可能受到相关机构的关注。

因此，就医疗技术支付决策而言，我们可以预料，赞成支付的利益集团力量会处于压倒性优势。政府部门会试图严格评估新医疗技术的科学价值，社会各方也要求政府部门这么做，但是除非政府部门自己评估，否则他们所获得的信息绝大部分将来自赞成支付的利益集团。专业论证、听证会意见、国会议员的电话以及监督聆讯讲演等，都促使他们批准支付新技术，并且促使他们要更快地批准。

如果在这些情形下实施 Daniels 和 Sabin 的程序标准，就会产生不好的结果。如果只有赞成支付的利益集团持续地关注政府部门发布的信息，那么政府信息透明化只会使一方独大[69]。政府部门稍有不予支付的倾向迹象就会很快被支持支付的利益集团察觉并遭到强烈反对。由于赞成支付的利益集团一方独大，如果支付批准需以多数同意为原则，那么这种原则就会沦为赞成支付批准意见的堆砌。如果可以上诉，但上诉方仅仅是被拒付方或者是拒绝批准支付方，那么 Daniels 和 Sabin 提出的复议原则就会驱使政府部门最终转而同意批准支付。如果政府部门监督者也支持支付医疗技术，那么循证医学就会成了摆设。因此，当我们考虑如何改进公共保险支付范围决策程序，以更好地确保服务于公共利益时，就不能局限于 Daniels 和 Sabin 模型。

本书的任务之一是考察公共选择理论应用于支付政策的假设是否与现实相符。我们分别考察了 8 个国家的做法，研究这些国家的做法在多大程度上与公共选择理论相符。一些国家的做法貌似与 Daniels 和 Sabin 模型并不完全吻合，这有助于我们关注另外一个问题：如何设计制度才能使有关部门在要求支付的高压下仍然可能在科学证据的基础上公正地评估医疗技术？能对 Daniels 和 Sabin 原则进行改进，以评估公共保险支付范围决策程序是否服务于公共利益？

本书的方法

我们采用两种方法来介绍 8 个案例研究国家的做法。第一种方法是描述法，这是本书采用的主要方法，本书每章详细描述了每个国家在实际中是如何进行公共医疗保险支付范围决策的。首先简要描述案例国的公共医疗保险制度运行情况，然后论述该国如何开展医疗技术评估以及医疗技术评估如何被应用于支付政策，并对公共医疗保险支付范围决策由什么部门负责、遵循什么程序以及公众有哪些参与其中的机会等进行说明，最后以如何对支付范围决策进行上诉收尾。

第二种方法是对比分析法。为了深度研究公共医疗保险支付范围决策，同时也为了对各国的支付范围决策进行全面的比较研究，我们进一步分析了几种特殊医疗技术在案例国的支付批准情况。为达此目标，我们首先要确定一些被两个或两个以上案例国评估过的医疗技术。由于医疗技术评估在多数国家尚未全面开展，因此我们没有发现任何一项 8 个案例国都评估过的医疗技术。另一问题是医疗技术包括药品、医疗设备和治疗方法，各案例国评估的重点不尽相同。一些国家把评估重点放在药品上，而另一些国家因其公共医疗保险制度对药品不予支付，因此对门诊用药不予评估。

最后，我们决定重点讨论四项医疗技术：两项药品类的和两项非药品类的。两项药品类的医疗技术，一是用于慢性粒细胞性白血病（CML）的格列卫?（Glivec?，通用名为伊马替尼，Imatinib）；二是用于流感扎那米韦（zanamivir）、奥司他韦（oseltamivir）和金刚烷胺（amantadine）。两项非药品类的医疗技术，一是正电子发射断层扫描（PET），它是一种基本的诊断技术；二是高压氧治疗（HBOT），这是一种治疗使用的技术。本书还讨论其他一些医疗技术在某些特殊国家的支付决策情况，但是没有进行国别比较研究。

上述四项医疗技术中没有一项是被 8 个案例国都评估过的，但是每种至少被一个以上的案例国评估过。我们就有关国家对这四项医疗技术的支付评估程序逐一进行了讨论：PET 扫描考察了美国、德国、瑞典、西班牙、澳大利亚和加拿大；高压氧治疗考察了美国、德国、瑞典和澳大利亚；格列卫考察了荷兰、瑞典、澳大利亚和英国；扎那米韦、奥司他韦和金刚烷胺考察了英国、瑞典和荷兰。

一份医疗技术评估机构国际网络组织的报告对 PET 描述如下：

PET 是一种轻微侵入性影像技术，它应用一种放射活性示踪剂来对人体不同器官系统的灌注和代谢活性进行评价。示踪剂通过从核子中发射一种叫做正电子的正性电子逐渐变弱。正电子与负性电子相互碰撞，产生两个运行方向相反的高能光子。高能光子被组织吸收或被分散。

在患者周围环形排列正电子照相机（X 线断层摄影机），使之同步探测这两个光子（同步探测），产生横断面断层图像[70]。

虽然自 20 世纪 30 年代正电子被发现以来，PET 就一直被应用于基础物理学研究，但它作为诊断工具的发展则受到带电粒子加速器的制约。PET 需要带电粒子加速器（通常是粒子回旋加速器）以产生示踪剂，而大多数国家仅在研究中心才会有这种设备[71]。PET 是一种购买和维护都很昂贵的技术，没有像替代成像技术（如 CT 或 MRI）那样在全球普遍使用。然而，随着放射性药品产品商业使用率的提高，PET 的利用会变得更经济和更普及。

高压氧治疗通过制造一种压力环境处理的不同疾病状况，在这个压力环境中，患者持续一到两个小时地间断地呼吸100%氧气[72]。虽然这个方法最初（而且现在也还用于）针对减压病的治疗，而现在基本是用于创伤治疗。它有四个功能：增高血氧浓度，激发胶原质生成以产生新血管，释放携氧血流中机体代谢的惰性气体以及杀灭细菌[73]。

格列卫是由诺华制药研制的治疗慢性粒细胞性白血病的唯一药物[74]。慢性粒细胞性白血病是一种罕见（估计1/100 000人/年）而且危及生命的癌症。这种病在55～60岁之间的患者身上最为常见，并且相关诊断后一般生存期为4～6年。在临床上，慢性粒细胞性白血病在3～5年时间内会经历阶段性的变化，从一个相对不痛的初始阶段（慢性阶段）到急性白血病（暴发危重阶段）。最后阶段是迅速的并且是最终性的。将近40%～50%被诊断为慢性粒细胞性白血病的患者，其中间期（加速期）一般会持续约1年，但尚无细胞遗传学和血液学标准来界定这个时期。

治疗慢性粒细胞性白血病慢性期的唯一方法是骨髓移植（BMT），但是很少患者（10%～15%）符合条件，而且移植死亡率很高（20%～30%）。接受了骨髓移植治疗后的长期生存率为60%。对不符合骨髓移植条件的慢性粒细胞性白血病患者的一线治疗包括单独使用干扰素α（interferon-alpha，IFN）或联合使用阿糖胞苷（cytosine-arabinoside，Ara-C）。干扰素通常有10%～38%的概率产生细胞反应，而化疗仅为0～5%。这个反应表明可以改善存活状况。估计20%～30%的患者会由于毒性反应被迫停止干扰素治疗。有些是没有反应，并且大多数会产生抗体。对于单独使用干扰素α治疗无效的患者而言，就没有一般可接受的标准化治疗了[76]。

格列卫的活性成分是甲磺酸伊马替尼，这是一种可以抑制慢性粒细胞性白血病发展的蛋白质抑制剂。在早期的临床试验中，接受伊马替尼患者显示完全或者部分细胞遗传学和血液学反应。提供给最初批准格列卫治疗慢性粒细胞性白血病的主要临床有效性数据是基于早期临床有效性证据的，这些证据是在三个开放式非随机的临床Ⅱ期研究中得到的，这个研究对处于慢性粒细胞性白血病严重期期或慢性期并接受IFN治疗无效的共计1 027名成年患者进行了研究。选择的结束点为总的细胞遗传和血液反应率。结果显示治疗产生显著的部分或全部反应。然而，在这些试验中还没有成熟的数据证实存在有清晰的临床价值或提高生存率[77,78,79]。这个临床证据作为格列卫在美国和欧洲获得最初市场批准的基础。

最后，扎那米韦、奥司他韦和金刚烷胺均为被评价为治疗流感的抗病毒药物。扎那米韦是一种神经氨酸酶抑制剂，被批准用于患有流感A和B的12岁及以上患者，并且只能用在流感流行期，症状发作48小时之内。流感导致显著的发病率和死亡率上升。症状包括从无症状感染到轻微症状，以及呼吸道疾病到影响到心、肺、脑、肝、肾和肌肉的多系统并发症。与流感相关的死亡通常死因为病毒或细菌性肺炎。不过，大多数人的流感仅仅表现为轻微症状。高危群体包括那些患有慢性呼吸道疾病、显著的冠心病（包括仅有高血压）、慢性肾病、糖尿病、免疫功能差的以及65岁以上的患者。

基于临床证据，扎那米韦降低了健康人群个人的平均患病期1. 5天，在高危人群中，扎那米韦显示潜在的预防和降低并发症作用更为有效。奥司他韦抑制流感A病毒的M2膜蛋白铁通道活性，但是对流感B无效。和金刚烷胺一样，扎那米韦是一种神经氨酸酶抑制剂，被批准用于治疗流感A和B[80]。尽管各种药物的副作用和成本效益各不相同，但临床试验显示每种药物都可以减少大约一天的流感症状。

下面的章节描述了每个案例国是如何决定公共医疗保险是支付还是不支付上述医疗技术的。似乎人体生理机能在各国之间差异不大，诊断技术或者药品在不同的国家也效果一样。尽管如此，就同样的医疗技术，不同的国家对医疗技术评估是否支持公共保险支付却结论不同。当我们研究案例国如何决策是否支付上述医疗技术时，我们将重点关注这些国家的决策内容和决策过程的变化之处。

结论

总而言之，以下各章考察了8个案例国是否运用以及在多大程度运用医疗技术评估来制定支付政策以控制公共医疗保险制度费用增长的趋势，以及为此采用的机制和程序。我们将通过描述每个案例国制定支付政策的机制和程序，并通过研究每个案例国处理上述四项医疗技术的经验，来验证公共选择理论关于决策部门面临扩大公共医疗保险支付范围压力的预期是否与事实相符。

参考文献

1 Between 1990 and 2000, average per capita annual spending growth on health care in OECD countries was 3.1%, compared to 1.9% in GDP growth per capita. In the countries this paper covers, health spending per capita exceeded GDP growth per capita 0.9 % (Germany), 2.2%(Switzerland), 1.8%(UK), and 0.9%(US). G. F. Anderson, et al. (2003), 'It's the Prices, Stupid: Why the United States Is So Different from Other Countries', Health Affairs, 89(3):89-105.

2 P. E. Mohr, et al. (2001), *The Impact of Medical Technology on Future Health Care Costs*: *Final Report*. Bethesda: Project Hope.

3 B. A. Weisbrod (1994), 'The Nature of Technology Changes: Incentives Matter!' in A. C. Gelijns and H. V. Dawkins (eds.), *Adopting New Medical Technologies*. Washington: National Academies Press, 73-87.

4 Gelijns and Dawkins (1994), p. vi.

5 P. D. Jacobson and C. J. Rosenquist(1996), 'The Use of Low-Osmolar Contrast Agents: Technological Change and Defensive Medicine'. *Journal of Health*, *Politics and Law*, 10: 243-66.

6 Mohr, et al. (2001), pp. 31-2.

7 Mohr, et al. (2001), p. 21.

8 Mohr, et al. (2001), p. 36.

9 Mohr, et al. (2001), p. 31.

10 M. Pauly (2004), 'What if Technology Never Stops Improving? Medicare's Future under Continuous Cost Increases'. *Washington and Lee Law Review*, 60(4):1233-50.

11 D. M. Cutler and M. McClellan(2001), 'Is Technological Change in Medicine Worth It?', Health Affairs, 20(5):11-29.

12 F. R. Lichtenberg(2001), 'Are the Benefits of Newer Drugs Worth their Cost? Evidence from the 1996 MEPS', Health Affairs, 20(5):241-51.

13 N. Daniels and J. E. Sabin(2002), *Setting Limits Fairly*: *Can We*

Learn to Share Medical Resources. New York: Oxford University Press.

14 T. S. Jost(2003), *Disentitlement? The Threats Facing our Public Health-Care Programs and a Rights-Based Response*. New York: Oxford University Press.

15 See P. Zweifel and W. G. Manning (2002), 'Moral Hazard and Consumer Incentives in Health Care', in A. J. Culyer and J. P. Newhouse (eds.), *Handbook of Health Economics*. Amsterdam: Elsevier Science.

16 Whether or not physicians induce demand for health care has proved a very controversial question. If induced demand is defined to mean that physicians provide unnecessary medical services to their patients simply to make money, there is not much evidence that the practice is widespread. On the other hand, the need for medical care is often unclear, and there is a great deal of international evidence of the number of services provided by patients increasing when per-service payments decline. T. G. McGuire (2002), 'Physician agency', in A. J. Culyer and J. P. Newhouse, *Handbook of Health Economics*. Amsterdam: Elsevier, 462-536.

17 R. Klein, P. Day, and S. Redmayne(1996), *Managing Scarcity: Priority Setting and Rationing in the National Health Service*. Maidenhead: Open University Press.

18 D. Banta (2003), 'The Development of Health Technology Assessment', *Health Policy*, 63(2):121-32.

19 H. D. Banta and B. R. Luce (1995), *Health Care Technology and its Assessment: An International Perspective*. Oxford: Oxford University Press.

20 M. S. Donaldson and H. C. Sox, Jr. (1992), Setting Priorities for Health Technology Assessment. Washington: National Academy Press.

21 C. Han and G. Robert (2003), Reasonable Rationing: International Experiences of Priority Setting in Health Care. Maidenhead: Open University Press.

22 A. Coulter and C. Ham (2000), The Global Challenge of Health Care Rationing. Maidenhead: Open University Press.

23 M. Berg and T. van der Grinten, 'The Netherlands', in Ham and Robert (2003), p. 122.

24 A. Bloomfield, ‘New Zealand’, in Ham and Robert (2003), p. 19.

25 J. Wennberg and A. Gittelsohn (1973), ‘Small Area Variations in Health Care Delivery’, Science, 182:1102-9.

26 L. Noah (2002), ‘Medicine's Epistemology: Mapping the Haphazard Diffusion of Knowledge in the Biomedical Community’, Arizona Law Review, 44:373-466.

27 Recent notorious examples include the use of post-menopausal hormone replacement for breast cancer. J. Hays, et al. (2003), ‘Effects of Estrogen Plus Progestin on Health-Related Quality of Life’, New England Journal of Medicine, 348(19), 1839-54.

28 Technology assessment programmes, that is to say, may limit themselves to merely determining whether the technology in fact provides benefit to patients in actual practice, or attempt future to decide whether the technology provides benefit justifying its cost.

29 C. Wild and B. Gibis (2003), ‘Evaluations of Health Interventions in Social Insurance-Based Countries: Germany, the Netherlands, and Austria’, Health Policy, 63(2):187-96.

30 It must be acknowledged, however, that some important services, such as ‘caring’ service or palliative care, are difficult to evaluate fully on the basis of scientific evidence.

31 S. Tanenbaum (1994), ‘Knowing Acting in Medical Practice: The Epistemological Politics of Outcomes Research’, Journal of Health Politics, Policy and Law, 19(1):27-44.

32 In the United States the agency would be the Food and Drug Information, which is charged by law with determining whether drugs are 'safe and effective‘. 21 U. S. C. §355(b)(1). In Europe, the European Agency for the Evaluation of Medicinal Products, approves medicinal products, though the European countries also maintain their own drug and /or device approval agencies. See<www. emea. eu. int>.

33 See Noah (2002), pp. 387-91.

34 G. Belkin (1997), 'The Technocratic Wish: Making Sense and Finding Power in the Managed Medical Marketplace‘, Journal of Health

Politics, Policy and Law, 22(2): 509-26.

35 Daniels and Sabin (2002).

36 Daniels and Sabin (2002), p. 45.

37 Daniels and Sabin (2002), pp. 149-68.

38 Coulter and Ham (2002).

39 E. D. Kinney (2002), Protecting American Health Care Consumers. Raleigh: Duke University Press.

40 Daniels and Sabin (2002), p. 8.

41 Daniels and Sabin (2002), pp. 43-65.

42 The incentives of MCO's in deciding whether or not to cover a new technology are in fact mixed. An MCO that routinely and openly denied state-of-the art treatment to its members would certainly face market resistance, and might face liability litigation as well. On the other hand, MCOs usually are selected by the employers of their members, and are only selected by the members themselves when multiple plans are available. Thus, MCOs often face relatively little direct market pressure from the consumers of their services. Compare, discussing the incentives of MCOs in making coverage decisions, Farley v. Arkansas Blue Cross and Blue Shield Plan, 147 F. 3d 774(8thCir. 1998) (plans face market incentives to make decisions that are appropriate for members) with Killian v. Healthsource Provident Administrators, 152 F. 3d 514(8thCir. 1998) (plans face incentives to deny treatment to save money).

43 Daniels and Sabin (2002), pp. 44-5.

44 Some insurers, for example, cover only hospital or physician area, and thus might not have the same interest in controlling long-term care costs.

45 C. R Farina and J. J Rachlinski (2002), 'Foreword: Post-Public Choice? Symposium: Getting beyond Cynicism: New Theories of the Regulatory State', Cornell Law Review, 87: 267-79 ('[Public choice theory] has dominated academic discussion of the regulatory state for nearly two decades; even legal scholars who do not consider themselves public choice practitioners in its shadow.')

46 S. P. Croley (1998), 'Theories of Regulation Incorporating the

Administrative Process', Columbia Law Review, 98: 1-168.

47 Croley (1998), p. 35.

48 G. Stigler (1971), 'The Theory of Economic Regulation', Bell Journal of Economics, 2(1):3-21.

49 W. C. Mitchell and M. C. Munger (1991), 'Economic Models of Interest Groups: An Introductory Survey', American Journal of Political Science, 35:512-46.

50 S. P. Croley (2002), 'Public Interested Regulation', Florida State Law Review, 28:7-107.

51 W. A. Niskanen Jr. (1971), Bureaucracy and Representative Government. Chicago: Aldine, Atherton.

52 Croley (2002), pp. 11-13.

53 R. A. Posner (1969), 'The Federal Trade Commission', University of Chicago Law Review, 37:47-89.

54 E. L. Rubin (2002), 'Public Choice, Phenomenology, and the Meaning of the Modern State: Keep the Bathwater, but Throw Out that Baby', Cornell Law Review, 87:309-61.

55 M. Kelman (1988), 'Democracy-Bashing: A Skeptical Look at the Theoretical and "Empirical" Practice of the Public Choice Movement', Virginia Law Review, 74:199-273.

56 M. E. Levine and J. L. Forrence (1990), 'Regulatory Capture, Public Interest, and the Public Agenda: Towards a Synthesis', Journal of Law, Economics and Organization, 6:167-98.

57 M. Olson (1965) The Logic of Collective Action: Public Goods and the Theory of Groups. Cambridge: Harvard University Press.

58 Olson (1965), pp. 3, 48, 127-8.

59 See C. M. Kerwin (1994), Rulemaking: How Government Agencies Write Law and Make Policy. Washington: Congressional Quarterly Press.

60 Staff of Senate Comm. On Governmental Affairs, 95th Cong, 1st Sess. (1977) Study on Federal Regulation, Vol. Ⅲ, Washington: U. S. Congress.

61 D. B. Spence and F. Cross (2000), 'A Public Choice Case for the

Administrative State', Georgetown Law Journal, 89:97-142.

62 The political science literature on interest-group pluralism, going back to the Federalist Papers, has long stressed the fact that interest groups compete with and counterbalance each other. The economist Gary Becker has provided an economics model for such a result. G. S. Becker (1983), 'A Theory of Competition among Pressure Groups for Political Influence', Quarterly Journal of Economic, 98(3): 371-400. There is empirical support for the influence of citizens' groups on administrative processes, and there are clearly instances where the positions of citizens' groups have triumphed over the desires of special interests.

63. B. C Vladeck (1999), 'The Political Economy of Medicare', Health Affairs 18(1):22-36.

64 See R. F. Ochs-Ross and T. A. Connaughton (2002), 'The Perspective Decision-Making and Appeals. Chicago: ABA.

65 Ochs-Ross and T. A. Connaughton (2002).

66 M. Kim, R. J. Blendon, and J. M. Benson (2001), 'How Interested are Americans in new Medical Technologies? A Multicountry Comparison', Health Affairs, 20(5):194-201.

67 E. Powell-Bullock (2002), 'Gaming the Hatch-Waxman System: How Pioneer Drug Makers Exploit the Law to Maintain Monopoly Power in the Prescription Drug Market', Journal of Legislation, 19:21-50.

68 This may change as public coverage determinations become more prominent. It may be possible, moreover, for manufactures to recruit specialty societies to represent them in opposing competing technologies, thus making their involvement less visible.

69 E. Garrett (2000), 'Interest Groups and Public Interested Regulations', Florida State University Law Review, 28:137-54.

70 E. Adams, et al. (1999), Positron Emission Tomography: Experience with PET and Synthesis of the Evidence. Stockholm: International Network of Agencies for Health Technology Assessment.

71 Adams, et al. (1999), p. 2.

72 Departments of Health and Human Services, Office of Inspector-General (2002), Hyperbaric Oxygen Therapy: Its Use and Appropriate-

ness. Washington：OIG.

73 DHHS，01-(2000) P. 1.

74 An orphan drug is a drug that treats a rare disease affecting a small number of people and is thus not commercially viable without government development assistance.

75 The following text describing CML and its treatment and Glivec，as well as much of the text following describing the use of zanamivir，oseltamivir，and amatadine for the treatment of influenza，was provided by Tanisha Carino.

76 H. M. Kantarjian，F. J. Giles，et al. (1998)，'Clinical Course and Therapy of Chronic Myelogenous Leukemia with Interferon-Alpha and Chemotherapy'，Hematology/Oncology Clinics of North America，12(1)：31-80.

77 B. J. Druker，et al. (2001)，'Activity of a Specific Inhibitor of the BCR-ABL Tyrosine Kinase in the Blast Crisis of Chronic Myeloid Leukemia and Acute Lymphoblastic Leukemia with the Philadelphia Chromosome'，New England Journal of Medicine，344(14)：1038-42.

78 B. J. Druker，et al. (2001)，'Efficacy and Safety of a Specific Inhibitor of the BCR-ABL Tyrosine Kinase in Chromic Myeloid Leukemia'，New England Journal of Medicine，344(14)：1037-7.

79 National Institute for Clinical Excellence (2003)，Guidance on the Use of Zanamivir，Oseltamivir and Amantadine for the Treatment of Influenza. National Institute for Clinical Excellence.

第二章　物有所值：澳大利亚的经验

Anthony Harris，Liliana Bulfone[1]

引言：澳大利亚的医疗筹资

澳大利亚的医疗服务制度覆盖该国的全体永久居民，实行公私混合的筹资模式：初级卫生保健和公立医院的住院费用由面向全民的公共医疗保险支付，私立医院的住院费用则由私人医疗保险支付。公共医疗保险在澳大利亚叫全民健保（Medicare），是一种以税收方式筹资的医药费用偿付制度。Duckett[2]曾对澳大利亚的医疗服务制度及其筹资进行过详细的描述。

澳大利亚联邦政府在政策制定中居主导地位，在公共卫生、研究和国家信息管理等方面的政策制定中更是如此。在澳大利亚，多数门诊医疗服务、药品和医学研究的费用完全由联邦政府支付；公立医院和面向老年人及残障人士的居家和社区护理费用则由联邦政府和州政府及领地政府（澳大利亚由6个州和2个领地组成）分担。养老院的筹资渠道很广，联邦政府也会拨付一定的资金。

在澳大利亚，公共医疗服务的提供和管理，以及对医疗服务提供者的规范主要是州政府和领地政府的责任。州政府和领地政府负责提供公立医院住院服务和广泛的社区医疗服务以及公共卫生服务。例如，一些州和领地规定，公立医疗机构只为学生和低收入人士提供免费的口腔保健服务，其他人的口腔保健服务则由私立医疗机构提供。环境卫生项目多由州内的各地方政府提供。

澳大利亚公民自动被全民健保制度覆盖，他们在公立医院就医可以获得免费治疗，免费享受由医生（包括专科医生和验光师）提供的各种医疗服务。除此之外，私人医疗保险病人在公立医院就医、患者在私立医院或者社区医疗机构就医，其获得的医疗服务通常由私人开业医生提供，实行按服务收费。医疗服务的收费标准由政府决定，并在全民健保诊疗项目待遇目录（Medicare Benefits Schedule，MBS）中标明。对私人医疗保险病人的住院费用，全民健保制度按照目录规定的收费标准支付 75%，剩余的 25%由私人住院保险支付。对社区医疗机构提供的门诊医疗服务，目录内的项目费用由全民健保制度按标准支付 85%，并设有个人自付封顶线，收费标准和封顶线之间的费用由全民健保制度支付。如果单个项目个人年自付费用超过 58.60 澳元（该标准每年根据物价指数调整），则该项目在该年度剩余时间内的费用全部由全民健保制度支付；如果一个家庭或者个人一个年度内的门诊累计自付费用超过 319.70 澳元（该标准每年根据物价指数调整，每年 1 月 1 日公布），则该年度剩余时间内的门诊医疗费用全部由全民健保制度支付。需要指出的是，在澳大利亚，私立医院和社区医疗机构的医生是可以自定收费标准的，只是超过目录收费标准的部分要由患者自付，全民健保制度不予支付，而且私人医疗保险也被禁止支付这部分费用。私立医院和社区医疗机构的医生也可以接受政府定价，在这种情况下，医生可以直接将患者的账单寄给政府，全民健保制度会按目录规定的收费标准向医生支付医疗费用总额的 85%，患者自己则不用再支付任何费用，相当于打了个 85 折。2003 年第 4 季度，全澳大利亚有 66.5%的全科医生接受政府定价。

在澳大利亚，药品补贴由州或领地政府和联邦政府共同分担。州或领地政府在联邦政府的资助下，对当地公立医院提供的药品实行补贴。一旦病人离开医院，满足其药品需求就成了联邦政府的责任。联邦政府为此制定了针对社区医疗机构就医患者用药的药品福利计划（Pharmaceutical Benefits Scheme，PBS）。从 2004 年 1 月 1 日起，社区医疗机构开具的每张处方，23.70 澳元以下部分由普通患者自付，其余的由药品福利计划支付；优惠卡持有者（低收入、无业和老年人）则药品共付数额固定，对药品福利计划内的药品，每种仅需自付 3.80 澳元，远远低于普通患者。患者的药品共付额会每年根据消费者价格指数进行调整。公立医院向住院患者免费提供药品，但对门诊患者用药要收取一定的费用，收费标准与药品福利计划类似。对那些每年需要开具大量处方的患者及其家庭，政府设立了安全网，只要患者的社区医疗机构用药和公立医院门诊用药共付总额达到安全网的门槛，那么在这一年度的剩余时间内，该患者用药可以支付较低的共付或者完全免费。普通患者和优惠卡持有者的安全网门槛额度不同，普通患者为 726.80 澳元，优惠卡持有者为 197.60 澳元。如果一个普通患者一年内为社区医疗机构用药和公立医院门诊用药支付了 726.80 澳元，那么在这一年度剩余的时间内，他就可以享受优惠卡持有者的待遇，对药品福利计划中的药品，每种仅需支付 3.80 澳元。如果优惠卡持有者一年内为社区医疗机构用药和公立医院门诊用药支付了 197.60 澳元，那么在这一年度剩余的时间内，他就可以免费获得药品福利计划中的药品[5]。

澳大利亚的医疗技术管理

在澳大利亚，不论是医疗服务提供还是医疗服务筹资，都由联邦政府和州（领地）政府共同承担责任，这种责任分工的复杂性也反映在医疗服务的管理结构中。澳大利亚联邦政府和州政府都在医疗服务管理中具有举足轻重的地位。联邦政府负责对非公立医院提供的医疗服务和药品给予直接资助，并负责规定提供和付款的条件。联邦政府通过药品和医疗器械管理局（Therapeutic Goods Administration，TGA）根据 1989 年修订的《药品和医疗器械法案》（Therapeutic Goods Act）关于药品质量、安全性和有效性的规定对药品和医疗器械的销售进行管理，通过全民健保待遇目录明确对诊断性影像、病理分析和医疗服务的补贴条件，通过药品福利计划明确对经药品和医疗器械管理局批准上市的药品的支付条件和支付水平。1973 年的《健康保险法案》（Health Insurance Act，修订本）以立法形式明确了全民健保计划的要点。1953 年的《国民健康法案》（National Health Act，修订本）的第Ⅶ部分和 1960 年的《国民健康之药品福利条例》（National Health Regulation，修订本）对现行药品福利计划的运行管理进行了规定。至于公立医院使用哪些药品和医疗技术，在很大程度上由各医院根据预算规模自行决定。

澳大利亚公共医疗保险的药品支付标准

药品福利计划会对私立零售药店和私立医院配售的目录内处方药以及公立医院药房配售的特殊药品的费用进行补贴。在澳大利亚卫生和老龄部（Department of Health and Ageing）的官方网站[6]上可以找到详细介绍药品福利计划和补贴决策程序的文件。一种药品在被考虑能否纳入公共补贴范围之前必须满足一些特定的要求。首先该药品必须得到药品和医疗器械管理局对其质量、安全性和有效性而非其相对有效性或成本的认可[7]，一旦该药被批准上市，它就获得了可以被药品福利计划纳入公共补贴范围的资格。

药品福利咨询委员会（Pharmaceutical Benefits Advisory Committee，PBAC）是一个独立机构，负责向卫生部部长建议是否将某种药品纳入公共补贴范围。根据1953年的《国民健康法案》，药品若不能得到该委员会的正面建议就不能获得公共补贴。当然，卫生部部长有权选择是否接受该委员会的建议。

药品福利咨询委员会是一个独立的法定机构，它是根据1953年的《国民健康法案》第101节的规定于1954年5月12日成立的，其职责是向卫生部部长就哪些药品和制剂应被纳入公共补贴范围提出建议和意见。目前委员会有12名成员，均由卫生部部长任命。委员会必须有8名成员选自以下领域：（1）消费者；（2）卫生经济学家；（3）执业社区药师；（4）全科医生；（5）临床药理学家；（6）专家。上述每个利益集团或专业团体至少要选出1名委员，剩下的4名委员必须是卫生部部长对其资格或经历满意的人：（1）有与委员会职能相关领域的从业资格或从业经历；（2）能对委员会的审议工作有所贡献。该委员会的现任主席为名誉教授Lloyd Sansom先生，他是南澳大利亚大学医药学院的前任院长[8]。

在形成建议的过程中，药品福利咨询委员会会考虑包括其下属分会在内的各方面的意见。根据1953年的《国民健康法案》第101A节的规定，药品福利咨询委员会于1993年11月成立了药物经济学分会（Economics Sub－Committee，ESC），该分会负责：（1）审查和翻译提交给药品福利咨询委员会的药物经济学分析报告；（2）就这些分析报告向药品福利咨询委员会提出建议；（3）为药品福利咨询委员会提供经济学评估技术方面的建议。1988年，药品福利咨询委员又成立了药品使用分会（Drug Utilization Sub－Committee，DUSC），该分会负责：（1）收集和分析澳大利亚的药品使用数据，供药品福利咨询委员会参考；（2）对各国的药品使用数据进行对比分析；（3）帮助生成合理处方和合理用药的信息。

实施药品福利咨询委员会列出的建议需要许多步骤，包括：政府和制药企业通过谈判达成双方共同接受的药品价格；整理药品化学成分和质量控制等方面的材料；准备法律声明和检查；涉及昂贵药品时，还需准备内阁对此的意见。

药品福利价格局（Pharmaceutical Benefits Pricing Authority，PBPA）负责新药定价和药品价格审查。药品福利咨询委员会会在会后向该局秘书处提供一份会议总结，包括建议列入补贴范围的药品以及关于这些药品相对于替代品的治疗有效性和成本效益的意见。秘书处会与申请人联系，要求提供成本信息以及其他申请人认为与新产品有关的数据。

要求列入药品福利计划补贴清单或者修改补贴清单的申请一般由出资方或生产商提出，也可以由医疗机构、医护人员、私人和他们的代表提出。药品福利咨询委员会出版了综合性指南，指导如何准备申请材料[9]。

从1993年起，药品福利咨询委员会将经济因素作为考虑推荐对药品进行公共补贴的正式标准之一。该委员会是第一个将经济评估作为医疗技术支付决策程序步骤的国家机构，也是唯一的一个在考虑支付前强制要求证实医疗技术具有成本效益性的国家机构。该委员会推荐对药品进行补贴的标准见表2—1。1953年的《国民健康法案》要求委员会必须比较申请补贴药品与替代治疗的有效性与成本。委员会在推荐时，会在总结社区医疗机构用药情况的基础上，就药品的最大用量、用药次数以及适应证限制等提出建议。根据法律要求，委员会考虑是否推荐的主要标准是相对有效性、相对安全性和相对成本效益，有时委员会也会考虑其他相关因素，但法律对此没有要求。

表2—1　　药品福利咨询委员会考虑的因素

当建议将某一药物纳入药品福利计划时，药品福利咨询委员会考虑很多因素，包括：
• 药品和医疗器械管理局批准该药在澳大利亚适用的病状。药品福利咨询委员会只推荐当该药用于澳大利亚药品和医疗器械注册名录（Australian Register of Therapeutic Goods，ARTG）规定的适用范围时对其进行补贴
• 已证明使用该药能比其他药品更为安全有效地治疗疾病
• 需要的费用。药品福利咨询委员会需要确保在药品补贴上所花的纳税人的钱是合算的
• 医疗待遇和一些其他因素。这些因素可能包括住院费用或其他可替代治疗的费用，以及一些相对抽象的因素，如病人的生命质量等

资料来源：澳大利亚卫生和老龄部（2004），“药品福利咨询委员会会议产出”，www.health.gov.au/pbs/healthpro/outcomes_full.htm（2004.3）

药品在获得委员会的推荐后，还需完成如下程序，才能被纳入药品福利计划的补贴范围：

• 听取药品福利价格局的意见。该局负责新药定价和药品价格审查。药品福利咨询委员会会在会后向该局秘书处提供一份会议总结，包括建议列入补贴范围的药品以及关于这些药品相对于替代品的治疗有效性和成本效益的意见。秘书处会与申请人联系，要求提供成本信息以及其他申请人认为与新产品有关的数据。

• 联邦政府代表和制药企业之间的定价谈判。

• 听取其他政府部门的意见。如果将某一药品纳入补贴范围预计一年要支出 500 万澳元，那么该药能否纳入补贴范围要听取联邦财政部的意见；如果预计一年要支出 1 000 万澳元，那么该药能否纳入补贴范围要听取内阁的意见。

• 整理药品化学成分和质量控制等方面的材料。

• 准备法律声明和检查。

目前完成这些程序一般最少需要 5 个月。这意味着从申请到获得补贴整个程序至少需要 8 个月。为在这个过程的各个环节都充分考虑制药企业的意见，2004 年曾延长了这个期限。下文关于审查和申诉程序的章节将对此进行更为详细的论述。

这个程序有很多重要特征。首先，申请准备指南非常详细、全面，高度强调了循证决策的重要性。其次，指南要求提供最高标准的证据，说明将某一药品纳入补贴范围产生的边际成本和边际收益。这个指南的目的是要确保临床分析和经济学分析的透明性和严密性。就临床有效性而言，重点是直接随机对照试验的证据分级。就经济学证据而言，重点是用标准单位成本和可靠的技术建模，模拟总成本和最终的健康产出，模拟生成的经济学证据可以验证临床实验证据，同时也提供了临床实验证据无法反映的信息。

卫生和老龄部公布并且定期更新药品福利计划提供补贴的药品清单以及相关条件[10]。

医疗服务

医疗服务咨询委员会（Medical Services Advisory Committee, MSAC）成立于 1998 年 4 月，其职能是就新医疗技术和治疗方法是否安全、有效，是否具有成本效益，以及在什么情况下应被纳入全民健保诊疗项目待遇目录向卫生和老龄部部长提出建议。委员会成员由卫生部部长任命，共 21 人，其中有两名经济学家和一名消费者，其他的都是医学专家(有一名是临床流行病学家)[11]。委员会能对可得的证据进行评估和审查，并可建议对新医疗技术和治疗方法实行有条件的公共补贴，以进一步收集数据开展循证研究。新医疗技术的商业倡议者和医生团体均可向该委员会提交申请，要求将新医疗技术纳入支付范围。该委员会还承担卫生和老龄部其他部门以及澳大利亚卫生部长咨询委员会（Australian Health Ministers' Advisory Council，AHMAC）指派的医疗技术评估工作，并向澳大利亚卫生部长咨询委员会报告评估结果。该委员会在卫生和老龄部内设有一个秘书处，负责日常工作，具体的评估报告撰写等工作则以签约方式由一些专业机构去完成。每项新医疗技术的评估报告都有一个咨询专家小组协助准备，这个小组包含相关专科领域的临床专家、其他临床专家、消费者代表、医疗服务咨询委员会成员以及秘书处成员等。

医疗服务咨询委员会的职权范围是：

• 就新的和新兴的医疗技术和治疗方法是否安全、有效，是否具有和成本效益，以及在什么情况下应被纳入全民健保诊疗项目待遇目录向卫生和老龄部部长提出建议；

• 向卫生和老龄部部长建议对哪些新技术和诊疗方法提供临时性资助，以收集关于其安全性、有效性和成本效益方面的数据；

• 就新的和/或现有的医疗技术和诊疗方法向卫生和老龄部部长提供意见；

• 承担澳大利亚卫生部长咨询委员会指派的医疗技术评估工作，并向该委员会报告评估结果。

表 2—2 概述了医疗服务咨询委员会的评估程序。

表 2—2　　医疗服务咨询委员会的评估程序

第一步：资格认证 医疗服务咨询委员会评估过程的第一步是，由卫生和老龄部考虑提交申请的医疗技术或治疗方法是否具备被医疗服务咨询委员会评估的资格
第二步：评估 如果该医疗技术或治疗方法具备评估资格，那么就进入第二步——评估。医疗服务咨询委员会与独立机构签约，由其完成循证评估的主要工作。这需要开发一套评估工具，对关于医疗技术或治疗方法安全性、临床有效性和成本收益的有效数据进行评估 为确保评估的临床关联性，对每项申请，医疗服务咨询委员会都会指定一个由其成员担任主席的咨询专家小组，协助评估机构完成评估工作
第三步：形成给部长的建议 在形成给部长建议的过程中，医疗服务咨询委员要考虑很多信息，包括评估报告和申请方或主管部门对报告的反馈意见。医疗服务咨询委员会的建议通常是以下三类之一： • 证据充分，支持对该医疗技术或治疗方法实行公共补贴

续表

• 证据不支持实行公共补贴；或者 • 证据不确定，但暗示与已获公共补贴的医疗技术或治疗方法相比，该项医疗技术或治疗方法可能更安全、更有效或更具成本效益。在这种情况下，医疗服务咨询委员会可能会建议对此医疗技术或治疗方法给予临时性补贴，以便能收集更多的数据并进行进一步的评估
第四步：决策 主管部门把自己的政策建议和医疗服务咨询委员会的最后评估报告以及建议结合起来，呈交给卫生和老龄部部长。部长考虑后做出接受或者拒绝医疗服务咨询委员会建议的决定。迄今为止，部长采纳了医疗服务咨询委员会提出的所有建议
第五步：实施 如果部长采纳了医疗服务质询委员会提出的由联邦政府补贴某一新医疗服务的建议，那么一个合适的咨询委员就会在医疗服务咨询委员会评估结果的基础上决定对该医疗服务的补贴水平。相关的委员会包括全民健保诊疗项目待遇咨询委员会（Medicare Benefits Consultative Committee）、诊断性影像委员会（Consultative Committee on Diagnostic Imaging）和病理服务目录委员（Pathology Service Table Committee），这些委员会中究竟哪个合适取决于医疗服务的性质

资料来源：卫生和老龄部（2004），“医疗服务咨询委员会——评估程序”. http://www.health.gov.au/医疗服务咨询委员会/evaluation.htm（2004.3）

医疗服务咨询委员会的评估程序相对较新。它与药品福利咨询委员会的评估程序有相同点，比如都强调临床和经济学基础上的循证决策，但也有一些明显的不同，许多作者对此进行了评论[12]。最明显的就是两个程序的技术、法律框架基础以及参与者的政治影响力不同。在药品市场里，有开展评估（至少在安全性和有效性方面）的历史文化基础，包括在私人公司赞助下对高质量的证据进行分析。因此申请时提交给药品福利咨询委员会的证据以及关于药品临床效用和成本效益方面的注释的质量也相对较高。虽然经常有分析方面的问题，但提交给药品福利咨询委员会的信息和分析的深度通常超过了最佳的学术杂志[13]。原始临床实验数据经常被再次分析，对临床实验数据进行 meta 分析，并把建构和解构详细的成本效益电脑分析模型作为评估程序的一个部分。除药品外，其他医疗服务领域尚不具备这种高水平分析的经验和精通性。

与药品相比，非药品类医疗服务的管理程序通常更加复杂，涉及更多的潜在的混杂因素，病人之间的变异性也更大，因此非药品类医疗服务的比较性疗效评估通常比药品难度更大。在多数情况下，新的治疗或者诊断测试的临床优势非常小，这使非药品类医疗服务的比较性疗效评估更加举步维艰。没有大量的对照试验，很难证明非药品类医疗服务的优势，甚至连证明其不比替代服务差都很困难。现有的科学文献要么是案例研究要么是质量很差的临床对照研究，难以说明一种治疗就比另一种好。

另外，如果循证医学与临床自由冲突，那么循证医学在医疗领域就会受到强烈抵制。与循证医学相比，成本效益在医疗领域更不受欢迎，因为强调成本效益不仅会影响临床自由还会影响医疗收入。由于医疗服务方面的规范性要求相对较低，因此一种医疗服务往往还没有进行有效性和成本效益评估就已经投入使用了。由于澳大利亚的门诊和社区医疗服务大多由私人部门提供，因此这种现象在澳大利亚尤为突出。这可能会导致评估过程中的举证责任倒置（和药品评估相比）。在澳大利亚，药品评估需要由倡议对药品实行公共补贴的一方提供证据，证明该药品具有相对有效性和相对成本效益性。评估医疗服务时，尤其是评估一项已经在临床上局部使用的医疗技术时，如果医疗服务咨询委员会不建议对该项技术给予公共补贴，那么委员会就可能需要向专业团体证明，该项技术在临床或成本效益方面不具有比较优势。虽然在医疗服务领域建立和保持循证决策的文化很难，但是澳大利亚政府还是成功地说服了相当一部分医疗服务提供者，必须将证明医疗技术的有效性与成本效益性作为公共补贴决策的决定性因素。

对循证决策的认同

循证医学基础上的支付决策并不能取悦所有人。例如，经食管超声心动图（Intraoperative Transoesophageal Echocardiography，TOE）原来在公共补贴范围内，后来医疗服务咨询委员会建议取消补贴，仅对该检查专门用于评估心脏瓣膜手术后的瓣膜功能时保留了临时性补贴。澳大利亚麻醉协会对此感到非常失望。在 2003 年 10 月的年度报告中，该协会的经济咨询委员会抱怨道，（1）该协会和澳大利亚医学会（Australian Medical Association，AMA）逐级抗议直至卫生和老龄部部长；（2）2002 年 8 月卫生和老龄部（或者部长）同意由医疗服务咨询委员会重审其在 2002 年 5 月作出的评估，协会派人全程参与。不顾上述抗议和事实，医疗服务咨询委员会没有改变对部长的建议。该协会的原话是“医疗服务咨询委员会的整套程序令人不满之极，各专业协会要当心这个委员会把手伸得更长[14]。

有趣的是，协会的报告并没有提及关于经食管超声心动图临床或经济学上的证据。医疗服务咨询委员会的最终报告也没有质疑原始报告证据的技术精确性。经食管超声心动图是当前国际上一致认可的规范的治疗方法。

对于在证据评价、形成建议和对感兴趣的治疗方法实行筹资上所花费的时间长度，人们经常怨声载道。然而，根据药品福利咨询委员会程序，1997 年，澳大利亚国家审计署在报告中说，在 1993 年到 1997 年之间，申请列入 PBS 的主要进程所花费的全部时间已经从 1993 年以前的 170～185 天降低到了 145～160 天，说明程序是富有效率的[15]。该部门保证在要求的截止日期内接受的任何申请都会在下一次药品福利咨询委员会会议上对其进行全面评价。这个责任相当大，因为它不依赖于提交材料的复杂性或者提供信息的质量。虽然医疗服务咨询委员会程序目标是有三个月的评价期，然而，显然它的时间框架远远不够严格，而且也没有作出任何类似的承诺。例如，一个为 HBOT 进行公共资助的申请于 1999 年被接受，2001 年 2 月部长收到报告，医疗服务咨询委员会在 2000 年 2 月开始审查 NTS 的证据，2002 年 5 月作出关于向 NTS 提供资助的建议，而部长在 2002 年 10 月收到报告。在医疗服务咨询委员会程序中有许多延迟的原因。申请的初步筛查和为每一审查建立一个新的平衡的建议咨询委员会小组已经使得严格按时间进度走很困难了。会议的数量和建议咨询委员会小组授权调查的范围非常灵活，并且可以扩展评估。也可能会有程序之外的政治因素导致证据的再次评价，例如上面提到的经食管超声心动图案例。

医疗服务咨询委员会成立于 1998 年 4 月。该委员会 1998 年 4 月到 2000 年 6 月的年度报告显示，截至 1999 年 1 季度，该委员会累计收到 20 件申请；截至 2000 年 2 季度，该委员会共完成 21 件申请的评估[16]。该委员会 1998 年 4 月至 2000 年 6 月期间收到的 35 件申请中，40％来自产业界，31％来自专业医学组织，29％来自个人。到 2002 年底，该委员会共收到 64 件申请或审查书，完成了 42 项医疗技术评估。

医疗服务咨询委员会在 2001—2002 年间完成了 16 个报告，在年度报告上提到，从申请的提请或证明到最后医疗服务咨询委员会形成最后建议，完成这一过程平均要花费 14～16 个月[17]。随着评估瓶颈的解决与经验带来的更高效率，医疗服务咨询委员会评估程序也许会变得更快。和（技术上并不更复杂的）药品福利咨询委员会评估程序比起来，医疗服务评估过程花费的时间长很多，但是也许在其他有类似（更开放，并且更少争议的）评估程序国家也是一样。

物有所值

药品福利咨询委员会和医疗服务咨询委员会都要求有高质量的、明确的有关干预措施是否存在成本收益增加以及其规模方面的信息。两个委员会都发布了申请列入清单的程序指南。虽然原则是相似的，但在药品福利咨询委员会的要求更高，不仅仅是因为上面提到的有关证据事实的存在以及评估文化，还包括举办方提供证据的有效性。在类似评估货币价值的过程中，都是使用相似的方法。与治疗方法相比，对边际成本和边际收益的评估（或者，在有很多同类可替代药品的案例中，用于相同适应证的最普遍的同类处方药）很可能被替代。原则上是以社会的视角来看的，但实际上两种程序都使用的是更务实的方法，包括整个卫生系统的费用以及患者的支付。按照在大多数科学严谨的临床研究中报告的以及经常作为决策分析模型结果的方法来评估健康结果。前者经常替代结果而后者也许会逐渐可以推论临床研究方法，将它们转化到与患者更相关的结果，或者根据相对于其他而言对某些健康产出的偏爱程度分配一个值。

图 2—1 显示了将一种新药列入 PBS 的程序。在药品福利咨询委员会子委员会考虑申请之前，DHA 会准备审查这个申请的资料，为了使申请人有更多时间对这些审查资料发表评论，在 2004 年又多增加了一个步骤。同时，还要求药品福利咨询委员会会议由每年四次减至三次，从而将药品福利咨询委员会从申请到药品福利咨询委员会会议的评估过程延长到了 17 周，并且在药品福利咨询委员会会议后 3 周内给申请人简要的书面建议。现在，从申请到列入清单最短可到 38 周。

在必须提前药品福利咨询委员会会议 17 周收到提请的条件下，需准备一份解释性文件以供在会上讨论。许多药品在首次申请时被拒绝，但是在 PBS 将之最终列入清单或者由举办方撤回申请之前，会再次提交（变更指征、价格或者数据）一次或多次申请。

Cookson 描述了他在 2000 年作出的关于药品评估计划（PES）的六个关键特征：

PES 具有的六个关键特征是（1）准对抗式评价程序；（2）产业和专家咨询意见为主，公众咨询意见为辅；（3）高度重视来自随机对比试验中相对效用的严密证据；（4）处理不确定性，但并不把严密的证据和不严密的混在一起；（5）对成本效用、公平性或由于不适当处方导致的疏漏不予

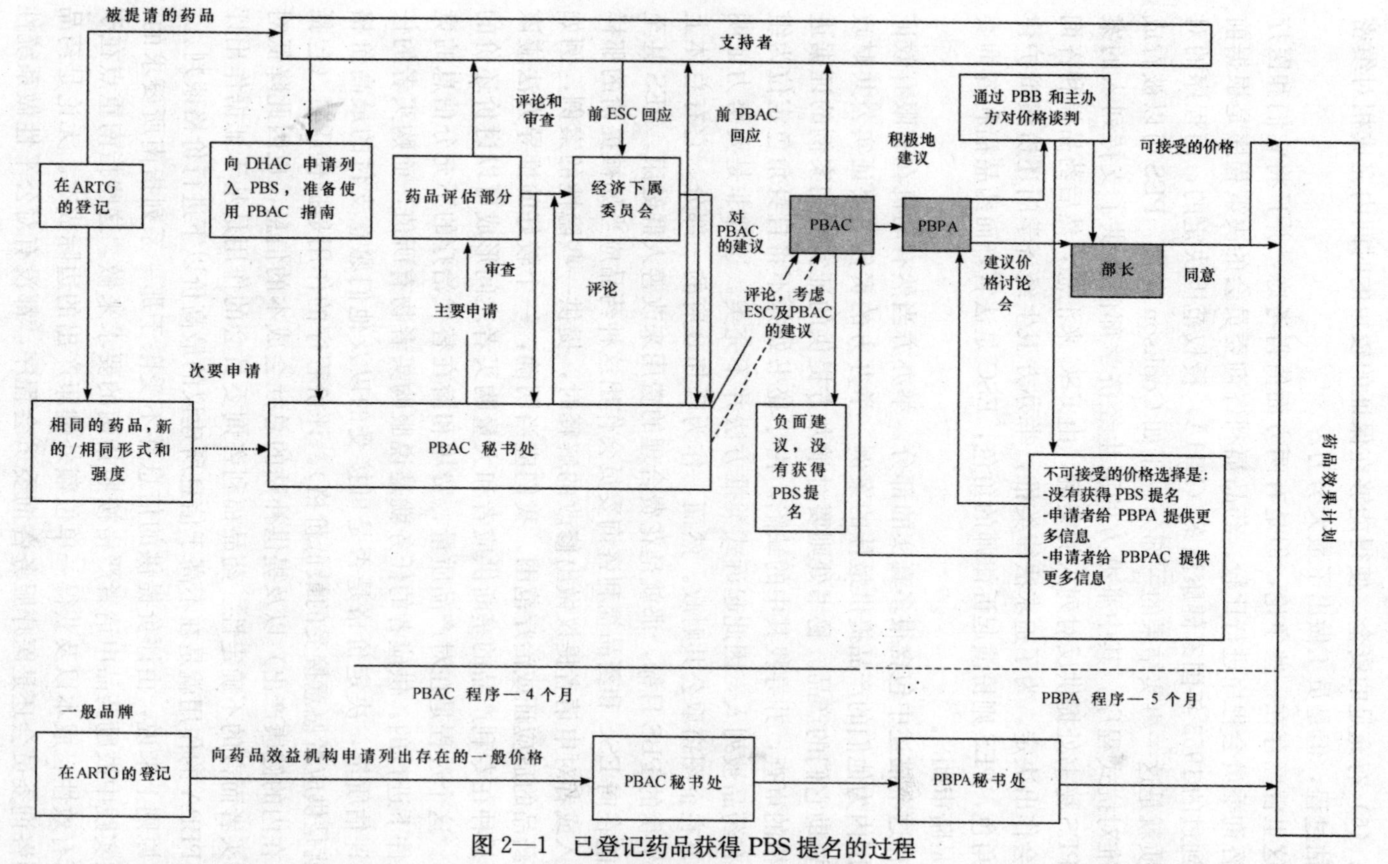

图2—1 已登记药品获得PBS提名的过程

资料来源：卫生和老年部（2004）．“药品收益定价程序和方法”．www. health. gov. au/pbs/healthpro/pricing/pbpamethods. pdf（2004年3月访问的）．

评价；（6）有充足的资金，使得能够在保证的较短的时间内完成相对缜密的评估过程，但是员工做出了最大努力。

这里曾经存在一些争论，但是有两方面值得考虑，并且将它们和医疗服务咨询委员会程序进行比较。药品福利咨询委员会的决策程序是根据前面提到过的1953年国家健康法案（NHA）授权范围决定的，而程序的对抗性质就是这一事实结果的一部分。正如Cookson所言：PES可以被看成一个准对抗式程序。其中举办方的卫生经济学部门提供了支持列入的案例，PES秘书处提供反对列入的案例，由ESC来汇总，然后药品福利咨询委员会作出决定。为了追求法律类推，举办方卫生经济学门还扮演辩护律师的角色，PES则扮演起诉律师的角色，ESC是法官，而药品福利咨询委员会是陪审团[19]。

在这个描述中包含很多真实的部分。举办方当然有动机在有限有效证据范围内为他们的产品提供最佳的案例。举办方的责任是要证实公共财政应该资助它们的产品。秘书处则要对举办方提供的证实它们案例的证据进行严格的审查，并寻找其中的缺陷。由于秘书处并不将自身角色定位为组织所有药品被列入，因此起诉式类推方法并不完美。这并非是要努力证明举办方在企图窃取公共财政。然而，作为联邦政府的一部分，它有总体上更加平衡的PBS目标，那就是花费合理的费用来改善人群健康。PES甚至还可能在向ESC和药品福利咨询委员会作出这种药品应当如被提请的那样被列入或者对申请者提议做出修改的解释时，提供一些隐性的案例，例如某种药品的适应证或治疗范围。我们应当明确，一个较好的推导方法应该是在某种在专利产品的垄断供应者和大量购买者之间形成可以讨价还价的关系。这个过程是在对产品质量、费用和潜在替代治疗的不充分信息的竞争条件下进行的。供应者的任务就是说服购买者物有所值，而购买者的任务是评估质量，决定价格是否是可接受的以及他们愿意支付的最高价格（也就是供应者愿意接受的最低价格）。评价程序的作用是提供质量（包括风险在内的健康产出）以及提供补贴的总社会成本的信息，也因此降低对于购买者而言的不确定性。药品福利咨询委员会的作用是基于证据作出评价。PBPA的作用就是在不高于信息所建议的最高价以下进行价格谈判。

原则上来说，由评价提供的信息并不受限于那一系列指南所要求的，但在实践中鼓励药品申请者严格按照指南的要求来做。这些指南重点在于临床有效性、成本以及获得一单位额外健康产出的边际成本。无论是药品福利咨询委员会还是医疗服务咨询委员会程序，都没有对公平性做系统性要求，或者是质量化。正如 Cookson 指出[20]，并没有要求从公平的角度来分析患者的特征，例如年龄、社会阶层以及生活方式等。经验证据表明，对威胁生命的疾病的治疗方法，尤其是没有令人满意的替代治疗时，和那些用于有替代表品或是其他有效治疗方法的不那么严重的疾病的方法比起来，它们更受欢迎。用于相对罕见的严重疾病的药物更受重视，这可能是两方面原因导致的，一是因为较少替代治疗少；二是对昂贵的治疗罕见疾病的手段的预算看起来却收效甚微。然而有些人会对所谓的"救援规则"的伦理基础产生质疑[21]，药品福利咨询委员会已经接受类似这样的原则。在格列卫的例子里，药品福利咨询委员会对这个概念作出了明确的解释。未来可能会要求委员会要在提请被特殊对待前，对疾病罕见、严重程度以替代治疗的有效程度进行量化。当前，由于对适用于各种条件下的可接受的边际成本效率比、或是用于额外挽救一条生命的边际成本、增加一年寿命的边际成本或是增加调整生活质量生命年的边际成本的衡量，本药品福利咨询委员会和医疗服务咨询委员会都一个有正式的临界值，这使得量化很困难。列入 PBS 或者 MBS 的可能性似乎会受到委员会对这项技术评估得出的边际成本效益影响，但在那些决策影响因素的混合作用下，实施就更困难了[22]。

程序的透明化

公共财政资助决策的透明化是值得期待的，不仅因为对于这些程序有这个义务，而且因为透明化能够改进信息质量以及因此降低分析的不确定性。这意味着有关价值的否决判断被降低也减少了经验式的证据。如果可能会给竞争者提供商业价值的信息普遍披露的话，那么在公共利益和私人商业利益之间可能有冲突。所以给药品福利咨询委员会和医疗服务咨询委员会的申请在保密方面作出了要求。

向药品福利咨询委员会申请的举办方有权审查，在程序期间评论在药品福利咨询委员会亚委员会会议和再次药品福利咨询委员会会议之前对其申请作出的书面评价。在医疗服务咨询委员会的例子中，申请人有一个月的时间在医疗服务咨询委员会会议之前评论评价草案。其他利益团体在任何程序中都没有在决策之前进行评论的权利。在药品福利咨询委员会的例子中，申请是保密的。在医疗服务咨询委员会的例子中，需要注意到的是在评价程序中，利益团体原则上可以向医疗服务咨询委员会申请，这些团体常规地不能被提供举办方的申请、政府部门的解释性文件、顾问组或者评价者的咨询细节。这些可采文件可以在信息公开法（1982）下扩展，然而秘书处未必会拒绝取得这些文件。

程序的公共责任由于和产业商业保密严重相关而被隐藏起来。向药品福利咨询委员会的申请，由 DHA 作出的申请评论，来自 ESC 和 DUSC 的建议以及药品福利咨询委员会的备忘录都是保密文件而并不向公众开放。让公众（或者其他举办方）了解哪一种药品是或者曾经被考虑的（当然除外那些已经被列入 PBS 清单的）都是不可能的。这导致药品举办方当场提出申诉认为不符合自然正义，由于在药品福利咨询委员会考虑它们的产品情况下没有和另外的产品一道让举办方提供证据来直接比较的机会。法律意见认为药品福利咨询委员会确实违反自然正义的规则。由于受到商业保密义务的约束，药品福利咨询委员会没有披露平行申请的存在。举办方被允许再次向药品福利咨询委员会递交申请要求在特殊情况下重新作出考虑。

1999 年，制药企业同意公开药品推荐名单后附的推荐理由。自 2003 年 6 月开始，药品福利咨询委员会不予推荐的药品名单及原因摘要也公开了。下文关于格列卫的讨论中有一些关于推荐决策后信息公开的例子。

医疗服务咨询委员会保密性的问题比较少见些，多数是因为商业举办方是少数，但也有一些利益冲突的内在问题。药品福利咨询委员会和医疗服务咨询委员会从专家技术委员会那里取得建议。在药品福利咨询委员会的例子中，ESC 是一个 12 名成员的常设委员会，由具有循证医学专业技术的临床专家、生物统计学家、经济学家和 Medicine Australia 产业协会的非选举成员组成。一旦 ESC 成员存在临床领域的利益，他们就不能够参与讨论有经济利益的任一公司的任一产品。在医疗服务咨询委员会的例子中，建议咨询委员会小组由通过医疗服务获取收入报酬的临床专家组成。其中一些还因为具有相关领域的专业经验甚至是应用相关技术而特意被选择。举例，他们可以是高压氧部门的主任。他们可以声明在技术上有直接或间接的经济利益，或者他们可能仅仅是在适当的医学专业中实施一种治疗方法和开展一项检查持有强烈的观点。一旦独立咨询专家的报告和评论已准备好，他们将受到建议咨询委员会小组引导。医疗服务咨询委员会作出的最终决定考虑报告中的证据，但和 Advisory Panel 一并作出的报告会有潜在的偏倚。在系统中建立有保护机制使潜在偏倚最小化。这些包括在独立咨询专家的职业精神，咨询专家组的部门意见，评价报告的发布以及也许是最重要的，专家组在医疗服务咨询委员会中担任主席职位。然而，给予这些似乎是最多了解技术的咨询专家组成员，评价报告很有可能会过度反映的是其专业观点。

对药品福利咨询委员会和医疗服务咨询委员会决定的审查

药品福利咨询委员会驳回某一药品纳入全民健保支付范围申请的决定是不可更改的（直到该药品再次申请时才可重新考虑），即使是卫生和老龄部部长也不能推翻这个决定，尽管部长有权决定是否批准委员会的推荐名单（委员会的推荐只是给部长的建议，并不具有约束力）。澳大利亚法律规定，在程序违规的情况下，例如，未考虑相关信息或者考虑了无关信息，可以对政府的决定进行申诉。到目前为止，还没有发生过对医疗服务咨询委员会的推荐进行司法审查的情况。也许和该委员会有关的最广受关注的例子是昔多芬（伟哥的主要成分）。委员会认为将伟哥纳入全民健保支付范围可能会导致医疗保险过高支出，特别是伟哥存在适用对象扩大的风险，如果对其进行支付，那么可能很多没有医学指征的人也会要求使用。辉瑞公司声称委员会将上述情况纳入支付决策考虑范围是错误的，并声称委员会在考虑一些信息时没有事先向其说明并给予回应的机会，认为委员会的做法有失公正。

应审法官驳回了辉瑞公司的所有争议并解除了对其申请的司法审查。辉瑞公司然后将其大部分而非全部的结论意见上诉到联邦法院的全席法庭。全席法庭成员作出联合裁决，结论是初审判决在案件决定中的主要观点是正确的。特别是，他们认为应审法官在驳回辉瑞公司有关委员会错误地考虑在 PBS 中补贴伟哥几乎全部费用的争论是正确的。

全席法庭认为程序公正的要求在语义中意味着委员会有义务告知辉瑞公司它意图考虑的某个对公司利益有潜在损害的信息，同时让辉瑞公司有机会回应这个信息。本质上，这些信息有关另一个药品的利用率在相同条件下一定程度上高于先前的预计的事实。这个信息有助于委员会得出结论，由于关伟哥的使用率将会高于辉瑞公司的估计，因此要花费联邦比辉瑞公司提请的数字更多的钱。全席法庭总结认为，由于委员会未能告知辉瑞公司它将以来的有关可替代药品的信息并允许辉瑞对那些信息进行反应，这剥夺了辉瑞的自然公正，因此法庭允许辉瑞上诉。

全席法庭认为委员会未能给予辉瑞公司自然公正，这个结论意味着以与法庭已经解释和引用过的法律保持一致的方式，委员会本来有责任去重新考虑建议部长是否宣布对伟哥进行药品补贴。法庭的裁判理由清晰后，程序检查案例中法庭的作用就是判决一个类似案例中的委员会作出的决定是否符合法律。决定伟哥是否该被列入药品补助计划并非法庭的作用。

正如这个案例所揭示的，这种法律上诉程序很漫长，而且难以在很大程度上颠覆药品福利咨询委员会的建议，因为药品福利咨询委员会有一个如此完备的程序去收集和分析信息。这个案例另一个有趣的特点就是对自然正义的要求和商业隐私之间的矛盾。对于药品福利咨询委员会将另一个药品的使用策划泄露给辉瑞，这违背了保护作为向药品福利咨询委员会提交申请信息一部分的商业秘密信息的责任承诺，对于这一点，会引起争论。在这个案例中，法庭发现自然正义并不服务于防止辉瑞公司得到信息。商业机密的是一个已经阻碍完全公共讨论和药品福利咨询委员会程序和决定的纠正以及有时成为一个巨大挫折的源头的问题。正如上文所讨论的，直到最近，药品福利咨询委员会才能够出版曾经被禁止的一些有关药品的信息。甚至那时，出版的信息出于支持或反对的建议也被限制得十分少。下文关于格列卫的讨论可以说明对于从药品福利咨询委员会可获得的信息情况。

对于是否要有一个反对药品福利咨询委员会对于不将一个药品纳入的决定的特殊的、灵活的上诉程序，药品产业争论了很长时间。这形成了最近一轮在美国和澳大利亚自由贸易协商讨论上，美国政府代表美国产业的争论的一部分。争论在于这样可以减少当药品福利咨询委员会出错时造成的不利和不公，而且还可以增加整个程序的负责性。

从公共的角度看，对于独立检查机制的一个有趣的反对观点就是这只是一个单方面的有利于支持者的上诉机制。其他受影响的团体，如纳税人，却没有反对建议补助的可能。在原则上，单方面的上诉程序（即反对列入但并不反对建议列入）在购买决定的程序里是不合适的。正如Cookson观察到的，这和刑事法律不同，刑事法律中上诉的权利是出于避免惩罚无辜者考虑的。在购买决定的情形中，我们关注的是不在没有成本效益效率的治疗方法或诊断测试上浪费公共资金，也许我们尽可能多的考虑的是补助那些物有所值的治疗手段或测试。在一个我们对于任何治疗手段的未来净收益预期不确定的世界里，允许一个单方的上诉程序会更强调相对于其他错误而言某种特定类型的潜在错误。

尽管如此，作为AUSFTA的一部分，2004年宣布澳大利亚将建立一个独立的程序去检查做出的有关药品补贴计划的决定。在写这个的时候，“独立”或是“检查”这两个词代表什么并不清晰。当然，有些人也许希望这个独立的检查能够扭转决定，但是木笔也许只是使得独立的评论权回归到药品福利咨询委员会。如果这个导致了很长的拖延（例如和英国的NICE程序比较），从申请者的角度讲，那么它将会是一个不太经常被使用的机制，更别提是一个从比重新申请更有效的机制了。目前，向药品福利咨询委员会重新提出申请药品补助是普遍的做法（见下文格列卫），而且在医疗服务咨询委员会的例子中，利益集团已经产生了伴随着评价而来的重新考虑（见下文高压氧治疗法）。

案例研究 1：高压氧治疗法（HBOT）

2000 年，医疗服务咨询委员会为了 HBOT 的筹资对这一安排进行了评估。2000 年 11 月，医疗服务咨询委员会对 HBOT 的评估报告（申请 1018－1020）建议不管是由多个或是单一机构管理的 HBOT，出现以下症状时，都应该支持对其给予适当的资金补贴：

- 减压病、气疽症、气栓症；
- 糖尿病病人创面，包括糖尿病疽症和糖尿病足溃疡；
- 坏死性软组织感染，包括坏死性筋膜炎和福尔尼氏症；
- 放射性骨坏死的预防和治疗。

这些是高压氧治疗法提供一个非侵害性的治疗选择的严重病症群，这个选择也许有收益效应，而且能节省成本。在这些威胁生命的情形下，可选择的治疗方法十分有限，作为一种标准的临床治疗方法，HBOT 被广泛应用。医疗服务咨询委员会的决定认为需要提供更多结论性的效果证据，但是由于在这种情形下做实验受到道德和实践的限制，这很难实行。有更有力的证据使人们信服 HBOT 能够有效改善伤口治愈，减少住院时间和降低糖尿病创面病人截肢的可能。和这些治疗好处相关的，可能还会节省成本。在这些情形下，除非可以获得结论性的证据说明这种方法是无效的或者其他治疗方法更可取、更有成本收益效率，否则会一直对 HBOT 的应用进行补贴。

MHAC 在 2001 年 2 月 9 日接受了这一建议。HBOT 提供者关心委员会没有充分考虑 HBOT 在放射性软组织病和非糖尿病患者的未治愈伤口上的治疗效果的证据。由于补贴会影响 HBOT 财政可行性，他们担心这会缩小可补贴的适应证范围。讨论完 HBOT 的提供者，为这些病症维持到下一次医疗服务咨询委员会检查之前这期间的补贴得到了普遍认同。2001 年 12 月，为了扩大适用范围而为 HBOT 筹资的第二个申请被接受了。2003 年 5 月医疗服务咨询委员会会议作出了建议并且已经转给了部长。

对高压氧治疗法的决定表明了医疗服务咨询委员会的理解，公共补贴决定需要在最大限度获取证据的基础上作出，但是他们对于没有足够证据证明其有效性的科技进行筹资仍然犹豫。它还表明了对成本效益的考虑虽然重要，但不是唯一标准，而且在这个案例中，这也许是对某种重要疾病的最后一根救命稻草的事实会影响决定。

案例研究 2：正电子放射断层造影术（PET）

1990 年，国家医疗技术咨询小组（National Health Technology Advisory Panel，NHTAP）即澳大利亚医疗技术咨询委员会（Australian Health Technology Advisory Committee，AHTAC）的前身，检查了 PET 作为一种诊断工具的安全性、临床有效性和成本效益。这个检查的结论是，由于缺乏证据，难以证明 PET 在澳大利亚可以投入常规临床使用。作为临床诊断工具，需要对 PET 进行进一步的评估，应协调奥斯汀医院和皇家阿尔弗莱德王子医院，对 PET 进行临床和成本效益评估。

为了回应国家医疗技术咨询小组的审查，联邦、新南威尔士州和维多利亚联合建立了一个多中心的评价计划，它包括了在奥斯汀医院和皇家阿尔弗莱德王子医院的 PET 单元。这个计划在为多中心的试验设计建立一个合适的草案和没有能力吸引充足的病人参加到这个试验中来这两方面遇到了严重困难。

然后卫生和老年护理司（诊断技术处）在指导委员会的指导下进行了一个审查，该指导委员会包含医疗专业领域的代表、州和地区政府的代表和消费者代表。这个审查的一个部分就是对 PET 进行技术评估，该评估由一个医疗服务咨询委员会支持的委员会具体执行。这个审查广泛征询了利益相关者的意见。

在 2000 年，医疗服务咨询委员会发现 PET 已经改善了许多传统成像诊断的精确性：

• 纵膈面识别和远端转移，这些在 NSCLC 的传统成像上都无法被识别；

• 患有潜在转移性黑素瘤的病人转移性癌症的识别；

• 对疑似结肠直肠癌患者的局部复发、肝转移瘤和肝外转移瘤进行检测；

• 医学上的顽固性癫痫；

• 对于认为需要做冠状动脉重建术的病人，对他们由于再灌注而可能产生反应的有活心肌进行评估。

接着，结合考虑因为审查而产生的更多的政策问题，指导委员会向部长呈交了自己的报告。部长同意在 2000 年 8 月实行这份审查建议。

指导委员会建议将 PET 服务纳入全民健保支付范畴，但是建议全民健保对这项技术的人力成本不予支付，而是在分配其他渠道的政府补贴资金时将这项成本纳入医院的人力成本和经常成本中考虑。指导委员会还建议其间对 PET 提供者资助的资格应该取决于以下因素：

• 满足相关的鉴定合格的标准；

• 满足由联邦指定的数据收集要求，使得能够对 PET 进行进一步评估。

• 资助只能用于七种专门的 PET 设备。

在 2001 年 8 月，医疗服务咨询委员会呈递了第二份评估报告，建议将 PET 纳入全民健保支付范围，并说明目前 PET 在临床和成本效率上没有充足的证据证明有理由对它进行无限制的资助。尽管如此，证据表明 PET 对审查的适应证应该是安全、临床上有效和有成本效率的。正因如此，建议对其进行临时性补贴：

初诊或初治的分期，疗后残留肿物的评估，以及疑似复发或残留的霍奇金淋巴瘤和非霍奇金淋巴瘤的重新分期；

疑似残留或复发的头颈部鳞癌初次分期以及原发部位不明的颈部淋巴结转移性鳞癌的评估；

影像结构提示异质性损害，需活检证实的骨和软组织肉瘤的导引；原发或局部转移的考虑为需活检证实的骨和软组织肉瘤行切除术的分期；治疗后影像结构疑似残留或复发肉瘤的评估。

PET 提供了一个临床文献中不确定性导致无法坚定得出这个技术成本效率结论的案例。未来几年内，从随机临床试验中得到的新的证据能够提供更好的证据，在这样预期下对其授予了临时资助。但是，对于实验能否回答在这些指出的适应证上，诊断精确性和病人产出之间的联系这个问题，尚不明确。

案例研究3：格列卫

药品福利咨询委员会对伊马替尼（格列卫）的补助申请的考虑，对于提请和再提请如何被视为一个讨价还价的过程是一个很好的说明，在这个过程中，在考虑成本效率的同时，使得科技作为一种治疗手段得以适当应用。

2001年9月，一个要求对用于治疗慢性粒细胞性白血病（CML）的伊马替尼进行补贴的申请被提交给了药品福利咨询委员会。药品福利咨询委员会建议对用于治疗不管是处于严重期还是慢性期的成年人CML时，都对伊马替尼进行补贴。在可接受的基础上列出了清单，而不是在这些病人群体中的高成本效率比。根据媒体报道，在2003年6月之前，格列卫至少3次被药品福利咨询委员会认为是治疗肠道间质瘤的并拒绝对其进行补贴。

药品福利咨询委员会于2002年9月、2003年6月、2003年9月和2003年12月相继公开了一系列了关于扩大格列卫支付范围的想法。委员会想先扩展到慢性期慢性粒细胞性白血病的二线治疗，等被接受时再扩大到一线治疗，还想扩大到非切除术恶性胃肠道间质瘤（GIST）的治疗，然后再修改在年龄组和后续治疗方面的限制。

对已在全民健保支付范围内的药品，要求进一步扩大该药品适用群体和适应证的申请成功率很高。根据可接受的、但是很高的递增的成本效率比，药品福利咨询委员会建议对GIST进行补贴。药品福利咨询委员会认为，在假定没有其他有效治疗方法存在的情形下，可以使用“救治法则”。连续性原则的引入使得只能用于在已经取得了部分进展的病人中、受PBS资助的伊马替尼疗法得以延续，这也意味着，如果这个连续性原则不被实施，成本效率比会更受青睐。进一步说，尽管修改过的成本效率比不是质量调整的，药品福利咨询委员会仍然认为，在维持部分相应的期间内，已经取得部分响应的患者还会获得生命质量层面的收益。

格列卫的经历说明了如何在利用向药品福利咨询委员会提供的证据和观点的基础上申请补贴，和扩大资格和可用适应证范围进行再申请。这个案例也表明了，如果有其他有利于将其列入清单的相关考虑，对于那些具有相对高递增成本效率的治疗方法，药品福利咨询委员会愿意建议对其进行补贴。在GIST的案例中，疾病威胁生命的本质，再加上缺乏其他可替代治疗方法，这足以说服委员会高递增的成本效率是可接受的。这个案例还说明了，委员会限制对病人使用高成本药品的考虑会使得普遍受益，而且也保证了个别治疗方法只有在持续有效的情况下才会得到资助。这种和清晰的、优先使用的、客观的临床标准一起使用的所谓的连续原则，通过优先通过机制支持，在设计高成本药品的决策中十分重要。

结论

过去20年已经见证了澳大利亚在医疗技术的公共决策上对系统使用证据产生态度变革的开端。即使实行这个的条件更复杂，但不难发现产生变化的根源。这主要与20世纪80年代在医疗支出上的明显增长和对新医疗技术的更加挑剔有关，尤其是对制药技术。再来关注在澳大利亚，在很长时期内药品和治疗服务都服从于一个开放式的补贴，这种补贴在自付部分以外几乎没有限制性支出。在健康投资组合的范畴内，这为对一个药品做是否资助和在多大程度上资助的决定时将经济考虑纳入考虑范围提供了政治支持[34]。在1987年对1953年的国民健康法进行的修订要求药品福利咨询委员会（而且通过按市政府）考虑比较效果和在推荐药品成为一种制药效益时的成本问题，也因此这成为一个标志性事件。无论在任何地方，这是经济标准第一次成为决定对药品治疗进行公共资助的必备部分。很难对正式的制药评价计划的全面成功进行评价[35,46,37,38,39]。尽管有一段时期的不和谐[39,40]和偶尔从医药产业的某部分受到狙击，但它已经存在了十多年了。事实上，这个体系的形成包括了在这个体系被广泛认为是程序公平层面上对产业的支持。在健康领域，还有一些人认为提名标准是不透明的，一些人将证据的标准看作是完全没有灵活性的。然而，由于参与者经验和技术的增加，他们的态度也随着时间发生了转变。似乎认为评估一个医疗技术是否物有所值是势在必行的，因为有时这些医疗技术高成本但却治疗效果甚微。事实证明，在澳大利亚，即使评价超过十年了，药品和医疗服务的支出增长仍然很快，而且在其他国家也产生了类似的趋势。图2-2表明了20世纪90年代以来，政府支出和医疗服务使用量都有所增长，尤其是在制药领域。这种世界普遍性的现象与一些新的高成本、高产量的药品有关，比如降胆固醇药品和抗炎药等。如果引进一个更严格的评估体系的原理是限制支出，那么这就是不成功的。即使原本关键目标之一就是限制支出，这个评估体系的方式已经演化成了以成本效率为关键目标，这意味着即使代价很高，但是能带来健康收益的新的治疗手段也会为公共资助所接受。这个评估体系也许因为成本效率阻碍了对某些药品的补助，并且在收集、分析和评价证据时延误一些支出。这也许限制了对药品的补助，这些药品在适应证上更有效，并且可能在澳大利亚更能保持低价格，但是对于委员会对有些具有明显疗效的新的治疗手段进行补贴，他们持续增长的意愿并未得到限制。

澳大利亚的医疗技术评价过程极其严格，它的分析标准毫不低于最好的同行评审医学杂志，它的信息要求经常超过其中的许多杂志。澳大利亚政府高度重视循证决策，将其广泛运用于全民健保制度提供的各项医疗服务。澳大利亚在 20 世纪 90 年代早期就具备了建立一套适用于全民健保药品支付的严格的评估程序的条件，该程序建立后很快获得了成功，因此应用范围被扩展到了医疗服务，并为此成立了医疗服务咨询委员会。澳大利亚现在的挑战是如何保持已经取得的成绩，并将循证决策的做法扩展到所有接受公共补贴的医疗服务。

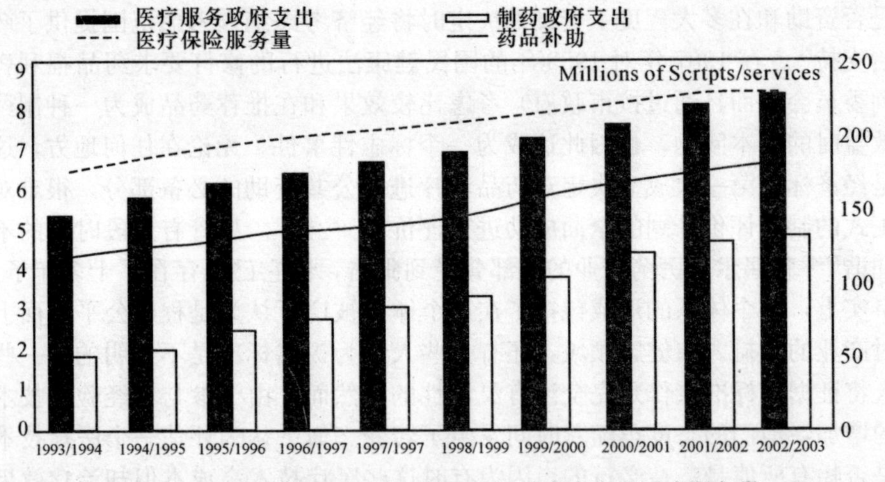

图 2—2　澳大利亚 1993/4 至 2002/3 政府支出及医疗服务量

参考文献

1 The chapter has benefited from comments by Andrew Mitchell on an earlier draft. The authors take responsibility for all views expressed here.

2 S. Dickett（2002）. The Australian Health Care System, Melbourne：Oxford University Press.

3 < www. health. gov. au/pubs/mbs/mbsnov2003 _ DHTML/MBS _ Book_ 1 _November _ 2003 _ 22. htm? contents + 6 > (accessed 25 Mar. 2004).

4 < www. health. gov. au/mediarel/yr2004/ta/ann010. htm> (accessed 25 Mar. 2004).

5 < www. health. gov. au/pbs/general/index. htm > (accessed 12 Mar. 2004).

6 < www. health. gov. au/pbs/pharm/listing. htm # necessary> (accessed 10 Mar. 2004).

7 Therapeutic goods are regulated through a variety of legislative instruments. Details are provided at <www. health. gov. au/tga/docs/htm/legis. htm> (accessed 10 Mar. 2004). Membership and procedures of the Australian Drug Evaluation Committee are set out in the ulatory process for drug and other therapeutic goods are given at: < www. health. gov. au/tga/dpcs/html/tga/tgaginfo. htm> (accessed 10 Mar. 2004).

8 < www. health. gov. au/pbs/general/listing/pbacmembership. htm > (accessed 1 Apr. 2004).

9 Department of Health and Ageing (2002), 2002 Guidelines for the Pharmaceutical Industry n Preparation of Submissions to the Pharmaceutical Benefits Advisory Committee Including Major Submission Involving Economic Analysis. < www. health. gov. au/pbs/pharm/pubs/guideline/index. htm> (accessed 24 Feb. 2004).

10 < www. health. gov. au/pbs/general/schedule. htm> (accessed 10 Mar. 2004).

11 < www. health. gov. au/msac/membership. htm > (accessed 10 Mar. 2004).

12 D. Henry and S. Hill (1999), 'Assessing New Health Technologies: Lessons to be Learned from Drugs', Medical Journal of Australia, 171: 554-6.

13 S. R. Hill, A. S. Mitchell, and D. A. Henry (2002), 'Problems with the Interpretation of Pharmacoeconomic Analyses: A Review of Submissions to the Australian Pharmaceutical Benefits Scheme', Journal of the American Medical Association, 283:2116-21.

14 Australian Society of Anesthetists (2003), Economics Advisory Committee Annual Report. <www. asa. org. au/upladedfiles/eac%20 reprot%20agm%20 Oct%2003. pdf> (accessed 1 Apr. 2004).

15 Australian National Audit Office (1997), *pharmaceutical Benefits Scheme*. Canberra: National Audit Office.

16 Commonwealth Department of Health and Ageing (2002), Medical Services Advisory Committee Annual Report 1998-2000. <www. health. gov. au/msac/pdfs/msac_report. pdf> (accessed 1 Apr. 2004).

17 Commonwealth Department of Health and Ageing (2000), Medical Services Advisory Committee Annual Report 2001-02. < www. health. gov. au/msac/pdfs/msacrep0102. pdf> (accessed 1 Apr. 2004).

18 R. Cookson (2000), ASTEC Non-EU Case Study in Australia. < www. lse. ac. uk/collections/LSEHealthAndSocialCare/pdf/astec/oz. pdf> (accessed 10 Mar. 2004).

19 Cookson (2000), p. 13.

20 Cookson (2000), p. 13.

21 J. McKie and J. Richardson (2003), 'The Rule of Rescue', Social Science & Medicine, 56:2407-29.

22 B. George, A. H. Harris, and A. Mitchell (2001), 'Cost-Effectiveness Analysis and the Consistency of Decision Making: Evidence from Pharmaceutical Reimbursement in Australia', Pharmacoeconomics, 19(1): 1-8.

23 Schedule of Pharmaceutical Benefits. <www1. health. gov. au/pbs/index. htm > (accessed 24 Feb. 2004).

24 Pfizer Pty Ltd v. Birkett [2000] FCA 303 (20 Mar. 2000).

25 Pfizer Pty Ltd v. Birkett [2001] Federal Court of Australia 828 (2 Jul. 2001).

26 <www. health. gov. au/pbs/general/outcomes_full. htm# recent> (accessed 10 Mar. 2004).

27 M. Metherell (2004), 'Backdown on Drug-Subsidy Scheme Sickens Experts', Sydney Morning Herald, 10 Feb.

28 MSAC Reference 2. Assessment Report ISSN 1443-7120.

29 <www. health. gov. au/haf/pet/petrec. htm> (accessed 20Mar.

2004).

30 MSAC Reference 10 part 2(ⅱ). Assessment Report ISSN 1443-7120.

31 ABC Radio (2003), Health Report, 21 Jul. <www. abc. net. au/rn/talks/8. 30/helthrpt/stories/s905390. htm> (accessed 30 Mar. 2004).

32 (2003) Sydney Morning Herald, 21 June. <www. smh. com. au/articles/2003/06/20/1055828490824. html> (accessed 30 Mar. 2004).

33 <www. health. gov. au/pbs/general/listing/pbacrec/sep03/positive. htm> (accessed 25 Feb. 2004).

34 G. Salkeld, A. Mitchell, and S. Hill (1998), 'Pharmaceuticals', in G. Mooney and R. Scotton (eds.), Economics and Australian Health Policy, p. 123. Sydney: Allen and Unwin.

35 Australian National Audit Office (1997).

36 Industry Commission (1996), The Pharmaceutical Industry. Canberra: AGPS.

37 George, et al. (2001).

38 D. Birkett, A. Mitchell, and P. McManus (2001), 'A Cost-Effectiveness Approach to Drug Subsidy and Pricing in Australia', Health Affairs, 20 (3):104-14.

39 B. Loff and S. Cordner (2001), 'Australian Government Loosens its Grip on the Pharmaceutical Industry', Lancet, 357 (9254):452.

40 Four Corners ABC TV (2001) Paying the Price, 19 Feb., transcript at: <www. abc. net. au/4corners/archives/2001a_Monday 19 February 2001. htm> (accessed 23 Mar. 2004).

41 A. H Harris, M. Buxton, B. O'Brien, F. Rutten, and M. Drummond (2001), 'Using Economic Evidence in Reimbursement Decisions for Health Technologies: Experience of 4 countries', Rev. Pharmacoeconomics Outcomes Res, 1(1): 7-12.

第三章　综合分类：加拿大老年保健计划的技术评估

Eric Nauenberg，Colleen Flood，Peter Coyte

引言

出现新的医疗技术和治疗方法时，公共保险和私人保险都需要做出决定，是否将其纳入保险范围。医疗技术评估（Health Technology Assessment，HTA）尤其是经济分析的目标之一，就是要在医疗卫生资源有限的情况下实现福利最大化。简单地说，就是鱼和熊掌不可兼得，钱被用于此就不能用于彼，我们必须在各种医疗服务之间做出选择。新技术通常需要数额巨大的先期投入和后续运行费用，但是新技术带来的技术效率可以减少不良事件的发生、缩短患者的康复时间，由此节约的费用可以弥补新技术需要的额外开支。仅仅基于经济分析的医疗技术评估结果很难为政策制定提供足够的信息。像加拿大这样的以公共筹资为基础的医疗卫生体制，必须充分考虑公众的意愿，那就是税率尽可能最低，医疗服务尽可能最好。因此，加拿大的公共保险不仅要分析医疗服务的成本效益，而且要分析提供这些医疗服务对政府预算的影响，这一点很重要。由于公共医疗保险具有很强的政治色彩，因此，政府对是否将新的医疗技术和治疗方法纳入公共医疗保险的政治含义很敏感。除了政治因素外，法律因素如对司法审查结果的预期，也会影响是否将新的医疗技术纳入公共医疗保险的决策。

在过去的十年间，加拿大执行医疗技术评估的机构能力得到了显著加强，但是医疗技术评估中考虑的参数以及如何领会理解这些评估却没有统一的标准。医疗技术评估包括很多内容，如医疗技术的内在安全性和技术性能；医疗技术的属性和可能带来的健康收益和风险；医疗技术创新的功效、效率和安全性；对医疗技术的成本一效果、成本一效用和成本一效益分析；医疗技术在公众健康、组织结构、社会和经济层面对医疗卫生制度的影响；用社会、文化尺度对医疗技术的衡量，包括伦理、法律和社会问题；运用医疗技术对医生、患者以及公众行为、态度、习俗和价值观等方面的预期影响；以及这些变化是否可被接受，也就是说，这些变化是否与整个社会的价值观和理念相吻合等。由于没有统一的标准，对一项新的医疗技术的评估可以包括以上所有内容也可以仅涉及其中几项。这在加拿大的医疗卫生体制中得到了充分显示，不同的决策者采用不同的方法进行医疗技术评估。这种多元化评估的好处是可以充分探索，总结经验。但正如Martin和Singer指出的，问题是没有人对这些采用不同方法进行的评估的优劣进行对比分析或者考虑何时何人做出的决策是最佳的。

加拿大医疗技术评估最显著的特征之一是，医疗卫生的不同领域采用不同的方法进行医疗技术评估。举个例子，在新药能否被批准列入全国药品报销目录中，经济评估的地位越来越重要，但在新的医疗服务能否被批准列入全国报销目录中，经济评估的作用就不那么重要了。之所以如此，是因为加拿大健康法案对社会保险覆盖的医疗服务有框架性规定，这些规定限制了经济分析作用的发挥。决策者也可能对经济模型的基础价值持怀疑态度，特别是对建立在经济效率模型基础上的医疗技术评估持怀疑态度，因为这种评估不能回答采用一项新的医疗技术会对政府预算产生什么影响这个问题。换句话说，从成本效益的角度看，采用一项新技术可能是有效的，但是在公共资源有限的情况下，采用这项新技术可能是不可行的。因此Lehoux等人指出，医疗技术评估不应仅限于经济模型，还应考虑社会政治等因素。

这篇文章主要介绍加拿大采用新的医疗技术时的决策分类，并对前言中提及的一些问题进行探讨。为了分析决策时上一层级对下面层级的影响及限制，我们按照从最上层级（联邦层级）到最下层级（医院和医生）、层层剖析的结构来进行讨论。通常情况下，政策是按照从上至下的顺序层层制定的，但是我们也必须承认，有时政策是几级政府联合制定的，而且有些政策是起源于基层、由下而上制定的。为了清晰地展示这些过程，我们在每个层级内都有一段简洁的文字，总结观点和描绘决策的方法。

决策的层级和过程

下面是本报告分析的六个决策层级，按照政府序列从高到低、医疗服务提供方规模从大到小的顺序排列。

1. 联邦政府；
2. 联邦和省的联合动议；
3. 省级的；
4. 地区的（地区健康权威）；
5. 医院；
6. 医生。

我们假设在加拿大关于新的医疗技术的决策有三种方法：非公开的（自上而下的）、双边的和不干涉的（自下而上的）。非公开的（自上而下的）决策方法是指某项政策由宪法授权的管理机构自行决定，不需要公开透明地征求利益相关方的意见。双边的决策方法是指管理机构和利益相关方或者其他层级的政府部门通过某种公开的途径就决策达成一致意见，在谈判的过程中，各方可能是针锋相对也可能是心平气和。不干涉的（自下而上）的决策方法是指管理机构将某项决策权交由利益相关方并尊重他们做出的决策。

联邦政府的作用

加拿大区分卫生保健由公共筹资还是私人筹资的方法在发达工业化国家中是独一无二的。加拿大模式将卫生保健筹资分成了三块，这三块可以形象地形容为三个同心圆。第一环或者核心环，是完全公共筹资的医院和医疗服务；第二环是公共筹资和私人筹资的混合体，包括家庭护理、长期护理和药品；第三环是完全由私人筹资提供的医疗服务，如非医疗必需的、完全在加拿大健康法案规定之外的整容手术。这种模式带来一些问题。如，公共部门对医疗技术变化反应迟缓，私人部门采用新的医疗技术的速度比公共部门快，导致了所谓的“被动私有化”，对此我们将在下文中详细描述。

加拿大联邦政府致力于制定卫生保健领域的国家标准，但是宪法并没有授权联邦政府直接实施这些标准的权力，加拿大的卫生保健筹资模式是在遵循议会对宪法的解释和体现联邦政府意图的过程中逐渐形成的。虽然加拿大宪法没有规定联邦政府有义务通过使用其财政收支权力确保医疗保险和医疗服务的提供，但是联邦政府可以影响省级卫生政策的制定。根本原因在于加拿大健康法案规定，只要加拿大的10个省和3个自治区遵循健康法案所列的标准（可携带型、普适性、可及性、公共管理和全面多层次）来管理其医疗保险计划，那么就可以获得联邦政府的转移支付。但是，迄今为止，加拿大健康法案最重要的条款并不是这些，而是那些有效阻止以任何私人筹资方式提供“医疗必需”和“医疗需要”的医疗服务的条款。加拿大健康法案对“医疗必需”和“医疗需要”并没有进行概念界定，而是在很大程度上将决定权留给了省级政府，由省级政府决定一项医疗服务是否是“医疗必需”的，是否应全部通过公共筹资解决。最后的结果是加拿大只能通过公共筹资提供“医疗必需”的医疗服务；事实上，在加拿大的许多省，销售涵盖“医疗必需”的医疗服务的私人医疗保险是违法的。

加拿大健康法案导致加拿大的医疗卫生体制筹资具有明显的板块性。也就是说，在加拿大，医院和医生板块主要由公共筹资，其他板块则由公私混合筹资。院外处方药、家庭护理、基因检测以及其他卫生保健的较新领域是不受加拿大健康法案保护的，因此各省提供的公共医疗保险不必将这些医疗服务全部纳入覆盖范围。举个例子，省政府可以将老年人和穷人的处方药费纳入公共医疗保险的支付范围，而且加拿大绝大多数省都是这么规定的，但是关于共付水平、可报销的处方药范围等却没有全国统一的标准。因此，这些医疗服务，像上述的处方药、家庭护理、基因检测等，很大比例是通过私人部门筹资提供的（如，处方药总支出的60%来自私人部门）。受筹资板块性的影响，在加拿大，医疗技术评估也呈现出明显的板块性，如，评估新的医疗服务和新的处方药的方法差异很大，我们将在下文对此进一步讨论。医疗技术评估的关注点主要集中在重要性日增的新的医疗领域，如处方药、诊疗设备和基因治疗。考虑到加拿大对新的医疗技术的审查比对已经由公共筹资提供的医疗服务和治疗的审查更为严格，大家对加拿大在尖端医疗技术（如核磁共振扫描仪）可得性方面，在经济合作与发展组织国家中位列最后1/3的排名，也许就不会惊奇了。

联邦政府直接影响对新的医疗技术的看法，这种影响是通过其保护和宣传推广健康安全标准以及对卫生保健很多专业方面的监管来实现的。举个例子，加拿大卫生部负责对新药进行评估，确保新药符合加拿大食品药品法案列举的质量和安全标准以及相关规定。为了获得批准，药品必须是安全有效的，而且要表明其带来的好处超过潜在的风险。新药能否获得批准与该药是否是重大突破无关。

联邦政府在批准一种新药在加拿大境内销售流通时并不考虑该药的成本效率。但是，联邦政府的这种决定却会产生一连串的后果，因为它给省公共医疗保险计划和私人医疗保险者带来压力，让他们不得不面对是否将这种新药纳入报销范围的棘手问题。当联邦政府声明一种药是安全有益的时，省政府可能就要承担艰巨的任务，说服本省民众，虽然该药是有某些好处，但是这些好处还不足以让该药由公共资金来支付。

联邦政府对新处方药的普及使用也有一些影响，这种影响是通过专利药品价格审评委员会（the Patented Medicine Prices Review Board，PMPRB）来实现的，该委员会负责控制专利药品在加拿大市场上的最高出厂价。关于药品有效性的考虑将从两个方面影响专利药品价格审评委员会允许的最高出厂价。第一，如果一种新药显示其能大大提高疗效，那么该药可以申报“突破性药品”或者“有重大改进的药品”。对突破性药品的价格管制不如其他药品严厉苛刻。突破性药品的最高价格通常是参考该药在法国、德国、意大利、瑞典、英国和美国7个国家售价的中值制定的。第二，被认为没有或几乎没有治疗优势的药品，其价格不能超过作为比较对象的药品。在上市药品中选取新药的比较对象时，通常要考虑药品的疗效。

需要指出的是，专利药品价格审评委员会只对专利药品进行价格管制，对非专利药品并无价格控制。而且当涉及药品是否应被推荐使用，或者是否应被纳入医疗保险报销范围时，该委员会不起任何作用。和英国的处方药品价格管制方案（United Kingdom's Prescription Price Regulation Scheme）不同，加拿大专利药品价格审评委员会并不直接干预限制制药公司的利润或审查其支出。专利药品价格审评委员会只负责批准专利药品的最高出厂价；每个省通过各自的市场影响力和与批发商协商确定医疗保险报销目录中药品的价格。最后，我们必须承认，专利药品价格审评委员会对新药的销量没有任何控制力。就像该委员会指出的，1999年加拿大专利药品的价格上涨了0.2%，1998年以来专利药品的销量上涨了21.2%。因此，即使药品的价格受到管制，药品的总支出还是增加了，因为药品的销量上升了。

联邦政府还通过刑法的力量对医疗技术的健康安全性进行规范，由此影响医疗技术的推广普及。举个例子，在人类辅助生殖法案下，联邦政府严格限制干细胞研究，明确规定克隆人类（包括胚胎）要受到刑事制裁。

联邦和省以及泛加拿大的联合动议

越来越多的既代表联邦政府又代表省政府的联席机构在医疗技术评估中发挥作用。这可能是因为各省都希望从信息共享中获得规模经济的好处；希望采取更加一致的方法来解决与公共医疗保险相关的各种问题；希望组成联合阵线共同抵制特殊利益集团的压力，如制药企业和其他一些利益集团向省政府施加压力，要求将新的治疗技术纳入公共筹资支持范畴。

1989 年，加拿大成立了医疗技术评估协调办公室（Canadian Coordinating Office for Health Technology Assessment，CCOHTA），该办公室由联邦、省和地区三级卫生行政机构的负责人组成，旨在为在全国范围内交流信息、共享资源和协调医疗技术评估相关事宜、确保医疗技术正确使用提供一个讨论的平台。近年来，该办公室的权限扩展到了管理药品通用审评程序以及为是否将新药纳入联邦、省和地区的药品福利计划提供建议。办公室的费用由联邦政府和省政府共同负担。

加拿大各省的药品报销目录差异很大，社会各界对此日益关注。作为加拿大医疗卫生体制改革行动方案的一部分，2000 年 9 月，加拿大首相和各省（自治区）行政首脑达成一致协议，同意联邦政府、省（自治区）政府之间相互合作，共同对可能纳入省（区）医疗保险计划报销范围的药品进行评估。药品通用评审（Common Drug Review，CDR）包括两个部分：一是对药品临床证据和药物经济证据的评估；二是加拿大药品专家咨询委员会（Canadian Expert Drug Advisory Committee，CEDAC）对是否将药品列入公共医疗保险报销目录的建议。从 2003 年起，CCOHTA 开始全面负责内部授权和外部委托的新药评审工作。除开展新药评审工作外，CCOHTA 还为加拿大药品专家咨询委员会提供支持。在这个方案下，省级咨询委员会的角色是建议省政府如何将药品列入公共医疗保险报销目录（比如是将药品列入通用目录还是限制性目录）而不是将何种药品列入公共医疗保险报销目录。但是，是否将药品列入公共医疗保险报销目录以及列入何种报销目录，最终的决定权在省政府，咨询委员会的建议只是一个方面，省政府还要综合考虑本省民众的需求、已经列入公共医疗保险报销目录的药品、预算、政治和法律等各种相关因素。

需要澄清的是，虽然联邦政府是药品通用评审的出资人和倡导人，但是从法律角度来说，它无权要求各省执行，这项工作的开展更多依靠政府间的自愿合作精神。需要重申的是，虽然医疗技术评估协调办公室是一个国家机构，但它并无国家授权，它无权对各省的医疗技术评估机构进行正式监管，它发布的报告也仅供医疗卫生体制的各级决策人参考而已。在这种情况下，各医疗技术评估机构自行决定评估的优先项目，自行设定评估的参数，自行发布评估的结果也就不足为怪了。图3—1展示了加拿大医疗技术评估的决策过程。由于各省都会对通用评审提出一些小的变动要求（比如，CCOHTA对一项医疗技术评估的平均时间为18个月，某省要求缩短时间），因此医疗技术评估协调办公室这样的国家机构常常感到，要适应每个省独特的决策文化是件相当困难的事情。一些省如魁北克和安大略依靠本省的医疗技术评估机构来帮助省政府决策。

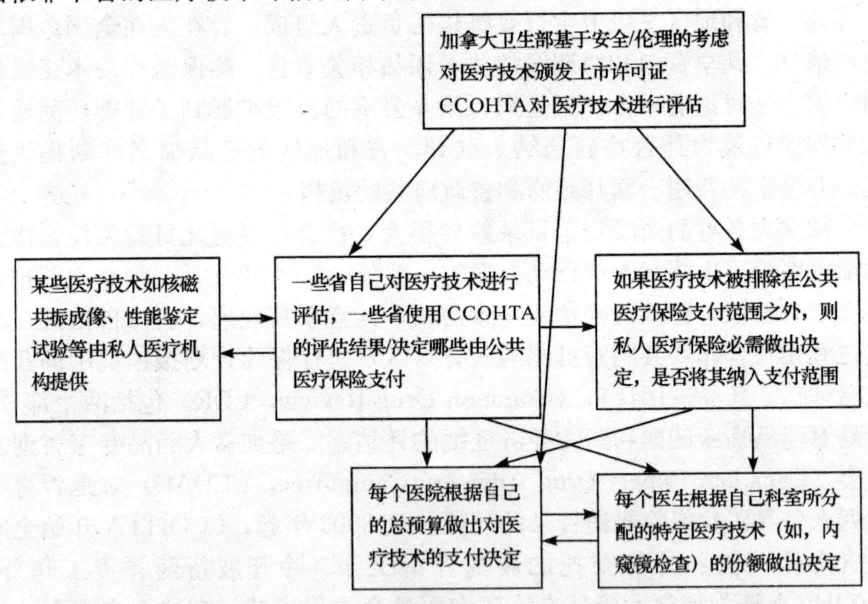

图3—1　医疗技术评估决策的过程

CCOHTA和其他HTA机构的工作就是受相关的利益相关者的认真审查。例如，CCOHTA决定审查一个由BMS生产的叫做普伐他汀的他汀类药物。BMS很不乐意被审查，它质疑CCOHTA是否有合法权威去建议所有的他汀类都应该能降低冠脉事件或者具有冠脉事件的类效应。从BMS的角度来看，对同等的临床效果的毫无根据的断言会导致市场份额、税收和利润的巨大损失。因此，BMS 认为那是过时错报，试图通过一个临时的禁令去阻止 CCOHTA 出版它的报告。它们没有成功[28]。尽管 BMS 在这个事件中没有成功，但是对在类似案例中，HTA 机构去补偿负面审查的意愿产生寒蝉效应却引起了重要影响，特别是在无报酬的基础上，在存在潜在诉讼威胁的情况下，学者和其他研究者们为这个审查程序上贡献的意愿。

省级角色

法庭已经对宪法进行了阐释，例如省级政府对它们各省，有对健康保险和健康服务的提供的法定责任[29]。在医疗照顾体系压力、人口压力、制药领域的成本上升以及新的科技产生等压力不断上升的情况下，省级政府都在考虑可持续性和维持现有税收水平的强烈愿望（如果不降低的话），特别是根据其他对社会服务和教育的迫切需要。

升级健康照顾由省级健康部门公开管理（尽管在除了安大略省以外的所有省内，这样的一些行政职责已经发展成了地区性健康权力，这将在下文中讨论）。各省有效地定义什么服务将得到政府公共资助（因此被称为“治疗需要”），向医生设置收费标准，为医院设定总额预算等。

在省级层次采用 HTA 受到了特定限制的影响。第一个就是有限的公共资金。结果，省级政府不仅关心一个新的技术的效率性方面的经济证据，还关心对公共支出的总影响。第二个限制就是省级政府面临的在从清单中划出上的政治困难（从保险待遇中将某种健康服务或治疗方法从计划中去掉）。为了对一种更新的技术或治疗方法进行资助，除了公共资金有限以外，也有必要将那些更陈旧、相对成本效率更低的治疗手段从名单中划掉。但是目前省级只有很小或者根本没有能力在全国范围内废除某种治疗手段，特别是考虑到由 CHA 保护的医生和医院服务。

对提供者服务和医院筹资的决定

涉及提供者的酬劳和覆盖的服务方面的决定大多是在一个双边程序中作出的，这个过程包括了代表提供者利益的组织和省级政府之间的紧张谈判。例如，安大略医疗协会（OMA）每三年或四年就代表安大略省的医生进行一次这样的谈判。其他提供者组织，包括那些代表护士的，也在全国范围内召开类似的谈判会议。为了帮助根据过去年份情况对最近一年预算总额做出决策，OHA 的成员医院现在每四年向安大略健康和长期照顾部

(MOHLTC) 提交使用情况数据。

1991 年，OMA 被指定为安大略省惟一一家医疗专业领域的中介机构。而且在对那些提供公共资助的服务的医生的付费问题上，MOHLTC 在历史上要向 OMA 咨询和与其谈判。这个过程间接决定了什么医疗服务是"治疗需要"的并因此而受到公共资助。一个有关这些程序的最近审查总结出，HTA 似乎在待遇计划的费用增长和变化的决定中都起了很重要的作用。然而，这个过程仍然非常私密，没有公众的参与和审查，而且不管怎样，在这个过程中医疗专业仍然对政策制定和产出施加很强的控制[34]。相反，医院不可以参加这些谈判，它们的预算总额很大程度上受到医生服务是否受资助的决定影响。

关于什么服务应该被列在公共保险服务清单上或者从名单上去除的决定，OMA 自身就有其标准。因此，OMA 在 HTA 机构中十分有效（在它其他功能中），尽管经常不被正式认为如此。OMA 拥有很多经济学家和其他学者从其他管辖权，临床试验和其他资源中收集证据，而且 OMA 每年对保险给付项目（Schedule of Benefits）提交建议变化的报告。在 OMA 中被称作是 CTC（Central Tariff Committee，中心委员会）的委员会由十个人组成，他们都是医生或者医师经济学家。CTC 的报告依次由 PSC (Physician Services Comittee，医生服务委员会) 进行审查。PSC 打算在政府和医疗专业领域之间的日常联络和沟通提供一个更宽更有建设性的程序。PSC 的成员，五个由 OMA 指定，五个由 MOHLTC 指定，它发挥着广泛的作用。从本文的目的来看，更重要的是 PBC 对服务利用的最终审查，并且对 SB 作出变化建议。SOB-PS（Schedule of Benefits of Physician Services，医生服务委员会保险给付项目）是一个安大略省符合规定的居民可以受到保险覆盖的医疗服务的清单。SOB-PS 大约包括了 4 800 种保险覆盖的医疗服务，一个服务的处方，一个支付码以及很多应用和限制条件[36,37]。

将新技术纳入任何一个省，要看保险计划的能力受到用于医疗服务的可用公共资金支出有限的限制。因此，为了使得相对具有成本效率的技术能够得到公共补助，把陈旧的和低成本效率的技术和治疗方法从名单中划除就很重要。然而，政治的、法律的和文化的组织机构使得从名单中去除比列入名单更难，这导致了医疗服务体系的黏滞性，即以牺牲潜在更新更有效的技术为代价，相对效率低、成本效率差的治疗手段仍然得到补助。例如 CTC 最近几年已经在推荐从名单中划出上变得更加迟疑了，这大概是安大略省听力学家和其他群体反对如此而提起诉讼的结果（尽管诉讼没有成功，但是这应该被提及）。据报道，CTC 自从 1998 年就没有向 MOHLTC 提交任何建议划除名单的报告。

如果起诉者对于省级部门否定对其进行了成功上诉，那么政府可以强制资助新的技术。在安大略省，如果 MOHLTC 拒绝了一个诉讼，一个希望获得目前在安大略补课的或者要等很长时间的照顾的失望的病人可以向 HSARB（Health Services Appeal and Revien Board，健康服务上诉与处理理事会）上诉。健康保险法案的相关部分如下：

1. 预先批准的治疗

(2) 在如下条件下，将治疗一部分的服务和在加拿大以外的医院和健康服务受到补助的服务作为保险覆盖的范围：

(a) 如果在安大省相同环境下，这种适合参保人的治疗方法被普遍接受；

(b) 或者：

i. 安大略同样或者同等程序中不被采用的治疗方法；

ii. 在安大略省这种治疗方法被采用，但是受保人为了避免延误必须要去加拿大以外的地方，这会造成死亡或者医疗上不可逆转的组织损害。

因此，对于一个诉讼者而言，要取得有关 28.4 部分的成功上诉，理事会必须回答两个看似相似的问题，第一个是正面的，第二个是反面的。理事会必须首先决定在相同治疗条件下作为一种适合的治疗方式这在安大略是被普遍接受的。然后第二，它必须决定这在安大略省未被采用或者作为目标或者实际问题。这表明了，对大多数病人来说，正如理事会试图用证据证明的只是某个不在安大略实行的特定地方的治疗方法，这个“二十二条军规”在安大略省未被普遍接受。当被质疑的治疗方法很新，通过审查的第一步很难就不足为奇了[41]。这强调了那些为新的技术和治疗手段寻求资助的人所面临的困难，以及在政治和法律框架下反对资助新手段的系统性偏误，正如反对资助更老、已经确定的服务那样。

面向处方药的决策

联邦政府有责任确认新药是安全的，然而，省级政府对决定同意将一种药列入公共补助计划承担最终责任。省级政府设有独立评估将一种药列入公共计划中的咨询委员会。在安大略省，DQTC（Drug Quality and

Therapeutics Committee，药物质量与治疗委员会）对于在安大略省的计划中涵盖哪些产品向 MOHLTC 提供建议。正如加拿大健康法案没有涵盖在医院之外被需要的处方药一样，安大略计划也没有覆盖所有居民。该计划是一个药品的选入清单过程，对于65 岁以上的居民这些药品纳入了省级政府的报销范围，对于那些领取福利金和这些老人来说，报销的药品费用相当于他们收入的一定比例。

β 干扰素是一个由于每个省的药品计划对于报销范围有不同政策而使得药品报销范围在全国各地都不一样的一个案例。这个药是多发性硬化症患者治疗手段的一部分，并且有利于避免急性发作的风险。联邦健康保护机构在 1995 年通过了这种药，并且在第八步的过程中在安大略省公共提供是可及的，这注定使得由 DQTC 成员进行的以案例为基础的“单独临床审查”得到认可[42]。魁北克是为那些医生给他们开 β 干扰素这种药的病人进行全额报销的一个省[43]。

随着在国家层面上一个通用药品审查的出现，DQTC 和其他省级建议咨询委员会也许会逐渐地在向省级政府和地区做建议中的角色中向“如何选入”（例如，是普遍还是限制使用）转变，而不是“列什么”[44,45]。然而，对于是否将一个 CEDAC 积极建议的处方药列入名单的最终决定权还在各省，不言而喻，一个负面建议则被认为是把所有省都绑在了一起。一般来说，还要考虑对于药品范围本质上对于利益相关者是“封闭式还是从上至下”的（见图 3—2）。

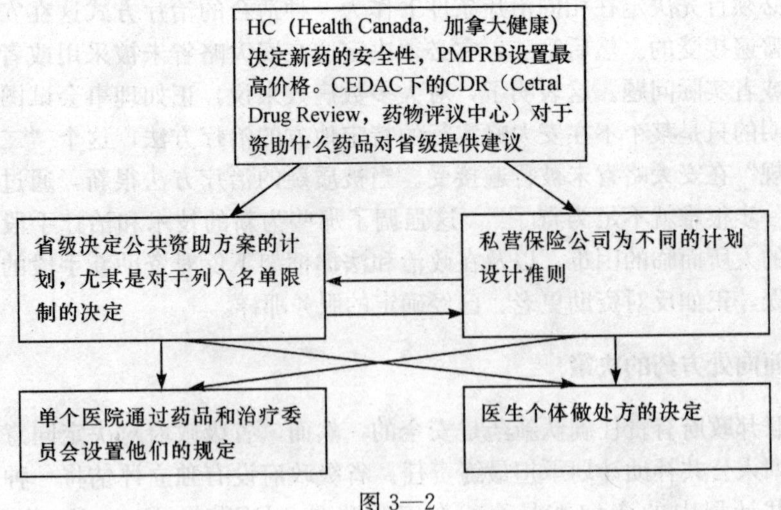

图 3—2

在与用在医生服务中的方法进行对比中，需要在决定是否将一种处方药列入或者去除名单时更关注 HTA。在 1996 年，安大略省政府要求试图将他们产品列入清单的制药产业提供一份正式的分析产品成本效率的经济分析报告。然而，尽管经济政府被看做是非常重要的考虑，但是还有许多其他限制因素[46]。正如 Pauss Jenssen、Singer、Detsky 在他们对于 DQTC 决策的评论中写到的，尽管考虑了经济性方面，事实上临床效果的证据才是通常最终决定的驱动力[47]。根据 PaussJenssen，Singer 和 Detsky 的观点，经济性没有成为更大程度上影响决策的有经济分析方法论方面的问题，尤其是在对药品生产厂商的研究上。和这个问题相关的另一个原因是由于缺乏正式的训练，DQTC 成员对经济报告进行评价的能力有限（为了应对这个问题，MOHLTC 已经增加了接受过健康经济学培训的成员的数量）。其他的原因还包括在什么药列入公共资助清单的最终决定中必须考虑的其他因素，如支撑经济分析的价值以及对于公平、可得性、政治和法律方面的诸多考虑等。

正如在国家层面上 CCOHTA 所受到了利益相关者颠覆其建议的挑战，HTA 等权力机构也一样在省级层面上受到了挑战。例如，制药企业已经利用诉讼的威胁去反对受安大略政府咨询的 DQTC 和其他 THA 专家们不赞成的审查结果。一个向安大略政府建议将一个相对昂贵的溃疡药品纳入的学者受到了生产洛赛克的药厂阿斯利康要采取法律行动的威胁，这种药品实际上和两种更便宜的药物效果相当。

对于特殊医疗技术的省级决策

再接下来的部分，我们将针对一些在省级层面采用治疗技术的特殊案例研究进行讨论，如耳蜗植入术、MRI 扫描、PET 扫描和基因检测等。大部分基于安大略省的情况，我们将通过插图说明 HTA 对更大范围的加拿大体系的结构和机制产生的压力，尤其是对于一旦一种技术在私人部门可得时对公共制度必须承受的压力。然后我们将更详细地检视在地区卫生行政部门、医院和其他中介机构以及医生们医疗技术的采用。

耳蜗植入术和 MRI 服务

一般的，加拿大的公共医院都是私营公司，但是他们所有的运行基金几乎都是从省级政府总额预算得到的。有一些关于这个普遍准则的特例，然而，省级管理部门直接对医院的医疗服务进行资助，它典型地和高成本、高增长相关，在安大略被叫做“优先计划”。安大略省目前实行15个有限计划，包括存在大脑损伤、骨髓移植、心脏病治疗、唇裂和味觉丧失、牙科、耳蜗植入术、肾脏疾病晚期、血友病的流动性临床治疗法、肿瘤、省级地区基因计划、地区老年计划、性骚扰处理中心和外伤等[49]。因此，对新技术或治疗手段进行资助的艰难选择通常会留给总额预算限制下的医院，他们会通过优先计划使得某种技术或治疗手段主动提高分配计划并使之直接符合省级资助的标准。两种引起注意的服务是耳蜗植入术和磁共振影像（MRI）服务，二者都得到了部级直接资助和医院的资助。

耳蜗植入术用于对严重的双耳失聪者提供听力帮助。这些昂贵的植入设备只是这些病人需要的治疗的一小部分，治疗和复原对于一个外科成果才是完整的。MOHLTC会对外科部分的设备进行资助，但是伴随着外科手术的服务则由医院总额预算资助[50]。优先计划单元为制定的医院提供了运行资金提供保险范围内的MRI服务。反过来，医院要遵循一些规定，包括服务水平要求。医院通过他们自己的努力筹资购买MRI机器。因此，资助耳蜗植入术和MRI服务的决定是一个由省级政府和医院双边决定的结合。对于耳蜗植入术，政府要为植入设备买单，而医院必须通过他们的总额预算对剩下的和外科手术有关的服务进行资助。相反，省级政府对MRI的手术服务进行补助，而购买和维护MRI机器则是医院的责任，不管他们是通过总额预算还是自行筹资。

基因检测

基因检测是私营领域的提供对公共部门产生压力的另一个案例。省级政府还没有建立清晰的原则去引导资助基因服务的决策。

在1999年，一位女性在HSARB（行政法官在安大略省也维护了类似的请求）成功地对安大略省级政府拒绝资助BRCA1和BRCA2（乳腺癌的遗传标记）进行了上诉[51]。这个决定随之而来的后果很有影响。很快地，安大略政府建立了一个基因检测的地方供应，而非从美国购买。安大略政府现在面临Myriad基因公司的起诉，他们提出政府在没有受Myriad特许的情况下，允许在安大略省实验室检测，这触犯了Myriad的专利权。Myriad每个测试费用是3 850加元，而安大略每个测试费用是1 100元。如果各省已经为所有符合检测标准的妇女支付了前者而不支付后者，显然对省级健康预算会造成很严重的后果。在不列颠哥伦比亚，省级政府面临着类似的Myriad的法律威胁，从而放弃了在没有特许的情况下在不列颠哥伦比亚提供检测的计划，取而代之的是将它的病人送到安大略去进行检测。这个小插曲说明了在一个医疗体系内，HTA 在这个体系结构内如何起作用的，包括它的法律体系，而且它也是这个体系中政治和其他价值作用的产物。更简单地说，对于基因检测相对成本效率会得到截然不同的结论，这取决于一个公共保险公司是否被强制为这个正受质疑的检测支付专利持有者的垄断价格。

随着基因检测服务私人市场的形成，评价允许一个基因检测的双边体系的影响也很重要（换句话说，就是在人们能够利用私人保险或私人资源去购买额外或者更及时治疗的地方）[52]。在个人接受了一个私营部门检测后，这个人也许会继续到公共部门寻求建议和治疗，或者做出生活方式的选择，这种生活方式长期来看可能会对公共体系强加更多的成本[53]。将基因检测纳入公共保险的决定可能有助于限制下游的成本，这些成本长远来看会影响公共部门。随着基因检测私人市场的进化，已经难以对检测的扩散进行控制了。这也对政府造成了通过将其纳入公共保险范围以控制基因检测增长的压力，由于担心一旦在私人市场放开了扩散和使用，公共部门的长期费用会更高。

案例研究：PET 扫描

关于为 PET 扫描进行公共资助的好处受到了很激烈的争论，PET 是一个用来测试癌症、心脏病和老年痴呆症的非常先进的技术。正如 2001 年 6 月 15 日 CCOHTA 所报告的，在加拿大有 9 台 PET，但是只有两台用作非研究目的。魁北克省对 Sherbrooke 的第一台仪器进行了完全资助，温哥华在使用第二台仪器时，它要求病人每次测试支付 2 500 加元。然而在安大略省，如果不是参加一个研究计划或是在同情的层面上，没有人能够在保险覆盖范围内享受到 PET 治疗。私人公司凯尔影像正在申请 FDG（一项在 PET 扫描中使用的药品）临床试验上得到 HC 的同意。在通过的基础上，公司计划在安大略省开一个私人 PET 中心，每个测试收费 2 500 加元。这些提供新技术的私人公司的出现，正在开创先例，使得一些省份将会允许私营医疗机构向病人收取其他省份不收取的费用（换句话说，一些省份将 PET 扫描时视作“医疗必需”，并且对它们进行全额公共补助，而其他地方则不是这样）[54]。因此，在其他省可能还观察相同的成本效率证据时，他们已经得出了关于是否对 PET 扫描技术进行公共资助的不同结论了。私人部门的PET扫描的获取对省级政府对这些扫描进行资助产生了压力，这一点十分清楚，至少对于一些适应证而言是这样。

最近几个月，对于PET扫描技术，安大略省采用了一种很强的循证医学决策法，并且声明PET扫描会受限制地引入本省，但是只作为评估过程的一部分。在2003年6月的会议上，ICES（见附录3.1）的CEO讨论了计划将对PET扫描的临床研究在安大略省付诸实践。ICES是一个多伦多提供HTA服务的独立的非营利组织。受安大略MOHLTC和ICES的委托，PET协调委员会连续监管有关PET的出版著作的更新，决定这些著作是否足够使人们相信PET可以被允许作为一种保险范围内的服务，以及对PET研究进行资助[55]。结果，在PET已经被认为是解答临床问题的完整部分的情形下，最后定下来四个草案。这种不干涉的决策策略，一方面是对在加拿大其他地方已经采用条件下为PET扫描进行资助的公共压力的回应；另一方面，也是对PET扫描已经发表或者未发表的HTA的不满。

地方角色

在20世纪90年代，加拿大的大多数省份和地区都通过地区化和地区卫生行政部门（RHA）对健康决策进行分权[56]。RHA是为了各省维持费用和改善综合服务而发起的[57]。通过基于所服务人群的历史支出水平，省级政府对他们不予限制。它们除了为了内部使用进行私募资金以外，在税收上没有任何作用，但是都要负责地方计划、优先设定、资金分配、服务管理和确定范围内服务的提供。

在第一个和第二个著作中提到的循证表明了在加拿大由于失败与成功并存导致的转移。正如Flood，Sinclair和Erdman写到的，失败可以总结为两个主要原因[59]。第一，权力形式上而不是实质上的转移经常发生。第二，加拿大的RHA接收了为了医疗体系关键方面进行的资助资金（例如医生和药品服务），因此药厂缺乏对他们的责任进行有效管理必备的杠杆。

尽管如此，所有的RHA都在它们的地区对医院者有很强的控制，因此对医院的HTA的决策也有很大影响。例如，在Winnipeg的RHA，对于医院药品处方、制药以及治疗都有分别的审查过程。尽管许多人认为未对制度差异进行适当考虑因而它并不受欢迎，但这种封闭的/自上而下的决策方式在保证持续性上十分有效。

和加拿大其他九个省不同，尽管安大略省没有拥护地方化，但是在疾病管理上也存在分权。加拿大癌症照顾组织（CCO）和心脏照顾网络（CCN）都是负责在安大略省向有这些病的病人提供治疗的省级网络。CCN作为安大略省MOHLTC的建议咨询机构在1990年建立，它在一个电子化的病人管理系统的帮助下在安大略湖协调先天心脏病治疗的提供。每个心脏病中心的协调者利用这个数据库协调或者监督病人获得治疗的途径。类似的，在1997年，省级法定组织CCO成立了，作为安大略湖癌症治疗的法定协调者，它拥有监督计划、扫描程序、系统的化学疗法和新的昂贵的药物治疗手段。尽管它是受委托，而且接近23%可追踪的预算用在了省级癌症系统。CCO的时间和政策对于安大略的癌症控制策略和管理的协调和管理产生了重要影响[60]。CCO在建议安大略政府资助什么新的癌症服务和治疗手段上也起着重要作用。在这点上，Martin和Singer在他们对安大略癌症治疗政策建议委员会（CCOPAC）的分析报告中指出，成本效率分析很少正式使用，但是这种观念会非正式地使用，并且和其他考虑结合起来。特别地，委员会质疑和从政府获得更多预算的能力对委员会重视的考虑因素的范围产生了深远的影响[61]。Martin和Singer指出，正如随着预算增加原则会发生变化，成本增加，预算也会改变：

委员会决定对骨髓瘤患者使用一种昂贵的药品进行补助，但是对乳腺癌病人却不补助。这两个病用这个药的效果的证据非常相似，主要的区别就是和乳腺癌患者数量大相关的增加的总费用[62]。

医院

尽管大部分医疗服务供给在省级和地区权利范畴内明显下降，政府还是向医院、家庭照顾机构和长期照顾组织等机构转移特定的权力。这里我们将只关注医院。在大多数省份，资金都主要是在总额预算原则下每年分配给医院的。这些预算分配主要基于过去的分配和反映成本变化的每年的调整。在极大程度上，医生不是由医院总额预算支付的，而是通过省级政府和医生团体谈判得到的收费标准。

通过他们的总额预算，再加上通过募集和慈善捐款得到的额外资金，医院必须通过他们各自的药品和治疗委员会决定新技术的采用。除了那些由地区健康权威机构管理的个别医院外（例如，温尼伯湖），医院有权利根据各自的药品和治疗委员会的建议为药品制定内部准则。医院的药品补助清单的目的在于扩大省级准则以满足医院的特殊要求。这个清单受一个特定的建议咨询委员会的监督和维持，该委员会由加拿大社会和医院制药专家、特定省的药品质量评估委员会和健康部的专家组成。然而，一般而言，医院采用技术手段是封闭式/从上至下决策的案例。

医生

正如许多其他以公共资助为主的体系，在加拿大医疗系统内，通过写处方、做推荐、承认转院病人和送病人去做诊断测试和X射线，医生扮演着守门员的角色。

正如本文通篇所讨论的，从名单中划去服务项目存在一些重大障碍。这反过来又会影响公共保险资助更新的技术和治疗手段的能力和意愿。Soderlund指出，关于对已经覆盖的治疗进行公共资助的争论，经常在宏观分配（公共补助篮子中什么进来和什么出去的黑白分明的决策）和微观分配之间踌躇，在这种情况下，通常建立在案例的基础上，那些制定指南、协议和优先准则的第三方付费者决定在什么病情下哪些人能够得到哪些服务[63]。在加拿大，假设重大困难与宏观分配有关，HTA似乎使其自身更趋向于微观分配。这在本文讨论的许多新技术被限制使用在一定范围内以及微观管理集中化的案例（如PET扫描、β干扰素、MRI等）中得到了说明。这也将会和在公共保险服务名单范围内仅仅允许新技术或者治疗手段的合作，并把它留给医生个人开处方或者建议某种治疗手段的判断力去比较。

为什么集中管理而不只是提供医生指南？医生指南会使得灵活性更大，减少行政成本，加快决策的过程。然而，在医生在加拿大系统（按服务付费方式）中面临的经济激励改革缺失的情况下，指南的颁布对新药或治疗手段几乎不产生影响。医生也许根据疗效对指南产生认识（而且这种责任被专业伦理和法律所加强），但在没有动机的情况下，为什么他们会改变已经形成的行为方式，去遵循符合成本效率的指南呢？

结论

加拿大的HTA系统必须根据这个它将被嵌入的体系的结构和机制中被考虑进去。正如Battista和他的同事所指出的，“在医疗体系中的技术管理体现为这个体系结构和文化环境的反映。”[64] 在加拿大体系内，医疗筹资有很强的部门分化，对于“医疗必需”的医院和医生服务全额补助，对于其他服务和技术，例如处方药、基因治疗和设备，则是公共和私营系统混合资助。这种部门性的筹资渠道在 HTA 的筹资渠道的多样性中也得到了反映。HTA 的大多努力都朝着治疗技术（主要是药品）和诊断方法（包括基因检测）上。关于医生服务的 HTA 相对很新，而且只集中在新程序的评估上，很少或者根本没有动力去考虑目前受公共资助的医师服务的相对成本效率。这导致公共资助的医疗计划的停滞，因为是使用更高的要求去审查新技术和治疗手段，而不是有可能将那些已经受资助的相对成本效率低的程序从名单上去除的情况。这个停滞被政治和法律体系维系。取消已经建立的津贴在政治上是极大的困难，而且优先分配津贴固定化变得更加简单了。

加拿大体系中的 HTA 十分复杂，反映出在十个省份和三个地区内用于保险和医疗供给中的不同途径，也反映出贯穿这个体系的对于 HTA 决策的不同层次。关于技术推广和 HTA 的决定是通过一个级联决策和下级政府对更高政府层次政府决策的限制的压力形成的。关于医疗技术的决策在三个层面上发生：对于安全性和评估的联邦层次；对于决定是否资助一种新技术的省级层次决定（还有关于是否留给私人部门的如何去规制扩散）；还有有关应用和采纳一种技术的医院或医生的层次。每个层次都根据选择范围对底下层次产生限制。

还有公共和私人部门之间的横向压力（例如，一旦一种技术在私人部门可获取了，一个省也许会面临对其进行公共补助的压力）。如果一个省或地区不在私人提供者推进之前行动，它也许会对于技术推广失去控制，而且面临资助的压力，此外，现存的提供者经常会使得公共保险计划免受新规定限制。例如包括基因服务案例、诊断影像和 PET 扫描案例中的那些平级压力。

贯穿于 HTA 所利用的决策级，经济分析被视作一种计划评估和决策的有效工具。但是最终的决策很少仅仅在经济分析的基础上做出。这部分引起了方法论上的问题：数据经常不充分，而且技术广受争议，例如对已经得到的结果有效缺乏信心。这个技术困难是由医疗的价值无法估量和应用经济评估后确定哪些生命更有价值的困境造成的。因此，经济评估的影响经常很微妙，对决策趋势而非特定的决策有更大影响。如果修订 CHA 使它包含“医疗必需和合理”的提供，而不是目前“医疗必需”的提供，那么很可能形成自上而下的动力和对经济模型更多使用的认同。

对于 HTA 而言，要对决策产生更大的影响，可以说需要将社会、政治、法律和道德的以及健康技术的多维因素的整体作用考虑到技术评估的过程中[66,67]。但是，这引起了质疑，这是对资源的有效利用方式以及在 HTA 工作的人是否能够适当地对那些也许政策制定者和决策者希望考虑进去的因素的多样化进行预期。目前，人们关心的是决策者在临时安排基础上的反应：他们做决策（虽然在接受 HTA 报告之后），然后接着证实它们。一个更好更有活力的解决办法也许是发展一个原则性的框架，这会有助于决策者以一种更透明和严格的方式（与那些建立 HTA 的人对立）平衡证据和政治的、经济的、道德的、法律的和分配的因素。

附录 3.1：加拿大一些从事正式 HTA 的组织

• Canadian Coordinating Office for Health Technology Assessment (CCOHTA-National)（联邦和省政府资助）

• Agence D' Evaluation des Technologies et des Modes D'intervention en Santé（AETMIS-Quebec）（政府资助）

• Institute for Clinical Evaluative Sciences（ICES-Ontario）（通过在 2005 年底终止的五年一循环的每年授予进行政府资助），通过竞争驱动的授予和奖励，以及一些议员和大学的贡献（大多情况下）

• Manitoba Centre for Health Policy and Evaluation（MCHPE-Manitoba)（以政府为基础；竞争驱动的授予和奖励；政府合约资助三分之二）

• Health Services Utilization and Research Commission（HSURC-Saskatchewan)（政府资助）

• Alberta Heritage Foundation for Medical Research（AHFMR-Alberta)（政府资助）

• The Institute of Health Economics（IHE-Alberta）（一些政府资金和从大的制药公司得到的资金）

• Calgary Health Region Health Technology Implementation Unit (CHRHTI-Alberta)（由卡尔加里地区当局、卡尔加里大学和政府资助）

• Centre for Health Evalutation and Outcome Sciences（CHEOS-St Paul's Hospital，British Columbia)（对于资金筹集方面信息）

• British Columbia Office of Health Technology Assessment，Centre for Health Services and Policy Research（CHSPR-University of British Columbia）（以大学为基础；竞争驱动的授予和奖励；政府资助）

• Hospital Report Research Collaborative（University of Toronto-Ontario）（政府资助和从安大略湖医院协会得到的资助）

参考文献

1 This report was funded by the Canadian Health Services Research Foundation under grant no. RC2-0861-06 for the project entitled：Defining the Medicare 'Basket', This paper reflects the views of the authors and does not necessarily reflects the opinions of the Canadian Health Services Research Foundation nor the Ontario Ministry of Health and Long Term Care. We would like to thank our research associates，Dara Zarnett，Andree Mitchell，and Simon R. Rabinovitch.

2 D. Menon（2002），'An Canadian Journal of Public Health，91(2)：120.

3 D. Menon and L. Topfer（2000），'Assessment of Health Technology Assessment in Canada'，International Journal of Technology Assessment in Health Care，16(3)：896-902.

4 Cost-Effectiveness，cost-utility，and cost-benefit analysis are three types of economic evaluation differing primarily in the methods used to measure the benefits or consequences of alternative choices. Cost-effectiveness analysis involves calculating the direct cost of direct intervention per unit of effectiveness，for example，cost per life years saved，cases successfully treated，or cases averted. Because only one effect can be related to the cost of the intervention and the effect must be identical for each appraised choice，cost effectiveness is more useful for comparing the relative value of a given intervention for different conditions. Cost-utility analysis combines morbidity（illness and death）data into a single outcome measure（for example，quality adjusted life year，QALY），allowing comparison of the relative efficiency of an intervention for different conditions. Cost-benefit analysis is theoretically the gold standard of economic evaluation，allowing determination of the absolute benefit of a choice by calculating all direct，indirect，and intangible costs and benefits；problematically，however，this

requires the monetary valuation of intangibles, such as alleviation of pain, and the outcome measure, such as lives saved. D. Coyle and L. Davies (1993), 'How to Assess Cost-Effectiveness: Elements of a Sound Economic Evaluation', in M. F Drummond and A. Maynard (eds.), Purchasing and Providing Cost-Effective Health Care. Edinburgh: Churchill Livingstone.

5 R. Battista, V. Dery, R. Jacob at al. (2003), Health Technology Assessment in University Teaching Hospital (Translated from Levaluation des technologies et des modes d'intervention en sante dans les hopitaux universitaires). Montreal: AETMIS.

6 See D. Martin and P. Singer (2003), 'Canada', in C. Ham and G. Robert (eds.), Reasonable Rationing: International Experience of Priority Setting in Health Care. Maidenhead: Open University Press, 42-63.

7 P. Lehoux and S. Blume (2000), 'Technology Assessment and the Sociopolitics of Health Technologies'.

8 The metaphor of 'concentric circles' for describing the Canadian health care system was first advanced by Carolyn Tuohy.

9 C. M. Flood, M. Stabile, and C. Tuohy (2004), 'What Is In and Out of Medicare? Who Decides?' Working paper No. 5- Defining the Medicare Basket. <www. law. utoronto. ca/healthlaw/basket/docs/working5_inandout. pdf>

10 A. Maioni (2002), 'Roles and Responsibilities in Health Care Policy', Discussion Paper no. 34, Commission on the Future of Health Care in Canada. <www. hc-sc. gc. ca/English/pdf/romanow/pdfs/34_Maioni_E. pdf> (accessed 5 Apr. 2004).

11 For a discussion see C. M. Flood (2002), 'The Anatomy of Medicare', in J. Downie, T. Caulfield, and C. M. Flood (eds.), Canadian Health Law & Policy. Toronto: Butterworths.

12 C. M. Flood and T. Archibald (2001), 'The Illegality of Private Health Care in Canada', Canadian Medical Association Journal, 164(6): 825-30.

13 C. Tuohy, C. M. Flood, and M. Stabile (2004), 'Marshalling the Evidence', Journal of Health Politics, Policy and Law, 29(3) (forth-

coming).

14 D. Harriman, W. McArthur, and M. Zelder (1999), 'The Availability of Medical Technology in Canada: an International Comparative Study', Public Policy Source Paper No. 28. Vancouver: Fraser Institute.

15 Health Canada (2001), 'Tough Tests for Drugs', Health Canada Magazine, March. <www. hc-sc. gc. ca/English/feature/magazine/2001_03/2001_03_hc. pdf> (accessed 5 Apr. 2004).

16 See, for example, the Patented Medicine Prices Review Board (2003), Compendium of Guidelines Policies and Procedures. Ottawa: Patented Medicine Prices Review Board. <www. pmprb-cepmb. gc. ca/CMFiles/2004compedium-e21LTW-152004-1350. pdf > (accessed 5 Apr. 2004).

17 This memorandum is specific to pharmaceuticals for human use and does not explore the PMPRB's role in the control over pharmaceuticals used in animals.

18 See, for example, Patented Medicine Price Review Board, 'Report on New Patented Drugs - Gleevec', <www/pmprb-cepmb. gc. ca/CMFiles/gleevec-e21IPD-632003-2630. pdf> (last accessed 5 Apr. 2004).

19 For details see Patented Medicine Price Review Board (2003), pp. 35-6, Schedule 3-International Price Comparison.

20 For example, the PPRS looks at the volume of drugs sold as well as the price of drugs. The United Kingdom also restricts the amount of money that companies can spend on promotion.

21 Patented Medicine Price Review Board (2000), Annual Report. Ottawa: Patented Medicine Price Review Board. <www/pmprb-cepmb. gc. ca/CMFiles/ar00e612NOJ-482003-1474. pdf> (accessed 5 Apr. 2004).

22 IMS Health Canada reports that there were 270 million prescriptions filled in Canada in 1999. IMS Health Canada (2000) Annual report on diagnoses, treatments, and the pharmaceutical industry. < www. imshealthcanada. com/htmen/pdf/4_2_1_18. pdf> (accessed 5 Apr. 2004).

23 The act became law on 29 March 2004 but will be phased into effect over 2004_5. Reproductive treatments underway at the time the act became law are 'grandfathered'. See < www. hc-sc. gc. ca/english/protection/re-

production> (accessed 5 Apr. 2004).

24 J. M. Sanders (2002), 'Challenges, Choices, and Canada', International Journal of Technology Assessment in Health Care, 18(2): 199-202.

25 D. McDaid (2003), 'Coordinating Health Technology Assessment in Canada: A European Perspective', Health Policy, 63: 205-15.

26 The CDR process IS described at <www. ccohta. ca/CDR/cdr_intro_e. ASP> (accessed 5 Apr. 2004).

27 The federal government provides drug insurance coverage for some Aboriginal peoples and the military.

28 Bristol-Myers Squibb Canada Inc. v. Canadian Coordinating Office for Health Technology Assessment [1998] O. J. No. 1404.

29 Flood (2002).

30 Health Care Accessibility Act, R. S. O. 1990, c. H. 3, ss. 3 (1) and 3(2).

31 Health Insurance Act, R. S. O. 1990, c. 1, Sched, H, ss, 19 and 27.

32 Physicians Services Delivery Management Act, S. O. 1996, c. 1.

33 Pursuant to s. 3. 1 of the Health Care Accessibility Act, R. S. O. 1990, c. H. 3, the Minister may enter into agreements with the OMA 'to provide for methods of negotiating and determining the amounts payable under the [Ontario Health Insurance] Plan in respect of the rendering of insured services to insured persons'.

34 See T. Archibald and C. M. Flood (2004), 'The Physician Services Committee- the Relationship Between the OMA and the Ontario Ministry of Health and Long-Term Care', Working Paper No. 2, Defining the Medicare Basket. <www. law. utoronto. ca/healthlaw/basket/docs/working2_oma. pdf> (accessed 5 Apr. 2004).

35 OMA-MOHLTC 2000-2004 Agreement at s. 2. 01. <www. srpc. ca/libaradocs/omaagrmt. htm> (accessed 5 Apr. 2004).

36 When the Health Insurance Act was adopted in 1972, there was no SOB-PS. Rather, the government paid physicians a discounted fee based on the OMA schedule of fees. The Ministry published the SOB-PS in 1978 and

has subsequently modified it over the years.

37 Archibald and Flood (2004).

38 Flood, Stabile, and Tuohy (2004).

39 Shulman v. College of Audiologists and Speech Language Pathologists of Ontario, [2001] O. J. No. 5057. Among other grounds, the applicant sought a declaration that the decision of the Ontario government to stop insuring costs of hearing-aid evaluations and re-evaluations and to attach conditions to term of payment to physicians for diagnostic hearing tests violated equality rights of persons with a hearing disability as guaranteed by s. 15(1) of the Charter of Rights and Freedoms. The Court deferred to the government on policy-making grounds, concluding (at paragraph 43) that the 'healthcare system is vast and complex. A court should be cautious about characterizing structural changes to OHIP which do not shut out vulnerable persons as discriminatory, given the institutional impediments to design of a healthcare system by the judiciary'. In this case, the changes to the Schedule of Benefits were found not to discriminate within the meaning of s. 15(1) of the Charter and the application was dismissed on that ground.

40 R. S. O. 1990, c. H. 6, s. 28. 4.

41 Flood, Stabile, and Tuohy (2004).

42 B. Otten (1996), 'Technology Overview: Pharmaceuticals-Interferon Beta 1- B and Multiple Sclerosis. Ottawa: CCOHTA. <www. phru. medicine. dal. ca/briefs/beta1b. pdf> (accessed 5 Apr. 2004).

43 In Britain, the government's advisory body has found that Bata Interferon treatment is not cost-effective, and has recommended that it should not be made available unless there is new money allotted to fund this drug therapy. The National Health Service (NHS) has subsequently decided to fund this drug, but has made special arrangements with the pharmaceutical companies that manufacture the drug to share financial risk. Should Beta Interferon prove to be ineffective, the NHS can reclaim profits for the drug from the pharmaceutical companies.

44 L. Dunn and N. Pilla (1998), 'Understanding the Classes- Focus on Cholesterol Lowering Agents', Provincial Reimbursement Advisor,

November.

45 <www. ccohta. ca/CDR/cdr _ intro _ e. ASP> (accessed 5 Apr. 2004).

46 There is, however, some evidence that even in the arena of drug assessment, cost-effectiveness analysis is not consistently used. Rather, evidence of clinical efficacy is what primarily drives decision-making. See A. M. PaussJensen, P. A. Singer, and A. S. Detsky (2003), 'How Ontario's Formulary Committee Makes Recommendations', Pharmacoeconomics, 21 (4): 285-94.

47 As an example of this, in 1999 the DQTC completed a review of all antibiotics listed in the Ontario Drug Benefit Formulary/Comparative Drug Index to ensure that all antibiotics listed in the formulary were being used in agreement with current clinical evidence. Ontario Ministry of Health and Long Term Care (2002), DQTC Bulletin: Antibiotic Review and ODB Formulary Listing Changes, November. As a result, several changes have been made to antibiotic listing in the ODB formulary. The most significant listing change affects the flouroquinolone antibiotics, some of which were formerly listed as general benefit products. The committee was particularly concerned about the increasing rates of resistance to this class of antibiotics and the spread of cross-resistance from older to newer flouroquinolones. Other provinces, including Saskatchewan, Manitoba, Nova Scotia and Prince Edwards Island, have also restricted the use of flouroquinolone antibiotics for similar reasons as those given by Ontario.

48 See M. Shuchman (1999), 'Drug Firm Threatens Suit over MD's Product Review', The Global and Mail, 17 November, p. A5.

49 Provincial submission to the Canada Health Act Annual Report 2001-2. <www. hc-sc. gc. ca/medicare/ont-n-all. htm> (accessed 5 Apr. 2004).

50 Provincial submission (2001-2).

51 C. Abraham (1997), 'Tenacious Woman Scores Medical Victory: Fiona Webster's Fight Opens Access to Genetic Breast-Cancer Test', The Globe and Mail, 27 August, p. A1.

52 T. Caulfield, M. Brugess, B. Williams-Jones, et al. (200 Globe

and Mail, 1), 'Providing Genetic Testing through Private Sector - a view from Canada', ISUMA-Canadian Journal of Policy Research, 2 (3): 72-82.

53 Caulfield, et al. (2004).

54 B. Laghi (2002), 'The Patchwork of Care in Canada', The Globe and Mail, 4 December, p. A. 4 <www. globeandmail. com/servlet/Article News/spec3/RTGAM/20021204/wconsistent/SpecialEvents3/roma now BN/breaking news> (accessed 5 Apr. 2004).

55 A. Laupacis, W. Evans, L. Levin, et al. for the PET Evaluation Steering Committee of Ontario (2003), 'A Strategy to Evaluate the Diagnostic Role Of Positron Emission Scanning in Canada', Paper presented at the International Society of Technology Assessment in Health Care Conference, Alberta, June 2003.

56 C. Frankish, B. Kwan, P. Ratner, et al. (2002), 'Social and Political Factors Influencing the Functioning of Regional Health Boards in British Columbia', Health Policy, 61(2): 125-51.

57 J. Lomas, J. Woods, and G. Veenstra(1997), 'Devolving Authority for Health Care in Canada's Provinces: An Introduction to the Issues', Canadian Medical Association Journal, 156(3):371-7.

58 This is to be compared to the advisory role of the District Health Councils in Ontario, the only province not to embrace regionalization.

59. C. M. Flood, D. Sinclair, and J. Erdman (2004), 'Steering and Rowing in Health Care: The Devolution Option?' Working Paper. Original paper prepared for the Role of Government Panel, Ontario, 2003.

60 T. Sullivan, E. Holowaty, and W. MacKillip (2004), Cancer Care in Ontario. Toronto: Canadian Healthcare Association Press.

61 Martin and Singer (2003), p. 54.

62 Martin and Singer (2003), p. 54.

63 N. Soderlund (1998), 'Possible Objectives and Resulting Entitlements of Essential Health Care Packages', Health Policy, 45:196.

64 R. N. Battista, H. D. Banta, E. Jonnson, et al. (1994), 'Lessons from the Eight Countries', Health Policy, 30:401.

65 M. Giacomini, F. Miller, and G. Browman (2003), 'Confronting

the '"Gray Zones" of Technology Assessment: Evaluating Genetic Testing Services for Technology Assessment in Health Care, 19 (2):301-16.

66 M. Johri and P. Lehoux (2003), 'The Great Escape? Prospects for Regulating Access to Technology through Health Technology Assessment', International Journal of Technology Assessment in Health Care, 19 (1):179-93.

67 Lehoux and Bloom (2000).

第四章　英国国家卫生服务的新医疗技术评估

Christopher Newdick

引言

1999年国家临床和卫生评价研究所（National Institute for Clinical Excellence，NICE）成立之前，英国国家卫生服务制度（National Health Service，NHS）并无评估新医疗技术的系统机制，由地方卫生当局、医生和医院管理者负责新医疗技术的评估和引进工作，这导致同一制度下不同的地区支付的范围不同。NICE创立的目的就是为了使NHS制度在新医疗技术使用方面全国更协调统一，但该机构能力有限，总有大量的医疗技术需要其审查却未能审查。值得一提的是，在NHS制度中，医疗技术评估不仅仅只是中央政府的责任，评估仍然有赖于地方政府的决定。我们将讨论：（1）英国医疗保障制度的覆盖范围和提供综合性医疗服务的法定责任；（2）NICE和国家医疗技术评估；（3）关于诸多由地方未按NICE指南开展的医疗技术评估。

NHS健康服务覆盖范围：一个综合的健康服务

在1977年的国民健康服务法案（NHSA）的框架下，国务大臣承担着继续改善英格兰和威尔士的国民健康服务[1]和提供他认为对于满足所有合理需求是必要[2]的某种其他的服务的责任。这些服务应该是免费的，除非国会另外提供[3]。例如，自从1950年，就为处方药共同支付的定额（现在是6英镑）[4]。在考夫兰案[5]法庭上诉中指出，政府责任是改善（而不是提供）一个综合的服务，而且这个责任是某种程度上提供国务大臣认为对于满足所有合理需求必要的特定的服务。因此：

国务大臣可以根据他所认定需要提供的服务范围来作出相应的裁定……服务不会是综合性的事实并不意味着他必然违反1977年的法案……可能是人为、经济或其他资源的原因，也许永远无法得到综合的健康服务……

因此，这个法案没有提供特定服务的绝对责任的强制规定。“国务大臣有权利根据当前政府可得的资源去制定经济政策。”显然，这位国务大臣提供了在选择 NHS 中服务数量和质量的自由裁判权。

然而，关键的是 NHS 实际服务的预先设定不是由国务大臣进行的，而是通过地方健康当局决策者实施。这是因为 NHSA 将国务大臣的责任委托给了卫生行政部门（目前叫做初级保健信托机构，PCTs）[6]。此外，卫生行政部门还受制于另一个责任，不超过他们每年财政分配额[7]。委托的权利和经济限制的结合意味着许多困难和在地方层面上为病人提供服务中必须做的左右为难的决策。这个健康服务管理的委托体系有使得当地决策者反映当地团体需求的好处。但是这也在 NHS 中引起了一些差异和什么叫做“所谓的分配”的风险。目前大约有 300 个 PCTs，他们都有权在它们各自管辖范围内分配资源。PCTs 也许会对同样的临床证据做出不同的反应。有些也许会相信其他人所怀疑的临床证据[8]。甚至即使他们认可临床证据的真实性，PCTs 会由于资源分配程序中特定治疗手段要求的地点而拒绝。

在一个国家健康服务体系中，期望全国都拥有在 NHS 中即将可得的治疗手段是不合理吗？当病人获得治疗的权利取决于它们的卫生行政部门，或者也许取决于他们走在马路的哪一边时，政府就会受到责备。考虑到推进临床优化和医疗服务中可得资源的有效利用，通过在 NHS 整个体系中建议 PCTs 是否资助某种技术，为了缓解这种担忧建立了 NICE[9]。我们现在思考 NICE 在国家层面上对健康技术评估的影响，进而讨论这种责任的本质和意义。

NICE 和国家层面上的医疗技术评估

选择和评估程序

假设 NICE 的评审、独立性和透明性对它的地位和权威是必要的。相对于它们评估的标准，主题是如何被选出来的，而且是由谁选择的？议程是受什么推动的，政府、制药产业、卫生行政部门病人还是其他压力集团？

考虑到制药产业对于英国的 GDP 作出了重大贡献。考虑到选举过程会被政治因素所扭曲的担忧在 1999 年表现了出来。在一个“迅速的评估”中，NICE 不建议在 NHS 中使用扎那米韦（一种治疗流感的药物）。这个拒绝引起了制药厂商（葛兰素史克）表达它在英国的基础发生动摇的担忧。一年后，NICE 发布了新的指导方针，修改了它之前的决定，认为这种药对于一些病人是适合的。许多人怀疑 NICE 是屈服于政府的施压[10]。2002 年，NICE 的主席，Michael Rawlins 教授承认“这个过程仍然有点不透明和模糊”[11]，而下议院健康委员会则建议程序更加公开和有活力。

在 2004 年，NICE 为选择和评估技术引进了一套新体系，这套体系对于程序和实质决策都更加清晰[12]。提出的选择的主题也许来源于以下三个：(1) 由国民健康技术评估协调中心（NCCHTA）进行的“专业绘制”，这是对大多临床领域指导的需要的回应；(2) 由国家水平扫描中心进行的“水平扫描”，这是对可能会对病人照顾和 NHS 产生重要影响的新的临床发明的回应；(3) 来自个人、病人群体、专业群体、NHS 和产业的建议。哪些会对 NICE 的最后决策产生影响受由主题选择建议咨询委员会(ACTS) 的委员引导。ACTS 大约由 30 个人组成，分别代表健康部、NHS 机构、病人群体和制药产业[14]。

卫生部门和威尔士议会有明确的标准去指导哪些技术适用于 NICE 的建议。首先，采用这项技术是否有对 NHS 整个体系的明显健康收益？例如，它是否会强调一个与明显残疾、病态、或者死亡有关的条件；它倾向于改善现有的临床实践还是改善已经使用过的健康资源的效率？第二，这项技术会对其他与健康有关的政府决策产生重大影响吗？例如减少卫生服务的不公平？第三，如果给适应证患者，这项技术对 NHS 的资源（经济的或其他）有明显影响吗？第四，NICE 能够通过公布国家标准增加价值吗？（例如，在发展有活力的指导上有充足的临床证据或者在临床中差别如此大的实践能够如愿进行下一步指导吗？）ACTS 也许还会建议 NICE 是否应该公布一个强有力而且强制的技术评估标准或是一个更宽的自主裁判指针做出建议；进行评估的时间；而且，如果还在发展临床证据，有利于优势的评估是否会拖延到指导数据可得了。

一旦某种技术被国务大臣选择了，NICE 会进行三个步骤的评估。第一步是调查程序，这个过程中，NICE 设置一些评估的参数。例如，对临床问题的定义；识别这种技术是否在医院或是社区中使用以及相关的同等技术；描述主要的产出测量和衡量效果的方法。它有很多的顾问，例如，正在被评估的技术生产厂商（或是赞助商）、国家专业组织和可能对其产生引导的国家患者组织[17]。每个顾问都会向 NICE 提交一份证据。要求赞助商声明没有保留相关信息，并为病人和受照顾者顾问提供准备申请的经济支持。此外，例如同等技术的生产者、相关研究组织和相关 NHS 机构的“评论者”也许会被邀请参加评估过程，不过不必提交证据。NICE 不会接受来自于“非顾问”（也就是说，从他们得来的证据都是未被要求的）的证据[18]。一旦评估的范围确定了，程序进入第二个步骤。在第二步中，NICE 将对临床效果和成本效率证据的技术评估委托给有资深专家的一些中心[19]。在这一步中，顾问和评论者可以指定专家去向评估专家提出意见，并且对交给 NICE 的最后报告进行评论。评估与回应的目的就是帮助 NICE 的评估委员会对技术进行评估，而不是对于它的结论进行建议[20]。

第三步是合理地评估。这由许多专家组成的评估委员会进行。评估委员会是三年评定一次，它由来自健康专业领域、病人照顾组织、健康经济学家、NHS 管理者和制药产业的专家组成。有利益冲突的成员通过一种程序被排除。评估委员会做出一个评估咨询文件（ACD），这个文件包含了对这个技术的初始评价。顾问和评论者可能会在四周的咨询时间内进一步提供观察报告。特别是对 ACD 是否恰当地考虑了那些提交给它的证据、临床和成本效果的总结是否合理、ACD 是否为 NICE 指导提供了一个坚实的基础以及对 NHS 资源的影响的评估是否合理等方面，顾问和评论者会进行评论[21]。商业敏感的和其他机密的信息可能会被 NICE 视作评估程序的一部分。很显然，这有利于提供额外的信息，但是这也会降低决策程序的透明度[22]。根据这个资讯，评估委员会会向 NICE 提交一个进一步的最终评估决定（FAD）。FAD 再一次给顾问和评论者评论。如果 NICE 接受了这个决定，这就会形成对 NHS 进行指导的基础。

实质性标准

医疗技术评估最有挑战性的一个方面就是确定作出评估的实质标准，特别是在做一个当认为一个技术对 NHS 其他方面有重要影响（或机会成本）的决策的时候。例如，一个药品也许在临床上有效，但是只对相关病人的一小部分，而且只是在不同程度上的效果。目前的治疗方法通常很慢，但是却不会使得疾病的过程逆转，并且对他们起作用的那部分患者可能很少。因此，许多患者需要为了确保很少部分人的康复而被治疗。在每一个质量调整生命年（QALY）成本分析中，改善每个病人生命质量的总成本非常高。对于个人而言，如何权衡价值与其机会成本？

回顾一下，NICE 根据两个标准进行建议：（1）推进临床优化，（2）在医疗服务中可用资源的有效利用[23]。NICE 会全面考虑权威的、大量和随机试验得来的临床证据和照顾者的经验，但是更大的权重给了来自用误差最小化的方法进行的高质量研究提供的证据[24]。至于 NICE 提高成本效率的责任，NICE 需要考虑以下因素：

在决定成本效率时 NHS 可得的所有资源。因此，对一项新技术成本效率的决定必须包含为其他病人群体提供服务的医疗照顾计划的影响，这些群体可能会由于新技术的采用而被替代。它不考虑这项新技术的支付能力但是却会考虑它的建议会如何使得医疗照顾资源更加有效利用[25]。

这个原则如何影响 NICE 考虑它对健康对卫生当局可得资源的决定完全不清楚。对成本效率的估计往往很不精确。NICE 会考虑呈献给它的经济模型的合理性、它自己偏向的方法和任何厂商分析中的批评。NICE 采用了一种每个病人 3 万英镑起付的 QALY，作为一个对能得到通过的极限的指导[26,27]。然而，世界卫生组织对 NICE 的评估认为 NICE 使用的成本门槛不够清晰。它建议 NICE 必须解决与物有所值的门槛有关的困惑。如果一个门槛被用作是建议的基础，那么它需要被明确，并对其合理的透明度进行证明[28]。然而，NICE 解释说，这并不是一个固定的增量的成本效率门槛，这个门槛以上的技术都会被自动拒绝。实际上，这是一个有弹性的途径，因此：

在一个大致可信的 2 万英镑/QALY 的增量成本效率比（ICER）下，对于作为 NHS 资源有效利用方式的技术的可接受程度的判断，主要根据成本效率估计。在那（数字）之上的判断则更多地直接参考以下因素，包括 ICERs 计算面临的不确定程度、技术的创新性应用、环境特征和接受治疗的人口……还有……适当的更宽泛的社会成本和收益。在一个 ICER 的 3 万英镑/QALY 的情况下，在这些因素基础上对这种技术的支持就会不断增强[29]。

正如我们在看到的治疗慢性髓样白血病的伊马替尼的案例，一定程度上超过这些数字的成本仍然是可以接受的。考虑了这些证据，NICE 指导方针会表现为不同的形式。它也许是建议为指向的所有病人使用这种技术，可能建议只对有限的一部分人使用，这说明了应该进行进一步的临床试验，或者是那些临床和成本效率证据不具有说服力的地方，还可能建议在 NHS 中不采用这种技术。后者表现出了最大的挑战。处于困境的 PETs 会很快要求 NICE 从 NHS 委托的角度考虑，对技术进行评估。很显然，支持从 NHS 中取消治疗手段的引导，比起那些强制采用新技术的引导表现得更有争议。

在一个被不完整或不确定的临床和经济证据左右的领域里，不可避免在不同利益相关者之间的观点产生很大不同。NICE 接受了将病人经验纳入它的评估体系中的需求，而且已经建立了由 30 人组成的“国民议会”，30 人广泛代表了英格兰和威尔士的人民[30]。这个议会要考虑与 NICE 普遍利益有关的事项，以及在这个领域专家提供的证据的基础上做出建议。然而，病人个体应该拥有它们想要的那些东西（这会破坏 NICE 的存在理由）。在决定病人需求的时候应该考虑病人的哪些特征?[32]议会要对以下做出确认（没有特定顺序）：

病人有什么样的价值观？病人明智的决策是什么？病人适合治疗吗？病人的其他状况是什么？病人能够对他们的身体状况进行自我管理吗？家庭遗传病史是什么，病人有没有什么基因或者是遗传问题？有没有对病人进行整体考虑？

这似乎不会提供很大的帮助。世界卫生组织已经建议了两种改善与实际决策基础有关的因素清晰度的方法。

第一，透明性的原则要求 NICE 编纂和证明在决策中使用的特定标准。这个任务中很难但很重要的方面是伦理和社会价值判断的清晰度，以及与对评估委员会在得出结论过程中使用的科学证据进行评估相互作用的定义[34]。

实际上，这是个非常艰难的任务，而且由于充斥着政治和社会因素，所以可能更适用于政府而非主要由科学家组成的未经过选举的机构。尽管如此，只要政府拒绝在这些争论上染指，别人代表他们这样做将在所难免。

第二，世界卫生组织指出，“开发能够使 NICE 提供对当地卫生机构实施花费方面更细化的信息的预算模型方法十分重要[35]。”正如我们在讨论

NICE对NHS蚀本上的影响时将看到的，对NICE对PCT固定经济配额施加的成本压力更加敏感，对于NHS更有利。也许以这种方式，服务体系可以发展成为确定和实施健康优先权的一个更加综合的体系。

对FAD或评估实施的方式有抱怨的任何一个顾问（而不是别人）都有向NICE上诉委员会上诉的权利[36]。上诉委员会由五个成员组成，他们都是从NICE上诉委员会调来的，并且他们都与正在进行评估的过程没有牵连关系，采用询问的庭审方式。权利应该在从顾问拿到指南那天开始15个工作日之内行使。上诉的理由包括：（1）根据它自己的程序，NICE没有公平地进行；（2）根据提交的证据，FAD或是指南是不正当的；或者（3）NICE越权。上诉不能仅是要求由不同的成员组成进行重新听证也并不是重启争议的机会。如果NICE法庭的主席对这些理由不满意，上诉权也许会被拒绝。上诉通常会在提出上诉的28天之内审理，并在审理的21天内作出判决。NICE指导方针的出版也许会使得上诉悬而未决的结论延期做出。如果成功上诉了，这个案件可能会通过在指导方针中调整特定的措辞解决；或者，整个评估过程会被退回到评估委员会对FAD进行进一步查阅。我们在本章最后的附录里，提到了一个利用这些程序的特定的上诉案件。那些对程序结果不满的人也许会提起司法复审程序。

NICE指导的法律地位

在2002年，NICE技术评估指南被赋予了“指示”地位。国务大臣的指示有强制性，因此那些那些被做出指示的人必须遵从[37]。指示使得中心保持控制，这否则会委托给PCTs。NICE指示可以理解为以下方面：

> 除非是受国务大臣以外的人指示，否则一个主要的照顾信托基金应该应用付给它等额的数量……正如也许需要确保一项治疗手段在技术评估指导中是受NICE推荐的那样，从不晚于技术评估指示之后的某一天开始不晚于3个月，通常可以（1）出于NHS治疗的目的对一个正在用此处方的病人开处方，或者（2）出于NHS治疗的目的对任何病人开处方或者管理。

首先，既然NICE指示不和医生个体捆绑在一起，那么每个医生必须对于是否适应每个病人的需要进行考量。然而，如果医生决定使用它，那么指示就会在某种程度上和PCTs必须为它提供资金支持联系在一起。因此，PCTs不再有选择不实行NICE指导的选择空间。正如指示所清楚说明的，在三个月内，PCTs 应该使得相关的资金可得，以使可以在主要治疗或者辅助治疗中普遍地给病人使用这些治疗手段……显然，三个月的时间限制要求 PCTs 有持续的可得资金使得他们能够消化 NICE 强加的额外费用[39]。然而，在实践中，经济限制意味着存在很多在许多 PCTs 中被通过的技术，病人并非自然的就可以得到它们[40]。在起诉要求 PET 将这个项目加入到指示中以前，这仅仅是时间问题。

也许 NICE 还会出台更多的通用指导（与技术评估指导相反）。NICE 指导方针没有强制力，而且仍然只有地方层次的 PCTs 服从这一指导。然而，不要低估了中心实施这些指导的政治勇气。最近的指导考虑了试管受精的提供（IVF）[41]。国务大臣对 PCTs 施加的去实行这一“自愿性”指导的压力在他的陈述中十分明显：

我们的首要任务是必须保证国家层次上对 IVF 的提供在任何有人居住的地方都是可得的。作为第一步，到明年 4 月份，我希望所有的 PCTs 至少对所有符合资格的人提供一个完整周期的治疗，包括哪些没有提供 IVF 的机构。从长远来看，我则期望 NHS 能够朝着 NICE 指导方针的全面实行取得进步[42]。

事实上，尽管有自由支配的地位，但 PCTs 可能会被限制采用它。许多 PCTs 会与需要 IVF 的团体形成共鸣，但是，在对它们施加经济压力的条件下只会给提供 IVF 治疗非常少的资源。在这点上，NICE 指导方针现在会对 PCTs 改变那种途径和从其他治疗地区转移资源造成非常大的压力，对此它们认为需要更大的支持。

很显然，根据当地的发病和死亡模式，NICE 可以对国家的不同地区施加截然不同的经济压力和限制，而且一些患者可能会宣称受到了它的指导的负面影响。目前，在司法审查中没有提出阐明其权利方方面面的法律挑战。这使我们在一定程度上认识到一个敏感问题，即 NICE 仅仅通过从某些人那里取走然后给其他人的方式对 NHS 大蛋糕进行再切分。通过这样做，可能会对当地 PCTs 施加撤资的责任。

NICE 在医疗撤资上的影响

显然，对 NICE 指导成本进行补助的责任对 PCTs 自身产生了成本压力。作为一个分配主体，它自己对此没有意识到，而且正是这个原因，它已经通过了大多之前提请的程序。2002 年，NICE 进行了估算，由于 3 年前已经开始了工作，它的建议花了 NHS 将近 57 亿英镑[43]。这是 NHS 在 2001 年花在药品上的 78 亿英镑中的很大一部分（这占 NHS 总花费的 12.3%）[44]。这些数字表明了 NICE 对 PCT 有限的预算的影响。当 PCTs 对于这些昂贵产品都有责任时，NICE 有可能动摇一个地方的卫生经济。而且展望未来，在未来 5 年或者 10 年，NICE 指导的累计成本将会是多少？显然，与其他中央政府的主动性一起，花费 PCT 预算的比例也会日益增长。

赢得 NICE 通过的治疗手段显然有很大优势，而且将会（通常）在三个月内使用。然而，有一些并不是必需的，这个事实意味着它必然应该优先于其他已经提交 NICE 讨论的竞争性的治疗手段。NICE 关注每种治疗手段的效果，而不是 NHS 作为一个整体的需求。许多没有得到 NICE 通过的其他治疗手段会怎么样呢？有一些也许有很大的不容置疑的价值。然而，通过定义，相对于那些已经得到 NICE 同意的治疗手段，尽管它们更优，也必须承担次要角色。例如，NICE 已经通过了一种治疗流感的药品，它可以在一天后减少流感症状[45]。如果这种药品由医生推荐，它必须由负责任的 PCT 进行资助。这样一种药品必须要优于一个还未向 NICE 提请的有效治疗癌症的药品吗？不顾其他药品的优点而对某种药品授予“覆盖”优先权的逻辑显然是受上面所讨论的所谓的分配的考虑驱使的。然而，这并不必然导致医疗保健优先的明智发展。

“覆盖”优先暗含的是一个不受 NICE 支持的治疗方法会受更大的资源压力和增长的 PCTs 之间所谓的不一致的风险的限制——更确切地说就是创立 NICE 目的的反方向。NICE 和 PCTs 应该在什么基础上实行这个撤资的程序呢？如果 NICE 有权对一定数额的 NHS 资源进行分配，那么 NICE 有一套围绕运行和测量的清晰的原则和目标就是有必要的。作者向下议院的健康委员会指出了这一点，他们回应如下：

通过在一个没有扩大原则和专业知识……或者更广泛……的地区介绍一个系统的区分优先级别的过程，NICE 提出了很棘手的问题。Newdick 先生提出，初级医疗基金会需要赋予一个框架，在这个框架内考虑不受 NICE 指导的新药和治疗手段……我们的调查已经说服了我们这点，在一个资源有限的地区内，有如此多的为了争得注意和资金的利益冲突，这不足以产生隐性的医疗保健优先次序……政府必须努力实现一个区分医疗保健优先次序的综合的框架，这受一系列隐性的道德和分配价值的支持，使得NHS的支出在不同地区的相对成本和收益能够以一种知情的方式被比较评估。

然而，和前任保守党一致，工党政府降低了为了PCTs的利益引进一种优先机制的动力[47]。政府仅仅回应为“NHS确实为满足NICE建议的成本提供了充足的资金”[48]。在这样分配仿佛都是他人错误的情况下，解决卫生保健资源分配的问题总是很难。结果，所谓的非NICE方法的差别很有可能由于PCTs管理他们权限范围内的资源而变得更加极端。

然而，应该注意到，在没有任何政府指导框架下，每天300个以上的PCTs都会做这样的决策。显然，对于PCTs而言，彼此相互脱离地行使这一分配职能是没有意义的，只是每天白费力气重复做300多次。如果政府无法帮助PCTs，他们能够通过结成联盟自助，这些联盟会采用开放的和负责任的描述资源分配过程该如何进行的体系。自愿的道德框架为资源分配的质量做了很大贡献，这是我们接下来讨论的程序。

地方层次上的卫生技术评估

NICE已经每年对大约50种技术做出指导。尽管这个数量还会增长，但还是使得更多的技术被漏掉了，对这些技术无法进行评估或者是对这些技术的地方审核权完整无缺。评估那些未被NICE审查的众多卫生技术，存在哪些机制？制药厂商会通过还未被评估的产品的优点去努力影响PCT购买者，也会同样影响医生、病人、MPs和压力集团。我们指出了对NHS中“所谓的分配”的担忧，以及对PCTs能够对资源分配压力做出不同回应的担忧。这样的地方裁量权该如何管理？这些案例已经围绕PCT资源分配开始创造出一种法律框架，并且发展了一套广泛的PCTs应该遵循的原则。

首先，通过适当回应非约束性的NHS的通告，它们使得PCTs得以知情。有时候，卫生部也许会建议（但不强制）应在NHS中提供某种治疗方法。这种建议的地位是什么？Derbyshire等[49]在他们的文章中提出了问题，卫生大臣起草了一个通告，建议使用治疗多发性硬化症（MS）的β干扰素[50,51]。然而，考虑到药品临床效果和经济成本等方面，卫生当局行使它认为可行的自主权决定在NHS中对当地居民不补助此种药品。申请者遭受着多发性硬化症之苦。他的负责医生已经建议给他开β干扰素的处方。通过司法审查的方式，这个申请者对资助此药的拒绝提出了挑战。法庭证实了那个建议对卫生当局资助此药没有施加任何责任，而且此案在它自己的合理裁判范围内。尽管如此，在另一个地方这个案子胜诉的。卫生当局没有考虑到一个对其决定有重要影响的因素，也就是在通告中列出的NHS政策。它成功地无视了政策，因此得到了一个不合理的决定。当局再回头查阅这个案件时，它修改了它原来的决定，为这个药提供资助（尽管对于它这样做的理由是否政治性多于临床效果未知）。这就强调了在评估新技术时适当考虑政府通告的重要性。

第二，无法避免在竞争性的需求中进行艰难的决策。假定或者事实上如此的一个特定的条件或治疗方法在优先次序中很靠后，一起否认这种治疗方法是不合理的，假定这个过程认识到了有临床需求预期的病人的可能性。在Lancashire等[52]的文章中提到，“申请者遭受着性别认同焦虑”。当局认同这是一种疾病，但是它采用了一种政策，这种政策对它认为是临床无效的程序最后给予资助。对于当局拒绝为变性手术付账，申请者寻求了司法审查。在充分证据基础上，这个政策得到了解释，当局的经济资源有限，无法为所有的被证明临床有效的服务都支付。上诉法庭确定了在应该得到的案例中做艰难决策的一般原则[53]。尽管如此，法庭推翻了决定，并把其退回给卫生当局根据他们的裁判进行再考虑。法庭观察到，当局没有考虑到申请者环境的价值，并且它这样做忽视了一些相关的因素。如下：

决策影响的居民的利益越重要，决策者需要考虑的程度越深。正如在本例中的证据，一个对居民健康产生强烈影响的决策需要实质性的考虑，而且受到法庭认真审查其合理性的约束。这在设计决策的案例中尤其突出……这包括拒绝任何或者是任何重要的治疗方法……[54]

例如，覆盖程序应该考虑每种病的本质、严重性、对此病不同治疗方法的相对效果以及治疗的成本[55]。然而，尤其应该考虑病人个体，并且足够灵活去适应那些特殊需要。在这个案例的条件下，申请者已经受到了程序的限制，这导致卫生当局忽视了申请者可能已经呈现出特殊情况的可能性，这些都是应得到特殊的回应情形。

第三，在特殊案例中涉及的程序在牛津郡心理卫生保健NHS基金会中被提到了。法庭强调了公平需求和决定根据的公开性之间的平衡需要，但是强调了将这个过程变成一个审判的危险性。它指出：

基于公平，原告应该有机会对对法庭进行书面的说明，说明为什么声称资源理应分配给她……一次座谈会本质上就是卫生专家之间的讨论。这并不等于是一次竞争性的听审，而且不应该对庭审强加那些揭示的原则，也许它们适合于这样听审……资助决策会影响生活，而不仅仅是自由。这并不是一个很好的理由去使这个程序司法化。这些都是艰难的决策，而且如果它们受到法律程序的拖累，决策不会更容易做或者做得更好[57]。

因此，这个事情应该得到一个适当组成的委员会公平和公正的考虑，这个委员会对自然公正的需求是敏感的，但是它并不需要一个法庭听审的仪式。

第四，关于利用科技改变性别的案例，没有系统和可信的临床数据。当局已经拒绝了病人做这样的手术。这样做的原因之一就是没有充分的临床效果的证据支持这个过程。和许多疗法一样，由于根本没有做过，所以完全随机的试验是不可能的。尽管一个医生机构通常做这样的手术，并支持对适合的病人做这种手术。卫生当局如何在没有权威的临床数据或是NICE指南的情况下对这种技术进行评估？法庭推论说，这不足以排除对每种这样疗法的考虑。毕竟时间也许不允许通过大量的随机控制实验使得一定的先进医疗观念得到认可。法庭认为，一个支持使用这种技术的机构，“它不向理性的卫生当局开放，而它只是在未给出它这样认为的证据情况下，确定这个过程没有被证明的临床效果。[58]”因此，即使是缺乏可信的临床证据，而且不管存在的观点有多大差异，当局都有责任适当地考虑被提出的疗法并根据上面提到的公正和一致的价值去对其进行评估。

这些临床评估和评价过程，还有对特殊案例审查的需要，都是消耗时间和昂贵的，而且依赖于相当大的专家投入。PCTs服务相当少的一部分人（大约是10万）而且也许没有时间和专业知识去适应一个这个本质的综合的回应。在没有中央指导的情况下，PCTs应该在卫生技术评估上进行合作。例如，在伯克郡的乡村，在道德框架的指导下一个“优先委员会”在乡村里作为一个非强制性的机构，对六家PCTs进行指导。委员会的成员由6位PCTs资深的代表、财政、临床和管理专家以及病人和公共的代表组成。以这种方式能够适应类似建议委员会需要的成本和专业知识。这个程序的有时就是PCTs可以更容易地互相学习，并且很快地知道他们的政策与相邻地区的政策是否一致。在这样的情形下，他们可以对他们不同的回应的理由和证明进行审查，改善他们决策的质量，并开发足够有力应对司法审查的程序。

结论

NICE 指南也许需要 PCTs 从已经确定的治疗领域撤资。前国务大臣承认了政治对决策的影响，但是指出 NICE 不应该忙于支付能力的事情。对于 NICE，他说：

> 有两个相当独立的区别……一个是有关对临床和成本效率的评估，以及围绕可支付能力问题的一系列独立的决策。在最后，你会希望……支付能力决策留给有支付能力的政治家，他必须对上议院和下议院负责。这就这样发生了，而我就是那个有支付能力的政治家[59]。

值得赞赏的是，这认识到了医疗卫生有限设定的敏感性，而且指出艰难的分配决策只是对国务大臣自己而言的。然而，事实上，国务大臣大多从未使他们自己忙于分配辩论，而是更倾向于将这些事委托给当地卫生部门[60]。理想中，政府应该在优先设置这个程序时更加透明化而且提给 NICE 和 PCTs 都提供一个决策的实质性的框架。然而，事实上，考虑到围绕着对这些案例中权衡临床和经济证据的不确定性，以及病人的竞争性需求，很难在一个完全透明的基础上作出决策。尽管如此，NICE 的诞生使得决策的程序变得透明了，而且这是理解谁做决策和如何做决策的非常有价值的一步。接下来就是开发一个在有限的 PCT 预算内适应指南财务影响的规制结构。

案例研究 1：

扎那米韦、奥司他韦、金刚烷胺的 NICE 上诉委员会

考虑到 2000 年 NICE 由于它对扎那米韦指导受到的批评，NICE 对它自己的指南进行了审查并在 2002 年 9 月作出了指示。它直接对比了扎那米韦和其他抗病毒药品的临床效果和成本效率，即奥司他韦和金刚烷胺。NICE 的评估咨询指南（ACD）和最终评估文件（FAD）彼此密切相符。他们得出结论，认为扎那米韦和（更受限制的）奥司他韦应该对正处在流行病危险中的病人使用，而不应该使用金刚烷胺[61]。金刚烷胺和奥司他韦的生产商提起了反对评估结果的上诉（制药有限公司联盟和罗氏产品有限公司）。2003 年 12 月对这个案件进行了审理。NICE 上诉委员会由 NICE

的主席、两个 NICE 理事会的非行政人员、一个患者代表和一个产业代表组成。上诉人双方都有代表。

委员会细致、认真地对决定进行了审查，形成了 13 页的材料[62]。这个简要的分析说明了上诉委员会的本质，和它将案件退回给 NICE 进行再考虑的医院。上诉人按照上诉程序，在三种情况下可以上诉，也就是 NICE 符合以下情形：(1) 办事不公正和未按其程序办事，(2) 根据提交的证据得出这样的结论是不合理的，还有 (3) 越权。

NICE 办事不公正和未按其程序办事

在它的 FAD 中，NICE 建议抗病毒药品不应该在健康的成年人中作为预防使用，因为这样做会对资源造成影响并且会对 GPs 造成额外的工作量。上诉人宣称，NICE 没有解释结论怎么得出，也没有解释 NICE 对卫生服务中"可得资源的有效利用"是如何认识的，而这在 NICE 指南中是被要求的。NICE 以两种方式回应。首先，它说明任何对类似公共需求增长的评估都一定是投机的。上诉委员会对此表示同意，并认为这样的一个评断并不是不恰当的[63]。第二，NICE 说，在评估中，它没有得到国务大臣关于可用资源的任何指示。他强调，事实上抱怨是为了要求 NICE 考虑可支付能力问题，而它认为无能为力。同意 NICE 的观点，上诉委员会对抱怨进行了拒绝并且规定：

在"可得资源的有效利用"和"可支付能力"之间有一个重要的区别。前者考虑了在任何可得的资源范围内，采用一种特定技术在金钱和其他方面（例如权力）的机会成本。后者与 NHS 是否有足够的可用的额外的资金去支付因采用某种技术而带来的额外费用有关。委员会在作总结时认为，评估委员会认识到了这种区别并且是根据国务大臣对机构的指示行事的[64]。

我们在上面提到了这种区别的不精确的本质。它赋予 NICE 在不知道额外资源对 NHS 是否可得的情况下做出指南的权利，但是这是在所难免的——作为一个一般规定，从来没有用于 NICE 指南的额外可用资源。因此，评估经常是不完全信息、揣测工作和直觉的基础上做出的，而且很难保证对于没有考虑决定对资源的影响的上诉。

根据提交的证据 NICE 得出这样的结论是不合理的

NICE 的 FAD 中有这样的陈述："没有发现证据表明用奥司他韦治疗

流感的患者减少了并发症或是得流感住院的频率[65]。”这实际上是不准确的，因为效果的证据是受奥司他韦高剂量（200 mg）支撑的，这引起了不满。NICE的回应是，它的指南只参考了在英国批准使用的奥司他韦的剂量（也就是100 mg）。委员会判决NICE没有行为不合理，但是它应该通过声明它只关注了100 mg的剂量，为它的指南做出澄清[66]。上诉人还认为，FAD应将高剂量的奥司他韦的效果包括进指南中。然而，委员会认为，做出比英国批准的更高的剂量的建议不合理，并驳回了上诉[67]。

有一个成功的上诉，那个案例中，NICE对奥司他韦引起的副作用的风险没有给出足够的强调。FAD指出："对于高危病人而言，奥司他韦可能产生的副作用……超出临床效果"[68]。然而，这是在没有任何有关效果的清晰证据的情况下表达的观点。上诉委员会采纳了NICE对于副作用发生率的观点，但是认为对高危病人的观察是不合理的："在没有证明每天100 mg剂量的（或更少）奥司他韦效果或效率的一定数量或质量的证据的情况下，假定一个副（或是实际的）作用的风险收益比是不合适的[69]。"因此，委员会建议删除FAD的这部分。

关于奥司他韦，对于不合理性的不满与其适当使用的限制有关。NICE建议这种药不应该预防性地使用，但是却没有区分"日常季节性"和"暴露后预防"。上诉成功了。上诉委员说到，评估委员会没有合理做出它对奥司他韦预防性使用的指南[70]，也没有合理对这种药的成本效率进行评估[71]。类似的，因为建议对奥司他韦应该被限制在那些没有被疫苗有效保护的人中使用，上诉得到了支持[72]。上诉委员会认为NICE没有领会到流感免疫法的作用在脆弱的老年人口中可能会削弱[73]。因此，在这些成功的上诉中，上诉委员会建议评估委员会对此进行在思考并做出进一步的指南。

NICE越权

对于NICE由于它对金刚烷胺的普遍限制和对奥司他韦的选择性限制而造成的越权造成了普遍的不满。这个上诉的理由被拒绝了。NICE认为它的指导只对医生有说服作用，医生并不是必须遵守它，上诉委员会采纳了这一观点。此外，每套NICE指南都附加了（而且仍然附加）对医生的暗示，提醒他们要进行临床判断，不要将评估当做是高于一切的判断标准。上诉委员会认为NICE指南不能被认为是对一些疗法的实际限制。

在金刚烷胺的案例中，药品因为其安全性和有效性从卫生部得到一个生产许可，这受到了争议。而且，相应的，认为NICE不应该得出使用此药的否定结论。然而，上诉委员会认为，NICE 扮演着一个与药品许可当局不同的角色，并且每个都考虑了一系列不同的因素。特别地，在它的指导下，NICE 必须考虑社会成本收益的总体平衡[74]，但是这些都是药品许可当局法定权限以外的事情[75]。显然，NICE 能够对医生开特定药品的处方的本质和程度产生很大影响，但是决不能阻止他们这样做。因此，这个起诉的原因被拒绝了。

案例研究 2：

对治疗慢性髓样白血病（CML）的伊马替尼（格列卫）的评估

格列卫的案例向 NICE 展示在这个产品临床证据不完整的情况下对一种用于治疗一种致命疾病提供指南时收到的挑战。在英格兰和爱尔兰，CML 是白血病最常见的一种形式。大约有 2 600 个病例，或者说每 10 万个人中就有一个患者。但是这种病的相对少见性说明了组织可靠的、可控的试验去验证这种药品的有效性是非常困难的。α 干扰素是 CML 的可替代治疗药物，然而，它对许多病人是无效的，而且对其他人它会产生副作用。因此，欧洲医疗评估机构（EMEA）在特殊的条件下授予了格列卫一个生产许可，条件是向生产厂商（诺华制药）要求令人信服的临床证据是不切实际的。相应的，它同意进行一个对其有效性进行研究的特殊计划。

NICE 认为，伊马替尼的 QALY 费用如下：

• 在慢性期，在 36 000 英镑和 38 000 英镑之间，

• 在加速期，在 21 000 英镑和 56 000 英镑之间，而且

• 在冲击期，在 33 275 英镑和 64 750 英镑之间。

显然，庞大的一笔开支说明了 NICE 为了避免大笔钱可能花在无效的药品上，应该要求效率的有力证据。因此，在评估的 ACD 步骤中，应该提醒 NICE 建议格列卫用于治疗 CML 加速期的病人，但是发现没有充足的证据证明在 CML 慢性期和冲击期的病人推荐使用哪种日常药物。直到可以得到充足的临床和成本效率数据……伊马替尼对这些适应证的使用应该在正在进行或新的临床试验中被限制[76]……在这个基础上，基于平均每天 600mg 的剂量计算，它的建议对 NHS 造成的花费应该（在它的上限）大约是每年 6 800 万英镑[77]。

在准备 FAD 的过程中 NICE 重新考虑了临床和成本效率数据、从 CML 患者得到的证据、条件的本质和病人对格列卫价值和影响的认知。这

样做是为可用资源的有效利用的需求着想[78]。这也是意识到了"可替代药品的缺乏……和伊马替尼在最小副作用的情况下有效缓解疾病上的潜在价值……"[79]这使得 NICE 倾向于以更加同情的观点对可得的有限证据进行审查。考虑到缺乏存在的清晰的证据，NICE 利用细胞反应（CR）和血液反应（HR）作为效果的可替代测量手段：

作为中间结果的 CR（尤其是）和 HR 的程度，预测的存在是以对临床和成本效率的判断为中心的……并且总结到，CR、HR 与存活的关系是足够有力支撑将 CR 和 HR 作为效果的替代测量方法的[80]。

在这个基础上，对于无法忍受或者对 α 干扰素有抗体的患者而言，FAD 赞同给处在 CML 慢性期和冲击期的患者使用伊马替尼。这些修订的建议估计每年会带来 1.18 亿英镑的花费，甚至高达 1.58 亿英镑（这是上限）[81]。

对于 NICE 在伊马替尼 ACD 和 FAD 观点的变化中临床逻辑的实质，一个律师可以不做理性的观察。然而，评估过程表明了 NICE 不受其他实质或是直觉因素的考虑的影响。这个非常艰难的案例中，要求 NICE 打破一个平衡，即产品成本、不完全的临床数据和对于很多病人而言伊马替尼提供了治疗致命疾病的最后的希望之间的平衡。也许在它的头脑中，最后一个方面非常重要。尽管如此，将有限的资源用于投资价值不确定的疗法不可避免地会对 NHS 中其他地方病人可获得的治疗产生影响。这个深刻的问题对 PCTs 和 NICE 的决策者都提出了挑战。

参考文献

1 National Health Service Act (1997) section 1. Scotland is governed by comparable provisions in the National Health Service (Scotland) Act (1978).

2 1997 Act，Section 3.

3 1997 Act，Section 1 (12).

4 However，a wide range of people are exempted from charge and 80 per cent of prescriptions aor provided without requiring the co-payment. (1993) Priority Setting in the NHS：The NHS Drug Budget（HC 80-vii，Session 1993-94)，para. 878. London：HMSO.

5 R v. N and E Devon H A，exp Coughlan [1999] Lloyd's Rep Med

306: 314.

6 See National Health Service Act (1997) as amended, section 17.

7 See NHS Act (1977), section 97 C.

8 See e.g., T. Kaptchuk (2003), 'Effect of Interpretative Bias on Research Evidence', British Medical Journal, 326: 1453-5.

9 National Institute for Clinical Excellence (Establishment and Constitution) Order 1999, No220, and No 2219.

10 See ch. 1 in (2002) National Institute for Clinical Excellence, vol, 1, second Report of Session 2001-02, vol I, House of Commons Health Committee, HC 515-I. London: HMSO.

11 See (2002) NICE, para. 117.

12 See NICE (2002a), National Arrangements for Clinical Excellence Arrangements for Topic Selection-Overview of the New System Landon. NICE. <www. doh. gov. uk/nice/consultation2002> (accessed 1 Mar. 2004).

13 See para. 23, in NICE (2002b), Topic Selection and Timing of Guidance on New Technology. London, NICE, para 23. Horizon scanning conducted in the University of Birmingham.

14 See NICE (2002b), Annex B.

15 See NICE (2002a), Annex B.

16 See NICE (2004a), Guide to the Technology Appraisal Process. London: NICE, para. 2. 2

17 See NICE (2004a), para. 3. 2. 1.

18 See NICE (2004a), para. 4. 4. 2. 1.

19 The groups are the West Midlands HTA collaboration; the NHS Centre for Reviews and Dissemination; School of Health Related Research, University of Sheffield; Southampton University HTA Centre: Health Economics Research Unit, University of Aberdeen; and the Department of Pharmacology and Therapeutics, University of Liverp001. The process is co-ordinated by NCCHTA.

20 WHO recommends that NICE introduce standard methods of assessment by all technology assessment centers. See World Health Organization (2003), Technolog3, Appraisal Program of the National Institute

for Clinical Excellence, P. 8. Copenhagen World Health Organization.

21 See NICE (2004a), para. 4. 5. 2. 7

22 WHO recommends confidential information should not be included in the process. It would also prefer members of the pharmaceutical industry not to be members of the Appraisal Committee and instead, be confined to the stakeholder's submission process. See PP. 18 and 28

respectively, (2003), Technology Appraisal Programmed of the National Institute for Clinical Excellence. Copenhagen: World Health Organization.

23 National Institute for Clinical Excellence (Establishment and Constitution) Order 1999, SI 1999, No 220, amended by SI 1999, No 2219.

24 See NICE (2004a), para. 6. 2. 5.

25 See NICE (2004a), para. 6. 2. 6. 1 and 2.

26 See J. Raftery (2001), 'NICE: Faster Access to Modern Treatments? Analysis of Guidance On Health Technologies', British Medical Journal, 323: 1300-03.

27 NICE (2002c), Guidance on the Use of Riluzole (Rilutek) for the Treatment of Motor Neurone Disease. London: NICE.

28 World Health Organization (2003), p. 32.

29 See NICE (2004a), para. 6. 2. 6. 10-11.

30 See C. Ham and G. Robert (2003), Reasonable Rationing: International Experience of Priority Setting in Health Care. Buckingham: Open University Press, P. 73.

31 Previously speaking of the drug beta interferon, the Multiple Sclerosis Society said NICE was 'consistently unwilling to engage with people who are expert in MS by virtue of having it... [NICE] has taken a very hard line on the acceptability of evidence derived from studies which do not meet the rigid gold-standard of RCTs [randomized controlled trials].' See Ev. 44, paras. 4. 6-4. 7, National Institute for Clinical Excellence, Second Report of Session 2001-02, vol II, House of Commons Health Ctte, HC 515-II. London: HMSO. Subsequently, as we saw above, ACTS was created with greater patient representation

32 See also M. Kelson (2002), 'The National Guidelines and Audit

Patient Involvement Unit', Journal of Clinical Excellence. 4,194.

33 See NICE (2002d), Report of the First Meeting of the NICE Citizens Council, London: NICE, P. 7.

34 See World Health Organization (2003), P. 19.

35 See World Health Organization (2003), P 6. See also P. 33.

36 See generally NICE (2001), Guidance for Appellants. London: NICE.

37 See NHS Act, section 17 (as amended).

38 Secretary of State, Directions (undated) of 2003. London, Department of Health. These guidelines are confined to England. NICE guidance remains discretionary in Wales.

39 The significance of the word 'normally' is open to doubt. See (2002). Government's Response to the Health Committee's Second Report of Session 2002-02 on the National Institute for Clinical Excellence, P. 8. Cm 5611. London: HMSO

40 See e. g. (2004), Tackling Cancer in England-Saving More Lives. National Audit Office, HC 364, Session 2003 - 04. London: The Stationary Office.

41 NICE (2004b), Fertility: Assessment and Treatment for People with Fertility Problems, Clinical Guideline 11, London: NICE.

42 Department of Health (2004) Press Release, 25 February, <www. doh. gov. uk>(accessed 1 Mar. 2004).

43 S. Mayor (2002), 'NICE Estimates that its Recommendations Have Cost the NHS£575m', British Medical Journal, 325: 924a.

44 See P. Yuen (2002), Compendium of Health Statistics. London: Office of Health Economics, ch. 4. 1.

45 NICE (1999). Guidance on Zanamivir (Relenza). London: NICE.

46 See paras l 33- 5, in National Institute for Clinical Excellence, HC 515-I. Session 2002-02. London: HMSO.

47 (2002). Government's Response to the Health Committee's Second Report of Session 2002-02 on the National Institute for Clinical Excellence. Cm 5611. London: HMSO. P. 16.

48 (2002), p. 10.

49 (1997) 8 Lloyd's Rep Med, 327.

50 See generally, C. Ham and S. McIver (2000), Contested Decision: Priority Setting in the NHS. London: King's Fund.

51 See (1995), New, Drugs for Multiple Sclerosis EL (95)97. Leeds: National Health Service Executive.

52 (1999) Lloyd's Rep Med 399.

53 (1999) Lloyd's Rep Med 399: 408.

54 (1999) Lloyd's Rep Med 399: 412.

55 R v, NW Lancashire H A v A, D&G (1999) Lloyd's Rep Med, 399: 408.

56 (2001) EWHC Admin. 535.

57 (2001) EWHC Admin. 535 paras 77 and 80.

58 (1999) Lloyd's Rep Med 399: 412.

59 A. Milburn (2000), Evidence to House of Commons Health Ctte, 8 November 2000, para. 336. NICE makes the same distinction: 'The Board draws a distinction... between advising on cost effectiveness within the resources available for health care, and affordability. The latter is properly the responsibility of government and to scrutiny by Parliament.' See (2001), Response to the Bristol Royal Infirmary Inquiry. London: NICE, P, 3.

60 For a single example of such a decision, overturned on judicial review for contradicting statutory requirements, see R v, Secretary of State. exp Pfizer [1999] Lloyd's Rep Med, 289.

61 See NICE (2002e), Appraisal Consultation Document: The Clinical and Cost Effectiveness of Zanamivir; Oseltamivir and Amantadine for the Treatment and Prophylaxis of Influenza. And Landon NICE (2002), Final Appraisal Document: Zanamivir, Oseltamivir and Amantadine for the

Treatment and Prophylaxis of Influenza. London: NICE

62 NICE (2003), Appraisal Document: Zanamivir, Oseltamivir and Amantadine for the Treatment and Propltylaxis of Influenza; Decision of the Appeal Panel. London: NICE, <www. nice. org. uk/pdf/Fludrugs_apeal_decision-anuary2003. pdf> (accessed 1 Mar. 2004).

63 See NICE (2003). para 3. 8.

64 See NICE (2003), para 2. 6.

65 See (2002e) Final Appraisal Document: Zanamivir. Para. 4. 1. 1. 3.

66 See NICE (2003), para. 3. 2.

67 See NICE (2003), para. 3. 4.

68 See NICE (2002e), Final Appraisal Document: Zanamivi, para. 4. 5. 4.

第五章　德国社会医疗保险待遇包决策

Stefan Greβ，Dea Niebuhr，
Heinz Rothgang，Jürgen Wasem[1]

引言

德国社会医疗保险的福利服务包目录是通过两个步骤来决定的。第一个步骤中，对服务包的整个目录用社会保障编码（宏观层面）中的非常普通的术语进行了描述。医疗保险的社会编码（社会编码第 5 卷）要求疾病基金来支付，以及其他服务，如由家庭医生和专科医生提供的流动救护医疗、住院治疗、药品、医疗器械、牙科治疗以及病假工资。除了极小部分，在近 30 年来宏观层面上的待遇服务包几乎没有什么改变，尽管对由于资金约束[2]而导致的有关削减服务范围（例如排除牙科治疗或者病假工资）的激烈讨论仍在持续。

然而，在给定的框架下，在宏观层面上，社会编码并不对给被保险人提供何种服务进行精确地规定。然而，它为在微观层面上建立决定服务包内容的第二个步骤建立了程序和标准。按照社会编码，服务和技术应该是“医疗必需的、有效的、符合成本效益的”。在本章中，我们论述的重点在于社会医疗保险中决定待遇服务包的程序和标准的应用。

在第一部分我们简要回顾德国医疗筹资情况。第二部分描述有关待遇决定的体制特点，在第三部分我们着重分析决策程序本身。第四部分通过分析两个案例阐明决策程序。第五部分简要描述受 2003 年医疗改革法案福利决策程序影响的立法变化。

德国的医疗筹资

几乎 90％的德国人被社会医疗保险所覆盖，其余的则由自愿私人医疗

保险以及特殊计划所覆盖——例如覆盖军队的——仅有0.2%的人群没有被覆盖。所有收入在封顶线以下的雇员（2003年为每月3 850欧元）都被强制加入社会医疗保险，而在封顶线以上的雇员可以选择不加入社会医疗保险而加入私人医疗保险。大约2/3的可以不加入的被保险人还是愿意参加社会医疗保险——多数是因为它对家属提供支付计划。那些没有工作的社会保险参加者的配偶和一定年龄限制内的孩子都可以免费享受保险。社会医疗保险几乎仅仅是在现收现付制基础上通过与收入相关联的缴费进行筹资的。而私人医疗保险费则与风险相关，是基金形式的。社会保险的缴费负担在雇员和雇主之间是平等分担的。领年金者缴纳一半费用，另外一半由养老基金来筹集，而失业者的缴费则完全由失业保险筹集。缴费率是按收入封顶线（2003年为每月3 850欧元）以上工资总额的固定费率来计算的。各个疾病基金的缴费率不同，但对同一基金中的成员则是一样。

私人医疗保险的服务包由各个医疗保险合同来确定而且不统一。相反，德国社会医疗保险的风险承担体——所有疾病基金有法定义务向被保险人提供标准化的服务包。还有一些很少的服务——最重要的是SPA治疗——疾病基金不允许自己决定纳入或者排除某种服务。也不允许它们向成员提供补充保险，这是商业性私人医疗保险的特权[4]。疾病基金主要通过有差别的缴费率来争取被保险人。疾病基金风险结构的不同主要通过根据年龄、性别、缴费收入和家庭成员数量（免除缴费）形成的风险调整机制来调整。

服务决定的制度安排

支付决定的形成机制反映了德国医疗体系治理中的社群主义制度结构。政府，也就是卫生部，国会通常限制在这个领域对指南进行立法。细节需要由提供者代表和疾病基金来收集填充。如果双方不能达成一致或者发生重要程序错误时政府才会干预。

在德国，没有单独的决定支付政策的实体。责任被一系列医疗机构分摊。流动门诊医疗支付决定由医师和疾病基金联邦委员会（Federal Committee of Physicians and Sickness Funds）来作出，它是德国的自治实体之一。它的指导文件是合法捆绑的，并且必须按照提供流动医疗服务的医生要求和疾病基金来做。这个委员会也负责药品的支付范围。然而，由于在社会编码中没有明确规定给予委员会排除药品支付的权力，联邦社会法庭驳回了委员会从福利服务包中完全排除特殊药品的决定。取而代之的是，委员会仅能在药品处方时规定相应的条件。例如，它可以限制制定的适应证和/或者病人群体。

医院委员会负责决定医院治疗的覆盖政策。在流动门诊治疗与住院治疗之间会有一个非常重要的不同点：在医院治疗中，所有服务都被覆盖，除非医院委员会排除这种服务。在流动门诊治疗中，除非医师和疾病基金联邦委员会涵盖了这项服务，否则对所有的服务都不予支付。

医师和疾病基金联邦委员会自从 20 世纪 90 年代早期就积极参与确定待遇包。医院委员会在 2001 年才成立。相应的，我们对决策过程的分析（见下一部分）受到了之前那个委员会和其对流动治疗的覆盖决策的限制。

医师和疾病基金联邦委员会由 21 名成员组成。9 名成员由联邦疾病基金组织提名推荐，另外 9 名成员由联邦医疗保险定点医师协会提名推荐，这是一个由区域性医疗保险定点医师协会组成的机构，所有希望治疗获得社会医疗保险偿付的流动门诊的医师都属于这个组织。3 名独立的成员由医师和疾病基金联合提名推荐。委员会的主席也是独立成员之一。

医院委员会也以相似的方式组成。同样的，9 名成员由联邦疾病基金组织提名推荐，代表提供者的成员由联邦医院组织和德国医学会提名推荐。同时，这些组织联合选择的 3 名独立成员，包括主席在内。因此，仅有（流动门诊和医院）治疗的提供者（流动治疗和医院）和保险人（疾病基金）拥有选举权。由于这些组织是由各个疾病基金的自治理事会和他们的联邦组织代表的，所以被保险人（通常通过他们的联盟组织）和雇员在这些委员会中是被间接代表的。制造商、患者或者政府没有直接的代表。

待遇决定的程序和标准

本节分为四个小节。第一小节考察需要被评价的医疗服务的优先顺序。第二小节分析评价程序本身，第三小节探索制定决定的标准。最后一个小节说明患者可以利用的申诉程序。

医疗服务的优先顺序

一般来说，仅有疾病基金或者提供者联邦机构才被允许启动程序来决定一项服务能否获得覆盖。无论是患者组织、联盟、雇员、产业界，还是政府都没有启动程序的权力。评估技术的优先顺序没有正式的标准。甚至在启动一项程序后，提供者和疾病基金委员会还可以决定对哪一项技术优先进行决定。基本上，委员会可以自由决定适用优先顺序的哪种标准。按照医师和疾病基金联邦委员会的规定，技术的优先顺序是根据“诊断或者治疗服务的相关性、流动性急诊和专科的紧迫性以及潜在的经济效应”做出的。

事实上，大多数医师和疾病基金联邦委员会的程序由联邦疾病基金组织启动。其中一个原因十分明显。由于有一个固定的流动门诊治疗（由区域医师协会组织分配给各个医师）的总额预算，所以疾病基金热衷于在没有扩大总额预算的前提下在服务包中增加流动门诊治疗服务项目。和疾病基金相比，流动门诊的提供者更愿提供需要由患者自行付费的预算外服务。因此，任何新服务的纳入在没有从疾病基金那里自动获得预算增加的情况下都将减少从预算外服务挣钱的机会。

按照医师和疾病基金联邦委员会的成员组成，另一个启动程序的因素是社会法庭判决。因此，社会法庭判决增加的数量成为委员会启动程序审查不同的服务的一个解释（见下文）。另外，各个患者以及患者组织都试图给提供者和疾病基金施加压力以启动程序。对于产业界甚至有时候对政府也是一样。然而，他们都没有正式的被允许启动程序——他们必须要寻找一个能够正式地支持他们请求的“支持者”。

医疗服务的评价

支付决定是基于评价程序的结果，评价程序由医师和疾病基金联邦委员会的一个分会进行管理，实际的决定由委员会自己来作出。

医师和疾病基金联邦委员会形成了一个标准化程序来评价流动门诊的医疗服务。这个程序也适用于医院委员会。这个程序的开端是委员会决定对一项新的或者已确定的服务进行评价（仅有一个例外，所有程序都与新服务有关）。这个评价服务的决定公开发布。同时，外部专家被邀请提供书面的陈述，在科学证据的基础上证明被评价的服务是医疗所必要的、有效的和符合成本效益的。制造商不允许参加听证会，也不允许他们进行陈述。

尽管负责评价程序的分会和联邦委员会的组成人员并不一样，它只包含了医师协会和疾病基金的代表。有时候卫生部的代表也作为非正式成员出席。在收到专业组织和独立专家的陈述意见后，这个分会就对所有可用的证据进行系统审查，它将在正式的医疗技术评价报告中得到总结。

根据循证医学的原则，根据证据水平对可用证据进行分组。随机对照试验（RCTs）是在审查中得出推荐一种服务的黄金标准。然而，在缺乏随机对照试验的情况下，对更低水平证据的研究可能也足以使分会作出建议。这个分会由受到很大激励的专家组成，并且几乎完全是基于可用证据作出建议。对于联邦委员会来讲，其组成并不总是提供者和疾病基金的联邦组织的高水平的代表，而且结果在很大程度上会顾及到利益相关者的利益（参见后面对针灸决定的讨论）。

决策程序本身是高度不透明的。尽管最终决定和作为决定基础的HTA报告在程序结束时都是公开发布的，然而没有提供有关决策程序的信息。联邦委员会和分会的会议不对公众开放，并且这些会议的开会时间也是保密的。和投票结果一样，各个成员的投票行为也是保密的。

决定以及HTA报告的内容出版形式对于所有受到决定影响的群体都是不容易理解的，尤其是对患者。在另一方面，疾病基金和流动门诊的初级和专科治疗的提供者被完全告知有关决定，由于被准入的服务成为付费目录的一部分而排除的服务将不会纳入。

医师和疾病基金联邦委员会和医院委员会仅有极少永久成员来协调评价程序。大多数HTA报告的实际核对工作是由那些基本上为提供者组织和疾病基金工作的分会成员来完成的。尤其是在那些非常昂贵的服务项目上，委员会委托大学或者其他研究中心完成HTA报告。然而，和其他国家比较，尤其是英国，德国的HTA的框架还是相对的不完善的。因此，整个审查和决定程序的期限相当漫长。通常，从开始到完成一项服务的审查至少需要18个月，有时甚至更长。例如PET扫描技术，联邦委员会用了32个月才作出决定。在服务项目审查期间，疾病基金不允许对此项目给予支付。因此，被保险人获得新服务项目需要花费很长的时间。患者可以选择自掏腰包，或者无论如何努力尝试说服疾病基金覆盖这项服务。当医生热衷于向患者直接销售服务的时候，疾病基金可能为了吸引或保留这种有吸引力的风险而提供直接支付。

决策的标准

联邦委员会并自由地决定决策标准的。按照社会编码（Social Code），所有由强制性社会医疗保险来支付的服务都必须是符合医疗必要性、有效性和成本效益原则的。不光是用于和不做任何治疗对照服务，而且用于和现有技术进行对照的被评估服务都必须符合这些原则。

我们对决策程序的分析——作为委员会分会作出的 HTA 报告的文件——说明了委员会的决定大多数情况下仅仅是基于新服务的有效性。有效的服务被给予支付；无效的服务则被排除。成本效益分析并不影响委员会的决定。这首先就能被以下事实所证实，即如果一项服务比现存服务的效果稍微好一点而费用会高很多，尽管其成本效益比较现有服务差很多但还是给予支付。联邦委员会成员申明，即便是一项特殊服务的额外收益很低但额外成本很高，他们也不敢通过排除效果相对低的服务提出明确的分配。其次，联邦委员会不会把比现有技术有效性略低的技术纳入服务包中，尽管那些服务因为成本更低使得其成本效益比明显优于现有技术。

由于联邦委员会不愿意排除覆盖那些有额外收益的新技术——即使那些技术的额外成本很高——因为支付决定并不导致配额。如果由于那些服务从集体筹资中被排除，病人无法得到哪怕是稍微更有效的服务，那么就可能出现配额。另一方面，支付决定在这一点上不可能增加整个服务包的成本效益。

尽管社会编码要求联邦委员会对所有技术进行评估——新的和现有的技术服务——我们对 1990—2003 年间支付决定所进行的分析表明，有 49 项联邦委员会支付决定涉及的是新技术服务，而仅有一项决定是有关现有技术服务的。如果支付决定是正面的，这些技术服务被增加进去，而并没有把成本效益较差的技术服务从服务包中删除掉（尽管新技术服务的准入通常严格受特定适应证限制）。对一项成本效益比低的新技术服务的准入可能会降低所有服务的成本效益。

联邦委员会几乎全部由这个体系中的利益相关者组成。即便疾病基金和医生或者医院都应该履行公共职能，但他们都有私利。尽管社会编码提供了一些应用于支付决策有关标准的一般性指南，委员会还是有许多回旋的余地。负责审查流动门诊治疗服务项目的联邦委员会的分会使得评价程序标准化了。大多数情况，联邦委员会的决策者会接受这个分会基于审查中可用证据作出的建议。按照联邦委员会成员所言，利益相关者的利益都被中和了，因为他们仅仅是基于可用的证据得出结论。

然而，如果利益相关者利益与可用证据具有严重分歧，联邦委员会的决定可能就会和证据不一致。这在针灸支付决策的漫长过程中得到了证实。负责审查针灸的分会作出结论，认为没有证据支持针灸的有效性。然而，联邦委员会允许疾病基金对针灸项目给予支付——不作为常规服务，而是作为需要过一段时间评估的“典型项目”。

和标准服务包中的部分服务相比，对于针灸的支付不是初级流动门诊和专科医疗服务的预算一部分。这就是为什么医生反对把针灸囊括在服务包中的原因。他们显然失去了约30亿欧元的预算外资金。最终在医生和疾病基金的利益之间进行折中。前者可以保证对针灸的预算外资金——至少是暂时的，后者相信他们能够收集到另外的证据，在对“典型项目”进行评估后将针灸纳入。

尽管卫生部避免直接受到决定程序的影响，但有一个明显的例外。为了减少对非法药品购买的需求以及增加药品成瘾康复治疗的可能性，卫生部强烈支持针对所有对美沙酮成瘾的治疗药物。在这一点上，美沙酮治疗仅在药物成瘾的适应证上获得支付。联邦委员会的疾病基金强烈反对所有成瘾药物的支付，因为它们不希望为那些他们认为应该由政府支付的服务项目付费。另外，委员会的医生成员支持支付范围的扩展。联邦委员会没能作出决定而卫生部发布了一项对所有成瘾药物治疗扩展覆盖的条例。委员会首先对这个条例向社会事务法庭上诉。然而，为了避免一个漫长的申诉程序，联邦委员会最终让步并接受了卫生部的要求。

上诉程序

按照联邦社会事务法庭（BSG）的判决，在联邦委员会已经拒绝或者没有同意给予支付的情况下，禁止疾病基金为流动门诊治疗的服务进行支付。按照BSG的说法，联邦委员会审批之后，疾病基金会自动产生对该项服务的偿付责任。对服务（偿付）的拒绝在法律上的效力及于疾病基金和流动门诊治疗的提供者。然而较低一级的社会法庭没有立即遵循BSG的规定。他们经常置专家意见的价值在联邦委员决定会之上。并且，他们反复要求疾病基金对联邦委员会未决定的治疗进行偿付。这些决定也是在个别医生形成的专家意见基础上作出的。

然而，由于联邦委员会在2000年开始发布HTA报告，社会事务法庭大多数时候都对医生和疾病基金联邦委员会在流动门诊治疗上给予支付或者不予支付的决定给予肯定。目前，社会事务法庭会搁置了他们的决定，直到他们能够根据委员会评价报告作出裁决，这是标准化程序的结果。

当药品的处方被排除或者限制，制造商或者患者就可以对联邦委员会的指南提起诉讼。1998年，联邦委员会对一项勃起障碍的治疗以及改善性功能的药品，例如万艾可，做出了指南。委员会主张勃起功能障碍的治疗是属于个人生活方式范畴并完全排除了万艾可。然而，社会事务法庭对于勃起功能障碍是由复合疾病所导致的个人需求给予认可。

案例研究 1：PET 扫描

在 1998 年 5 月，医师和疾病基金联邦委员会启动了对 PET 扫描的审查程序。由于在流动性专科治疗中请求覆盖 PET 扫描的个人数量越来越多，一家疾病基金的顶尖机构申请了对 PET 扫描的审查。对 PET 扫描的审查决定是由 PET 扫描的高成本——人力成本和运营成本——和技术的高扩散度引起的。在 1985 年，在德国只有 3 台 PET 装置。到了 2002 年，这个数字已经增长到了大于 90。这个增长的很大一部分是由于在联邦委员会开始审查后，流动专科办公室仪器设备数量的增加引起的。医生和只要这希望将 PET 扫描纳入标准化的待遇包中，并且甚至在联邦委员会通过最后决定之前就对新的设备进行一定的投资。

联邦委员会花了 32 个月对证据进行审查，并且得出关于覆盖 PET 扫描的结论。联邦委员会发现 PET 扫描比起已经被强制社会医疗保险覆盖的现有技术更有效。这个决定的基础是对 5 种适应证的发现——其中三个是用于诊断特定类型的癌症，一个是用于诊断癫痫症，还有一个是用于诊断心脏组织。这个决定没有满足医生、生产厂商和病人群体的期望。所有的专家陈述（来自于专业的肿瘤学、心脏病学、神经学、核医疗学和放射学的组织）都支持覆盖 PET 扫描。在对所得证据做了广泛的审查后，联邦委员会认为这些陈述是有偏见的。根据 HTA 报告的结论，现有的技术和 PET 一样有效。因此，必须拒绝在流动性专科治疗中覆盖 PET 扫描。

如果接受住院治疗，PET 扫描也被强制社会医疗保险覆盖。医院委员会已经开始了对医院的 PET 扫描的审查程序。但是，直到并且除非医院委员会在覆盖范围中排除 PET 扫描，否则它会继续被疾病基金所覆盖。因为它也许会花费医院委员会很长时间去对 PET 扫描达成一个结论，目前需要 PET 扫描的病人只好让他们的医生将自己转到另一家医院去。并且，当前的联合联邦政府委员会的医院分委会将是否会得出和前身联邦委员会相同的结论尚不清晰。责任的分担和覆盖决策程序中的分歧破坏了在医疗技术进步上控制推广的能力，并因此也破坏了控制成本的能力。

案例研究 2：高压氧治疗

从 1994 年，联邦委员会就已经在流动治疗中排除了高压氧治疗法（HBOT）。它那时指出没有这个服务有效性的证据。全体医生联邦协会 1998 年再一次申请将 HBOT 纳入，认为疾病基金在流动治疗中经常为此服务付费，这和联邦委员会的决定相反。并且，根据全体医生联邦协会，为了对 1994 年的决定进行审查，获得了新的数据。

负责审查程序的委员会对 HBOT 对应的 36 个适应证都进行了审查并且得出结论，得出结论认为这些适应证中没有一种具备医疗必需、效果和成本效率的证据（在一个持续了 24 个月的审查程序中）。几个 RCTs 或者是不能确定 HBOT 的效果（例如，HBOT 对多发性硬化症），要么就是需要进一步研究。因此，联邦委员会确认了它在 1994 年的决定。

相反，医院委员会决定在住院治疗的三个适应证中保持 HBOT 的覆盖。医院委员会认为其中两个适应证（动脉气栓，减压病）没有 HBOT 的替代药物。并且，在审查了可得证据之后，医院委员会认为 HBOT 对于治疗一氧化碳中毒很有效。但是，联邦委员会认为对于 HBOT 有效性的证据相当不具有决定性（一氧化碳中毒）或者是不存在（动脉气栓，减压病）——至少对于流动性治疗中的应用是这样的。根据医院委员会，将 HBOT 纳入的决定并不和联邦委员会排除 HBOT 的决定相违背，因为它考虑的是不同层次的治疗（例如，在流动性治疗中缺乏精细治疗）。

决定程序的改革

作为 2003 年卫生改革法案中立法变化的一个后果，福利决定的制度安排也产生了变化。从 2004 年开始，一个单独的机构，即新的联合联邦委员会，会负责所有医疗领域的待遇决策：包括流动门诊、住院治疗和牙科治疗。原则上，新联合联邦委员会的组成类似于原先的联邦委员会和医院委员会。联合联邦委员会的成员有赖于那些受到影响波及的医疗机构。如果流动门诊治疗受到影响，由疾病基金和医生协会的代表来决定；如果医院治疗受到影响，由疾病基金和医生的代表来决定。甚至还有独立的主持人。联合联邦委员会与其前身的区别在于它还包含患者代表。然而，患者代表仅仅有权进行评论却无权投票。

另一个重要的立法改变与联合联邦委员会有权把药品完全从服务包中排除的权利有关。从2004年开始，新的联合联邦委员会就获得了允许，如果证明某种新药效果比现有药品差，就可以排除它们。

因此，当前立法在某种程度上改变了这个决定程序的性质。然而，我们认为，新的联合联邦委员会的作用可能和旧的独立委员会差不多。

结论

在德国，国家把制定细化的待遇决策的责任赋予了中介机构。作为这些中介机构的成员，疾病基金和提供者决定纳入还是排除某种服务。直到从2004年初，患者才在委员会中有了代表。然而，他们没有对待遇决策的投票权而仅能评论。到目前为止，整个决定程序还是高度的不透明。无论是评价的优先选择上，在决定程序本身上，在结果的公布上都是存在的。尽管评价程序被标准化了，评价结果还是受到疾病基金和医疗提供者的利益的影响。结果，决定并非是完全一致的。直到2003年底，独立的委员会才负责决策待遇。2003年医疗卫生改革法案和联合联邦委员会的引入弥补了这个缺陷。然而，流动门诊治疗和医院治疗部分的服务的纳入或者排除，仍然是两个分离的程序，并且是不同的组织参与，这阻碍了完整的医疗安排的发展。

将成本效率作为一个待遇决策的标准进行持续应用，可以改善医疗卫生体系的总体效率。然而，如果决策主体希望能够认识到这些潜在效率的增加，那么，它们必须如同可以估计新技术服务的效益增加一样，估计成本增加。迄今为止，德国决策主体仅仅关注效益而忽略了成本。他们可能意识到了，当由于成本效益比不太好而更多的有效的服务要被排除时，需要在效率取得和分配之间做些平衡。因此，我们的分析确认了“医疗优先选择的制度安排内在的政治属性排斥那些轻而易举的技术挂帅的解决方案。”

只要决策主体不更经常地应用成本效率原则，对成本控制的影响会相当地弱。在德国，这尤其明显，这是由于当成本效率很低的现存服务仍然保留在待遇包中时，待遇决策几乎仅限于新的服务。

参考文献

1 This article is based on the results of a research project that was financed by the Hans-Bockler-Stiftung, the research foundation of the German trade unions.

2 However, as a result of the 2003 Health Care Reform Act, eyeglasses and most non-prescription pharmaceuticals have been excluded from the benefits package. Sick pay and dentures are still part of the package but have to be financed solely by the insured starting in 2005 (dentures) and 2006 (sick pay).

3 Bundesministerium fur Gesundheit (2002), Statistisches Handbuch Gesundheit 2002. Bonn: Bundesministerium fur Gesundheit, Table 9. 1.

4 However, since 2004 sickness funds are allowed to co-operate with private health insurers in order to offer supplementary insurance to their insurers. .

5 Additionally, the claims for sick pay, and the number of pensioners receiving pensions due to disability are controlled. For details see F. Buchner and J. Wasem (2003), 'Needs for Further Improvement: Risk Adjustment in the German Health Insurance System', Health Policy, 65(1): 21-35.

6 K. Jung (1999), 'Bundesausschuss der Arzte und Krankenkassen-Aufgaben, Zusammensetzung, Verfahren', in F. E. Schnapp (ed.), Problem der Rechtsquellen im Sozialversicherungsrecht-Tagungs-band zum 7. Fachkolloquium des Instituts fur Sozialrecht der Universitat Bochum. Bochum: Institute fur Sozialrecht der Universitat Bochum. .

7 D. Hart (2001), 'Health Technology Assessment (HTA) and Gesundheitsrechtliche Regulierung', Medizinrecht, (1): 1-8.

8 Another separate committee is responsible for dental care (Bundesausschuss Zahnarzte und Krankenkassen). This committee is not analyzed in this paper.

9 The committee was refounded in 1956. It must be regarded, however, as the successor of the Reichsausschuss Arzte und Krankenkassen',

founded in 1923, which succeeded the Zentralausschuss', founded in 1913 (for details: M. Dohler/P. Manow-Borgwardt, 1992, 'Korporatisierung als gesundheitspolitische Strategies', Staatswissenschaften und Staatspraxis 3:64-106). Since 1989 the committee is responsible for assessing new technologies, since 1997 its assessment also should cover those technologies that are already in use.

10 M. Arnold and R. Strehl (2001), 'Wie kommen Innovationen ins DRG-System? (Die Steuerungsfunktion der Bundesausschusse), in M. Arnold, M. Litsch, H. Schellenschmidt (eds.), Krankenhaus-Report 2000. Stuttgart: Schattauer.

11 K. Jung, C. Gawlik, B. Gibis, et al (2000), 'Bundesausschuss der Arzte und Krankenkassen-Ansprtiche der Versicherten prazisieren', Deutsches Arzteblatt, 97(7): A365-A370.

12 See Richtlinien uber die Bewertung arztlicher Untersuchungs-und Behandlungsmethoden (Verfahrensrichtlinien), Nr. 4. 1.

13 D. Niebuhr, H. Rothgang, J. Wasem. and S. GreB(2004), Die Bestimmung des Leistungskataloges in der gesetzlichen Krankenversicherung (Band 2). Dusseldorf: edition der Hans-Bockler-Stiftung Band 108.

14 K. Jung. et. a1. (2000).

15 Publication of the HTA reports on the Internet started only in the year in 2000. See <www. arge. koa. de>

16 The basic structure of the fee schedule is agreed upon in another corporate body (Bewertungsausschuss), which can only become active after the Committee has approved the new service.

17 S. GreB, D. Niebuhr, H. Rothgang, and J. Wasem (2004), 'Verfahren und Kriterien zur Konkretisierung des Leistungskatalogs in der Gesetzlichen Krankenversicherung', Journal of Public Health, 12 (11: 32-42).

18 Niebuhr, Rothgang, Wasem and GreB (2004).

19 GreB, Niebuhr, Rothgang and Wasem (2004).

20 In order to justify this decision, the evidence was judged as being not completely conclusive.

21 H. Korzilius (2000), ‘Bundesausschuss: Strait um Akupunktur’, Deutsches Arzteblatt. 97(30): A-2013.

22 BSG, urteil vom 16 September 1997, Aktenzeichen 1 RK 28/95, BSGE 81, 54-73.

23 Capital costs of a small PET installation are estimated at l to 3 million euros. Running costs are about ₡500,000 per year.

24 P. Rheinberger (2002). Diffusion of Innovations: Positron-Emission-Tomography(PET). Results from the Review of the Federal Standing Committee of Physicians and the Sickness Funds. Potsdam: Four Country Conference 2002 (Diffusion of medical technologies: Innovation and policy response).

25 Arbeitsausschuss Arztliche Behandlung (2002), Positronen-Emissionstomographie (PET): Zusammenfassender Bericht des Arbeitsausschusses Arztliche Behandlung des Bundesausschusses de Arzte und Krankenkassen uber die Beratungen gemaβ § 135 Abs. 1 SGB V. Koln: Bundesausschuss der Arzte und Krankenkassen.

26 PET scanning works with radioactive tracer drugs, which have to be licensed by the national drug licensing authority. These tracer drugs have only been licensed for the five indications mentioned.

27 Arbeitsausschuss Arztliche Behandlung (2000), Hyperbare Sauerstofftherapie (HBO): Zusammenfassender Bericht des Arbeitsausschus Arztliche Behandlung des Bundesausschusses der Arzte und Krankenkassen uber die Beratungen der Jahre 1999 und 2000 zur Bewertung der Hyperbaren Sauerstofftherapie gemaβ § 135 Abs. 1 SGBV. Koln: Bundesausschuss der Arzte und Krankenkassen.

28 See press releases (Jan. and Feb. 2003): <www. arge-koa. de>

29 K. Syrett (2003), ‘A Technocratic Fix to the “Legitimacy Problem”? The Blair Government and Health Care Rationing in the United Kingdom’, Journal of Health Politics, Policy and Law, 28(4): 715-46.

第六章　荷兰医疗保险支付范围：药品偿付方案（GVS）

Tanisha Carino and Frans Rutten

引言

荷兰有着悠久的医疗技术评价历史，并建立了世界上最为严格的、循证的药品偿付决策体系之一。本章首先简要地介绍荷兰的医疗卫生体系、技术评价的历史沿革及其药品偿付方案（geneesmiddelen vergoedingen systeem，GVS）的发展。接下来对 GVS 系统进行了深入细致的描述：(1) 入选程序；(2) 决策者组成；(3) 决策过程中利益相关者的参与。通过对两种药品格列卫（Glivec）和瑞乐沙（Relenza zanamivir）的案例研究进一步说明了这一决策程序。最后结论部分讨论了这种支付决策程序面临的挑战以及它与其他评价技术的相关性。

荷兰医疗卫生体系的背景

荷兰政府引以为豪的是它能够确保供应公平的、可及的和高品质的医疗卫生服务。荷兰的医疗花费大部分（63%）是通过公共基金支付的。因而，大部分医疗卫生政策都在中央政府层面上进行讨论，主要集中在健康福利和体育部（Ministry of Health，Welfare and Sports）。

在荷兰的医疗卫生体系中，医疗服务的筹资和供给被严格的分开。筹资主要是通过公共医疗保险和私人商业医疗保险的混合体系来完成。每个公民要按照收入的一定比例为“灾难性”长期护理缴纳强制性保险费。而对于急诊医疗，个人可以选择加入第三方医疗保险（疾病基金）（36%），也可以选择参加私人商业保险（15%）。无论是参加哪一种保险，雇主都需要为其员工支付部分费用。政府规定了保险机构需要报销的基本卫生服务包，包括门诊或者院外用药，而私人商业保险可以在此基础上自由地选择扩大保险报销的范围。荷兰的医疗服务一般由私人提供。全科医生（General Practitioners）在医疗服务提供体系中充当守门人角色。全科医生对每个参加公共保险的患者统一按人头收取费用，而对参加私人商业保险的患者则是按服务收费。保险机构为参加公共保险的患者向全科医生支付费用，这受到政府的监管。处方行为与全科医生的收入没有关系，除非在很少的情况下，全科医生拥有自己的药房。20 世纪 90 年代期间，对医疗专家按服务付费的支付方式改换成对医疗专家群组的定额预算。最后，国家价格部门制定了医院定额预算来对医院进行管制。医疗机构提供的所有服务，包括药品，都涵盖在预算之中。

2001 年，荷兰卫生费用占到 GDP 的 9%，相比较而言，在德国是 11%，在英国是 8%，OECD 国家的中位数是 8%。2001 年药品费用在整个卫生费用中占到 10%，相对于 OECD 国家 15%的平均值要低。这个主要是由于荷兰药品消费率比较低，从某种程度上这也反映出荷兰药品价格相对较高。

荷兰正处于医疗服务筹资和组织的大幅改革进程中。1987 年，德克委员会建议政府通过规范医疗保险行业竞争来提高效率，通过向中央筹资计划缴纳一定比率的与收入挂钩的保费来确保公平。其他方面的改革包括强制性的基本医疗保险，保险机构之间基于风险调剂分配人头费，全国统一的福利服务包。这些改革使得荷兰在以下两个方面得到发展，首先是全国福利服务包的界定方法引起更加广泛的关注。其次，如前所述，从 2004 年 7 月开始，荷兰正在用它的 DTC（Diagnosis Treatment Combination，诊断治疗决策）系统取代原来的医院预算体系，这对未来荷兰医疗保险支付范围决策（coverage determination）造成了深刻的影响。和诊断相关分组系统（Diagnosis Related Group System，DRGs）一样，DTC 系统根据诊断对医院向患者提供的一系列服务进行偿付。DTC 系统包括所使用的医疗技术的费用。这个变化给决策者以及医院提供的服务增加了透明度，也让他们有更多机会和医院就特需服务质量和价格进行谈判。

保险支付范围概述

20 世纪 80 年代中期以来，荷兰政府制定了有关政策，认识到研究新医疗项目的需要（例如乳腺癌筛查、器官移植以及体外受精），但对这些项目的公共偿付决策却研究不够。政府没有将研究局限于技术效率方面，同时也致力于解决成本效益问题。例如，20世纪90年代早期执行的全国乳腺癌靶向筛查项目，其决策就是在全面的经济学评价研究基础之上做出的。类似的情形还有在不孕症诊治中，将体外受精的使用次数限制在三次之内。

荷兰政府在这种基于证据的决策方式上的成功经验，为1988年国家医学研究基金的发展打下坚实的基础。该基金用于资助对新兴技术的前瞻性研究，并为临床指南和偿付办法提供参考意见。另外这一基金也是荷兰医疗技术评价资金的主要来源，提高了医学研究中心从事技术评价和成本效益评价研究的能力。

另外，还有一个项目专门服务于跨地域高端技术服务规划，这原先在医院法案第18款中有所提及。这些服务包括有放射治疗，计算机断层扫描（CT），肾透析以及肾、心、肝、肺和胰腺移植等。健康福利与体育部制定了指南，规定能够提供这些诊断服务的医疗机构以及所需要的其他要求，另外还留存了额外费用用于这些服务的偿付。这个指南还限制了能够运行这些技术设施的机构数量并建立示范中心。由于提供这些跨地域高端技术服务能获得额外的资金支持，医院间往往展开竞争，希望能成为指南所规定的机构之一。政府应用这个项目作为规划工具，来确保地理分布、促进机构集中化、加强专业化和质量水平以及促进高端服务的合理使用。

在荷兰最清晰的医疗保险支付范围决策方案是判断门诊用药是否该由公共保险计划来支付的体系，被称为药品偿付方案或者GVS（见表6—1）。在公共医疗保险偿付某种药品之前，要对该药品相对其他已由公共医疗保险偿付的相似药品的疗效进行评价。GVS不仅可以控制成本，还能促进谨慎购买药品。最后，如前文所述，取消现有的医院全额预付制，要同时考虑到对特殊技术的有效性进行评估以及发展另一套支付范围决策体系。因为GVS是荷兰最明确的偿付决定程序，政策制定者关于偿付原则、发展和管理的经验将为荷兰支付范围决策方式提供基础，并且能勾画出其未来的发展趋势。

GVS 方案

荷兰药品偿付简史

荷兰政府在医疗筹资中发挥作用并介入政策制定，目的都在于控制药品费用上涨。表 6—1 提供了一个 GVS 发展的大事记。在我们讨论 GVS 方案具体细节之前，简要描述其发展背景是重要的。

表 6—1　　荷兰药品偿付方案（GVS）发展大事记

1958	制定药品法案（Pharmaceuticals Act）
1991	引进参考价格体系
1993	对高价位新化合物（1B 类药品）的偿付延期至 1999 年
1996	根据比利时、法国、德国和英国的平均药品价格制定了药品最高限价
1997 年 9 月 8 日	健康福利与体育部要求医疗保险委员会制定 GVS 的药物经济学研究指南
1998 年 2 月 10 日	健康保健委员会决定建立指南发展筹备委员会（VBR）来具体起草药物经济学评价指南
1998 年 3 月 23 日	VBR 第一次会议，确定指南包括的一些关键要素
1998 年 11 月 30 日	VBR 将药物经济学评级指南草案呈送各利益相关者代表审阅
1999 年 3 月 25 日	荷兰药物经济学评价指南最终版本确认
2005	对于想要获得更高价格的新药（目录 1B 药品），要求厂商必须提供药物经济学研究结果

1991 年之前，药品价格方面的管制很少。药品价格由药商来定，而且，在公共体系中，很少有费用分担的情况。自 1987 年到 1990 年间药品费用每年持续上涨超过 8%，有鉴于此，政府制定出 GVS 方案。

GVS 是用于药品偿付的参考价格系统，在 1991 年引入，旨在没有限定选择的情况下限制公共偿付的数量。具有相似药效的药品被分为一类，每一类定有一个参考价格，作为报销参考。参考价格依据该类药品的历史平均价格来确定。患者需要支付药价与报销价格之间的差额。如果一种新药不适用于任何种类，则按照药商定价或市场溢价来报销。表 1a 列出的是分类而得的药品，按照参考价格报销；1b 列出的是无报销限制的药品。另外还有个目录 2，列出了可报销的其他情况，到目前为止包括窄于市场评价疗效的药品，及专科医生处方用药。表 6—2 对这三个目录及其评价标准进行了详细描述。在 2004 年，10 968 种药品被列入目录 1a，2 519 种被列入到目录 1b，有 37 组分子式（例如抗逆转录酶病毒）被列入目录 2。健康福利和体育部根据医疗保险委员会（Health Care Insurance Board，CVZ），尤其是其下属机构——药品咨询委员会（CFH）的建议，推荐药品进入 GVS 目录中。我们将在后文对这两个组织作更详细的描述。需要注意的是，由于有原先的医院预算系统，所以 GVS 方案仅仅是针对控制门诊用药费用的。

表 6—2　　GVS 中药品的目录分类

分类描述	
目录	• 基于疗效相近药物的参考定价分类设置报销限制
	• 药品咨询委员会（CFH）只考虑药品的一般数据和临床数据，这些数据要能支持厂商的申请，即想将药品纳入哪一个参考定价类别
	• 不需要进行药物经济学研究
	• 具有标记的适应证
	• 基于厂商设定的溢价（premium price）进行报销限制
	• 药品咨询委员会（CFH）要考虑的证据包括药物经济学研究（2005）和药品的额外治疗价值
	• 具有标记的适应证
List 2	• 可报销的特殊情形：1. 需要进一步研究或指定治疗方案；2. 对医生处方或主治范围有所限制

资料来源：Health Care Insurance Board（CVZ）（1999），*Dutch Guidelines for Pharmoeconomic Research*. Amstelveen：CVZ；Kruger，Patrick（2004），'The Role of the Ministry of Health，Welfare，and Sports in the GVS Scheme'（Telephone interview by T. Carino）. Rptterdam，26 February 2004.

在执行 GVS 系统的最初一段时间里，药价逐渐趋近于参考价格，导致药品价格下降了 5%。然而在 1993 年，由于高价化合物的引入使用，药品价格开始上涨。为了应对药价上涨，健康福利与体育部认为当前将药品纳入 GVS 目录 1b 的程序并没有有效控制费用，决定 1993 年至 1999 年间，除了疑难病症的治疗首选药品，中止对其他新药的偿付。这个政策一直保持到 1999 年，直到等待上市的药品实在太多才终止。自 1999 年开始，经由医疗保险委员会审批了疗效和成本之后，新药可再次按照它们的溢价来偿付。也是在 1999 年，健康福利与体育部引入有关指南，规定欲纳入目录

1b（溢价清单）的药品，药商需要提交药物经济学研究报告。自 2005 年以来，对于列入 1b 中的所有新药，都要求要提供药物经济学评价研究报告。正是因为这些明确的标准，GVS 被认为是世界上最严格的偿付体系之一。

1999 年药物经济学研究指南的发展

健康福利与体育部 1999 年制定的药物经济学研究指南有着重要的意义，既因为将它用作药品偿付的标准，也因为将它作为 GVS 决策环境的示例。在 1997 年 9 月 8 日，健康福利与体育部要求医疗保险委员会制定药物经济学研究指南。目的是让制药厂商向健康福利和体育部提供以下信息："对药品疗效可靠的、可复制的以及可证实的认识，根据其用途而得出的费用，以及相比较其他药品和/或治疗可能节省的费用。" 2005 年起，如果厂商想让其产品纳入 1b 目录，就需要提供上述这些方面的信息。新药需要提供证据，证明其与现有治疗方式的相对成本比较起来会有附加价值。企业要负责这项研究的筹资和具体操作。

1998 年 2 月 10 日，医疗保险委员会在没有正式引入其他利益相关者的情况下，成立了指南发展筹备委员会（VBR）来制定指南。医疗保险委员会需要考虑本领域内和国际专家的建议，与此同时，"最密切的利益相关群体也应该有机会表达他们在这个领域的意见"。VBR 有 8 名成员组成，另外还有来自健康福利与体育部和医疗保险委员会的监督员。VBR 由来自流行病学、医学生物学、制药学、药物学、卫生经济学、公共卫生以及商学的专家组成。这些专家主要来自学术研究机构和准政府组织，比如医疗保险委员会的发展和药品委员会（Development and Pharmaceutical Commitee）、公共卫生与环境发展趋势研究中心（Center of Future Explorations in Public Health and Environment）。专家中并没有药企或患者的代表，并且只有一名医生。指南在形成最初时遭到药品企业的抵制，他们反对增加额外的研究和财务负担。然而，当药企意识到指南的出台是不可避免的时候，便选择了参与而不再抵制。

1998 年 3 月 23 日至 11 月 30 日，指南发展筹备委员会（VBR）形成了指南的草案。这个指南应该适宜于荷兰规范体系，与现有药品评价体系相协调，且适用于具有预期额外治疗价值的新药，这一点已经在各方达成共识。最重要的是，指南的目的在于保证研究的透明度和合理执行。指南发展筹备委员会（VBR）选择加拿大指南作为荷兰指南的蓝本，不仅因为它是公认的药物经济学评价指南的科学标准，也因为它的覆盖范围更宽。澳大利亚在药物经济学评价指南的一些要素也被纳入在内。

1998 年 11 月底，指南发展筹备委员会（VBR）在两个会议上展示了指南草案。第一个会议只邀请了荷兰研究型药企（Nefarma）的代表，第二个会议有下列组织出席：

- 荷兰研究型药企（Nefarma）
- 荷兰皇家制药协会（KNMP）
- 国家全科医师执业者协会（LHV）
- 荷兰皇家医学会（KNMG）
- 荷兰医学专家协会（OMS）
- 大学医院协会（VAZ）
- 荷兰药师协会（NVZA）
- 荷兰患者与消费者联盟（NP/CF）
- 荷兰卫生服务保险者协会（ZN）
- 公共卫生与保健委员会（RVZ）
- 医学评估委员会（CBG）
- 本领域内的专家

会议期间，指南草案得到修订，在应对评论者的质疑和反对时具有更大的灵活性。例如，申请人本应对新药纳入政府药品目录的影响进行财务分析，在会议讨论中将这一要求从申请人应承担的责任中移除，并转交给医疗保险委员会。另外，指南最初建议对研究者与申请人要严格区分。药企和其他参会者认为，证据应当能够自圆其说，而且披露申请人和研究者之间的财务和合同协议就已经足够了，因此没有必要对两者进行严格区分。指南发展筹备委员会接受了这一建议，并调整了指南。

指南的最终版本（详见附件 6—1）包含 19 项独立的有关申请形式的原则和建议。它也对应该提供哪些数据、使用哪些分析工具做出说明。医疗保险委员会和健康福利和体育部意识到它们和药企在指南强制实施之前都需要积累一些经验，这估计需要花费几年的时间。然而，指南的全面实行一直推迟到 2005 年。推迟的主要原因在于健康福利和体育部、医疗保险委员会/药品咨询委员会评价此类研究的能力水平进步缓慢，而不是因为药企试图放缓这一进程的速度。

1999 年指南形成证实了这样一个普遍的决策程序，它成功地制定了清晰的标准。然而，指南的制定过程也强调了关键利益相关者缺席讨论，尽管他们有机会来评论指南草案。下一节继续讲述这种政策制定方式，并进一步讨论在决策过程中不同利益相关者所扮演的角色。

GVS 方案详述

GVS 体系既包括药品偿付方式，也包括公共保险项目支付的药品目录。该目录只包括门诊用药，医院用药已经作为医院预算体系的一部分，被纳入未来的 DBC 体系中。已经得到偿付的药品，如果想要对其额外的适应证要求补偿，也可考虑纳入 GVS 目录。GVS 中包含了三个目录：目录 1a，目录 1b，目录 2。药品该纳入哪个目录取决于药品相对于目录中其他药品的疗效、其预算影响以及药品使用造成的疾病负担，如药品的风险、人群中的使用情况。从 2005 年开始，还需要考虑药品的药物经济学评价结果。决定某种药品是否该纳入 GVS 目录的过程，很好地说明了这一体系是如何满足了支付范围决策的潜在要求：基于循证信息、透明、能够促进效率以及整个人群的健康水平。

在继续谈论 GVS 系统之前，对荷兰的市场审批过程有个大致的了解是至关重要的。自从《1958 年药品法案》（Pharmaceutical Act of 1958）开始实施以来，药品只有通过医学评估委员会（Medical Evaluation Board）对其质量、安全性、疗效各方面的审批之后，才能进入荷兰市场。目前，因为荷兰是欧盟的成员国，其市场审批的路径也相应被扩宽了。如果药品能够通过欧洲药品评价事务处（European Agency for the Evaluation of Medical Products）或者其咨询机构专利药品委员会（Committee for Proprietary Medical Products）的审批，就可以在荷兰注册使用了。这两个机构的决策对所有成员国都具有约束力。另外还可以通过一个双向认证程序获得审批，即荷兰认可其他欧盟成员国的市场审批结果。如某种药品已在瑞典注册使用，荷兰认可这一结果，这种药品同样可以在荷兰注册使用。双向的认可并不是强制的，欧洲药品管理局并不对此加以干预。一般来说，一种药品只有完全通过荷兰的市场审批之后，才可以申请进入 GVS 目录。但是在这之前，他们同样可以先去征求 CFH 对于其申请的建议。

表 6—3 对 GVS 体系进行了总结。只有药品生产商才能申请将药品纳入 GVS 目录。如果药商希望其药品能获得报销，可以要求健康福利和体育部对厂商提供的支持药品纳入目录 1a、1b 的证据予以重视。具体纳入目录 1a 还是 1b，取决于药品是否具有和参考药品组相似的疗效，或者药品

与现有药品相比，是否具有额外疗效价值，或者没有与其具有同等疗效的药品。申请者需要填写一个表格，里面包含了申请相关的所有信息。在药商提交这些申请材料之前，可以要求先与 CFH 进行会谈，征求其对该申请的“专业建议”。

表 6—3　　荷兰药品偿付体系（GVS）总述

步骤	描述
1	药品获得注册资格之后，药商向健康福利和体育部提出申请进入 GVS 目录
2	申请者提交的文件，是基于同等疗效（申请进入目录 1a），或者更好的治疗价值（申请进入目录 1b）
3	健康福利和体育部与 CFH 协商之后，判定药品资料是否全面。这时允许申请人补充药品相关数据
4	部长将听取 CFH 关于申请药品的建议，包括治疗效果、财务分析和可能的条件
5	部长要在申请之日起 90 天以内作出决策。如果需要厂商重新提供数据，则可有一定的延期
6	健康福利和体育部作出决策之后，将结果和 CFH 的评价一并告知申请者
7	如果药品治疗价值和疗效数据有所更新，药商可以申请对药品进行重新评审

健康福利和体育部审核申请信息，如果认为信息不全面，可以退回申请，要求厂商补充。一旦信息补充全面之后，就可以提交给 CVZ 和 CFH 秘书处进行评审。自此开始，健康福利和体育部有责任确保整个评审过程的合理进行，并且不得在 CVZ 之外对药商提供的信息进行额外的评审。

健康福利和体育部对药品是否能够纳入 GVS 目录拥有最终决策权，医疗保险协会及其下属的 CFH 负责向健康福利和体育部提供药品疗效的建议。CVZ 是个成立于 1999 年的独立机构，主要职责是向健康福利和体育部提供医疗服务筹资和保险的建议。CVZ 有 300 多名雇员，由执行委员会和管理人员负责其日常管理。执行委员会由 9 名健康福利和体育部指派的专家组成。CFH 是 CVZ 的几个下属机构之一，同样成立于 1999 年。CFH 是一个由 19 名来自不同专业背景的专家组成的常设机构，包括医学专家（占到 32%），药剂师（31%），药理学专家（26%），具有经济学或心理学背景的专家（11%）。

自 2005 年开始要求进行药物经济学评价，但目前 CFH 中并没有包含卫生经济学家。想进入 CFH 的专家，要先由现有的 CFH 专家提名（这个过程中需要各专业协会的协助)，然后由整个委员会投票通过。提名专家主要是考虑他们的专业背景，以及能够满足保持经验多样性的要求。CFH代表CVZ对申请进入目录的药品的疗效及其对健康福利和体育部的预算影响进行评价。

申请移交到CVZ后，由秘书处的一名成员对申请进行评审，该成员具有该药品相关领域的专业背景。这名工作人员将形成一篇概念报告，说明CFH该从哪些方面审查这个药品。这一报告要在健康福利和体育部和申请者中分享，以收集各方的意见，并在每月的例会上提交给CFH这份报告将成为CFH讨论的基础。CFH在每次会议上一般只讨论1至2种药品，允许参会的只有CFH的成员以及健康福利和体育部派驻的监督员。申请者、提供药品申请材料的主要调查者、医学专家以及患者人群都不能参加会议。对于每一种药品，CFH需要确定它与目录中其他药品相比较的治疗价值。对于每一份概念报告，CFH都应基于所提供的证据、文献综述以及专家意见进行修改。在这一阶段的申请初步评审中，并没有包含患者和医生的意见。事实上，CFH更喜欢那些同类评审期刊上发表的文章作为证据材料，一般不接受来自患者群体的摘要、海报或信件。对于想要纳入目录1a的药品，只需要提供药品的一般信息以及一些临床数据，这些临床数据要能够证明该药品能够代替目录中同一药品组的药品。对于想要纳入目录1b的药品，还需要提供附加治疗价值、预算影响以及药物经济学评价结果。目前对于CFH来说，最紧迫的是他只有两名成员接受过药物经济评价方面的培训（一个是从事生命质量研究的专家，一个是建模方面的专家)，而且也没有其他的专家组可以供CFH咨询。

CFH第一次会议和讨论中也可以向厂商提出问题。这种情况下，申请者有7天的时间来回答CFH所提出的问题。这些补充信息将在第二次会议交由CFH讨论，这次会议上同样可以呈交来自公众的支持信件。唯一坚持不变的是CFH要求厂商提供在荷兰发表的关于该种药品与现有治疗方式的比较研究结果，在外国发表的成果不包括在内。2005年药物经济学评价指南开始强制实施之后，可以预测它将成为CFH讨论的关键所在。

接下来CFH/CVZ要形成一份建议报告提交健康福利和体育部，确定该药品能否纳入某治疗组群（目录1a），药品能否获得市场溢价（premium price)（进入目录1b)，是否列入特殊情况的药品目录（目录2）或者确定药品不能纳入GVS目录。与这份建议报告一起提交的还有该药品预算影响的财务分析。在健康福利与体育部作出最终决策之前，CFH需要将其建议报告公布在CVZ的网站上。

健康福利与体育部最终决定是否接受CFH和CVZ的建议。这一阶段，厂家就可以鼓励来自医学专家和患者群体的代表表达他们对该药品的支持。法律规定健康福利与体育部必须要接受申请之日起的90天之内作出决策，但是如果期间厂商被要求提供新的数据，那么这个时间可以推迟，这种情况经常发生。在这一阶段，健康福利和体育部将会在CFH提供的药品治疗价值、厂商、患者以及医学专家的要求和药品的预算影响、将造成的疾病负担之间进行权衡。一旦做出最终决策，健康福利和体育部要将结果以信件的形式发给申请人和各利益相关者，后者都是在此过程中与健康福利和体育部联系过，参与了决策的。通过审批的药品将公布在《Staatcourant》上，这是一本由政府发行的关于监管政策调整的刊物。没有通过审批，或者是撤销偿付资格的则不会公开发表。

健康福利和体育部反对CFH/VCZ建议的情况很少。在这种情况下曾发生过：CFH推荐了某种药物，但是出于对预算影响或其适当性的考虑，没有采纳这一建议。在更少的情况下，CFH没有推荐某种药物，但由于患者群体和医疗服务提供者的呼声压力太大，健康福利和体育部做出退让，将某种药品纳入目录。

只有当厂商具有该药品治疗价值或疗效方面的新数据时，才能对健康福利和体育部的决策结果提出申诉。如果有了药品的补充信息，厂商就可以要求对决策进行重新审批。除此之外都不能提出申诉。申请者可以自由地到荷兰的法院对决策的过程进行上诉，但是不能就决策的内容上诉。法院认为，CFH的建议对于健康福利和体育部关于药品偿付的决策是至关重要的，因此，健康福利和体育部的决策内容不容置疑。没有因为证据理解不当而提出申诉，而且除了出版的文件之外，没有别的途径能够知道CFH否定一种药品的原因。对于患者应该获得偿付的药品，如果保险机构拒绝支付，患者同样可以去法院申诉。

药品偿付过程中利益相关者的影响

表6—4概述了一些重要利益相关者对于药品偿付方案的影响。总体上来说，政府以及那些与政府有着相似观点的组织对于药品偿付判定指标及其决策程序都有很严格的控制。在荷兰的医疗卫生体系中，私人商业保险公司在药品偿付决策中发挥的作用是很有限的，他们仅仅是执行健康福利和体育部制定的关于药品偿付的政策。虽然CVZ是个独立于政府的组织，

但它的成员及其更新始终都在健康福利和体育部的管辖范围之内。因此，GVS主要反映的是政府的目的，这些目的包括成为一个最慎重的购买者，为参保人员购买医疗产品，但与此同时，费用控制也是政府所追求的目标。非政府利益相关者，如药品生产商、患者群及医学专家对决策的影响也是有限的。尽管在一些特殊药品的评审中需要采集这些群体的建议，但是他们对于指标形成过程影响很小，更重要的是，这些群体并没有任何行政渠道可以要求更改这一过程。虽然有时候健康福利和体育部也会对某一特殊药品进行听证会，但是并没有途径要求开听证会，也没有指标规定听证会是强制召开的。过去健康福利和体育部曾召开会议，与利益相关者一起讨论药品偿付决策的大体程序，但这也是基于一些特殊原则而进行的。

表6—4　　荷兰药品偿付的利益相关者

名称	描述	影响
健康福利和体育部（MinVWS）	关于筹资、组织的关键决策者，认为病人有权获得基本医疗保险服务包中的部分服务	基于药品对患者的严重性及其预算影响，最终决定是否将药品纳入国家卫生服务药品目录
医疗保险委员会	独立的非政府机构，为政府部门提供所有一切与社会医疗保险项目有关事宜的咨询服务，尤其是基本服务包的确定。其成员由健康福利和体育部任命	基于药品和已有治疗方案相比是否具有治疗价值，建议政府是否将其纳入GVS目录
药品咨询委员会	医疗保险委员会下属的常设机构，负责向医疗保险委员会就某种药品进入GVS目录形成建议报告。成员由机构中已有成员提名并经过整个委员会投票决定	应健康福利和体育部的要求，形成建议报告，该报告包括了该药品与目录中已有的药品的治疗价值比较
药品生产企业	由荷兰研究型药品生产企业Nefarma作为其一般代表	单个的药品生产商要向健康福利和体育部提出申请，将某种药品纳入GVS目录
患者群	由特殊疾病患者群和荷兰患者与消费者联盟（NP/CF）作为其代表	不能申请将药品纳入GVS目录，但可以像MinVWS、CFH、CVZ表达对某种药品的支持
医学专家协会	由不同的专业协会作为其代表，如荷兰医学专家协会（OMS）、国家全科医师执业者协会（LHV）	不能申请将药品纳入GVS目录，但可以像MinVWS、CFH、CVZ表达对某种药品的支持

在药品偿付决策程序中缺少药品生产商的影响，这是由各种因素造成的，如荷兰药品产业的市场份额很小。在荷兰，药品生产企业的力量并不强大，因此并没有能力去改变药品评审的程序，包括产业代表在 CFH 讨论中的陈述。针对各种批评，CFH 回应道，鉴于讨论的所有证据材料都是在公共范围之内，且没有必要在开会讨论时召集所有的人，因此讨论中并没有包括药品生产商。药品生产商可以影响到决策结果的唯一途径是鼓动患者群和医学专家向 CFH 或健康福利和体育部写信支持药商提出申请的药品。

总的来说，在荷兰，患者行为的影响并不大。然而，特定病患群体能对政府产生很大的影响，但除非是某种药品没有通过审批，否则他们会保持沉默。很久以前，患者并不参与特殊药品的评审。其中一个解释就是他们对 GVS 体系的运作并不了解，而药品厂商也不能够采取以消费者为导向的营销方式，以提升患者对于一些没有纳入 GVS 报销目录的药品的关注度。之所以缺少争论的声音，主要是因为药品厂商都在不断调整药价、向报销价格集中，以避免由于自付比例增高和账单平衡造成的患者流失。但是，随着药品厂商在现有监管框架下，花费越来越多的资源、越来越积极地向患者宣传他们的药品，患者群的力量和影响会越来越大。

结论

随着医疗体制改革的深入，尤其是新的医院支付方式的实施，荷兰极有可能在其他医疗技术上借鉴其在循证的药品支付范围决策中的经验。DBC 要求对所提供的医疗服务有清晰的界定，并要求医疗服务供给者和筹资方都能了解效益和成本效益的组成要素。这有助于在平日医疗服务提供过程中对医疗服务的效益和效率有更具体的认识。

GVS 的一些基础原则包括重视循证医学、清晰的指标以及独立评估，这些只是整个 GVS 体系的一部分，也可运用于对医院服务进行评估的相应的体系中。但是，在借鉴的过程中应重视已有的对 GVS 体系的批评。

GVS 方案以及世界上其他一些药品偿付方案的主要目标都在于延长人群的寿命并提高体系的效率。长期以来荷兰一直遵循循证医学的原则，并认识到有必要通过全面的临床数据来说明药品的风险、疗效以及效益。自 2005 年开始全面实施 1999 药品经济学评价指南以来，CVZ/CFH 必须确保他们有能力对这些新的数据进行严格的审核。这就要求这些机构一方面要做好其内部人员设置，一方面还要不断推进与本领域的研究者的合作，让他们作为独立的专家参与评审。

许多药品偿付决策方案的另一目的在于确保决策程序是公开、透明的。荷兰正是开发了这样一套透明的程序，GVS 目录的进入指标都是清晰可查的。而且，在 1999 年药物经济学评级指南的制定过程中，各利益相关者都有机会评价指南草案，并做出修改建议。然而，在指标的形成及确定过程中并没有很好的体现出透明性。讨论以及提交给 CFH 的证据材料都没有公布，包括申请人、患者群和医学专家们都无从获知。诚然，这些利益相关者在药品评审结果上有明显的倾向性，但是在讨论中听取他们的建议可以强调药品的实际使用经验，如抱怨、患者和医疗服务提供者的期望以及临床管理等方面的问题。公开讨论或发布 CFH 讨论的会议记录都有助于药品生产商提出更有说服力的申请，也能够获得很多合理的支持建议。

尽管存在这些批评，在医疗技术评价上有着悠久历史的荷兰的药品偿付决策体系仍不失为一个模范体系。医疗体制改革的大背景对理解 GVS 成功经验及其所面临的批评提供了催化作用。可以预见，未来几年将是一个分水岭，在荷兰药品偿付决策体系的改革与发展中会不断将药品生产商、病人以及医学专家都纳入其中。

案例 1：格列卫（Glivec）

2001 年诺华欧化药业有限公司提出申请进行格列卫进入市场的审批。格列卫是在美国和欧洲使用的一种用于治疗慢性脊髓白血病的不常用药品。格列卫在没有充足的效益证据的情况下，以很快的速度通过入市场审批以及偿付审批，这是个典型的案例。尽管格列卫的情况对其他申请进入 GVS 目录的药品并无太大的借鉴意义，但它表明了 GVS 体系在迅速将昂贵的不常使用的药品纳入目录中的灵活性。

格列卫的市场审批历史

诺华公司同时向美国食品和药品监督管理局和欧盟药品管理局提出申请。格列卫在两套体系中均被认为是不常用药品，因此，可以进入快速通道，得到一些特殊考虑。2001 年 5 月 10 日。

案例 2：瑞乐沙（Relenza zanamivir）

荷兰在 1993 年至 1999 年间执行的一项药品费用控制措施主要是限制对创新药的偿付。由葛兰素威康制药公司生产的瑞乐莎正是受此政策影响的一种药品。

葛兰素公司在 1993 至 1999 年间（这段时期为轮候阶段）申请将瑞乐莎纳入荷兰药品偿付目录 1b，与此同时，也提出市场审批申请。然而，直到 2000 年，CFH 有能力处理一些积压的等候药品时，委员会才向健康福利和体育提交了建议报告。这个时候，NICE 也正在准备瑞乐莎的技术评价指南，这一指南于 2000 年 11 月出版。尽管没有专门参照英国国家临床和卫生评价研究所的指南，但是可以想象，英国的讨论会影响 CFH 的思路，并进而影响他们提交给健康福利和体育部的建议报告。

尽管对于流行性感冒的标准疗法是让其自我治愈，但也可在治疗中使用口服药金刚（烷）胺，这还能预防甲型流行性感冒传染，但是这只在 10%的病例中使用。英国国家临床和 NICE 和 CFH 的证据评审都发现，尚无比较瑞乐莎和金刚（烷）胺两种药品的临床试验。因此 CFH 认定瑞乐莎不能代替金刚（烷）胺的使用，不能作为相似疗效群组中的一员纳入目录 1a。

接下来 CFH 考虑瑞乐莎与标准疗法（这个案例中标准疗法是自我治愈）相比是否具有额外的治疗价值。对于健康人群而言，带来的效益提升是有限的，而且与瑞乐莎治疗的花费不匹配，加上去看全科医生的花费，瑞乐莎治疗花费 16.33 欧元，相比之下，金刚（烷胺只需要花费 2 欧元）。需要补充的是，当流行性感冒没有经过血清和病毒测试确诊时，瑞乐莎的效益还要更小。因此，基于症状使用瑞乐莎所带来的效益要小于临床确诊后再使用带来的效益。而补充的检查则会增加治疗的总花费以及耽误的时间。最后，临床证据表明瑞乐莎对于治疗乙型流行性感冒有罕见的疗效，这也是因为乙型流行性感冒患者在研究人群中的数量很有限。因而，乙型流行性感冒的证据就不如甲型流行性感冒的那么严格。

CFH 认定对于高危人群，流行性感冒造成的结果是很严重的。当时在研究过程中，高危患者在患者人群中的数量很小，这就使得 CFH 无法就瑞乐莎对高危人群的成本效益得出结论。CFH 最终的结果是认为瑞乐莎没有足够的额外价值来获得正当的补偿，加强对高危人群的疫苗接种仍是最具有成本效益的方法。健康福利和体育部接受了这一建议，并因此决定不将瑞乐莎纳入 GVS 目录，并不给予偿付。这一决定维持了对瑞乐莎的政策，而没有顾及 NICE 原始指南的修订。

附件 6—1：荷兰 1999 年版药物经济学研究指南摘要

指南序列	描述
1	研究的目标群体是 MinVWS
2	视角：社会视角
3	研究的时间安排：可以在药物研发的任何阶段（Ⅱ－Ⅳ期）进行研究
4	研究的执行者：研究的执行者与契约方关系透明
5	分析方法：应该是成本－收益分析法和/或成本－效用分析法。
6	适应证：应包括预期的患病人群
7	比较治疗：应该是在日常实践中作为第一选择的、有效性已被证实的标准治疗或者普通治疗
8	必须报告边际成本、边际效益和总成本、总效益
9	为了使关于成本和产出的陈述有效并且可信，分析时间应当充足
10	关于有效性和成果的报告应侧重收集实际发病率和死亡率的相关终端数据。可以提交经预期实践校验的模拟数据
11	生命质量可以通过通用调查表（建议使用 SF－36 或是 EuroQol）或者特定疾病调查表或者效用工具（进行成本效用分析时必须采用）进行测量
12	分析应以质量调整生命年（QALYs）为基础
13	必须包括医疗服务制度的内部直接成本和外部直接成本。医疗服务制度的内部间接成本包括由疾病引起的成本（必须排除与干预无关的部分）
14	治疗时调用的人力和物力必须先以自然单位（小时，任务，护理天数或者日剂量）而非货币单位表述
15	必须使用标准的成本报表
16	未来的产出和成本都应按 4%的比例折现
17	关于可信度和有效度的分析必须说明所有假设和主要限制因素，必须包括敏感度分析
18	报告必须使用统一格式
19	应建立模型以从校验数据中提取有效数据

来源：医疗保险委员会（CVZ）（1999），荷兰药品经济学研究指南．Amstelveen：CVZ.

参考文献

1 M. Bos (2000), 'Health Technology Assessment in the Netherlands', *International Journal of Technology Assessment in Health Care*, 16(2): 485-519.

2 Organization for Economic Cooperation and Development (OECD) (2004), *OECD Health Data* 2003. Paris: OECD, <www. oecd. org> (accessed 17 Feb. 2004).

3 F. Rutten (2003), 'The Impact of Health Care Reform in the Netherlands' (accepted for publication).

4 Rutten (2003).

5 OECD (2004).

6 Rutten (2003).

7 Committee on the Structuring and Finance of Health Care (1987), *Preparing for Change*. The Hague: DOP.

8 Bos (2000), pp. 494-6.

9 P. J. van der Maas, H. J. de Koning, B. van Ineveld, et al. (1989), 'The Cost-Effectiveness of Breast Cancer Screening', *International Journal of Cancer*, 43: 1055-60.

10 Bos (2000), pp. 502-3.

11 Bos (2000), p. 502.

12 M. Bos (2004), 'Clarification of Article 18' (Digitally recorded interview by T. Carino). Den Haag, 5 February.

13 B. Hermans (2003), 'Clarification of Article 18' (Digitally recorded interview by T. Carino). Rotterdam, 29 October.

14 M. Buijsen (2003), 'Clarification of Article 18' (Digitally recorded interview by T. Carino). Rotterdam, 20 October.

15 M. Dickson and H. Redwood (1998), 'Pharmaceutical Reference Prices. How Do They Work in Practice?', *Pharmacoeconomics*, 14(5): 471-9.

16 A. Steenhoek (2004), 'The GVS Process and Membership on the CFH' (Digitally recorded interview by T. Carino). Alkmaar. 11

February.

17 P. Kruger (2004a), 'Informal Analysis of the Number of Drugs in the GVS' (Email communication to T. Carino). Rotterdam, l March.

18 M. Dickson and H. Redwood (1998), P. 473.

19 P. Spoorendonk (2003), 'Drug Reimbursement in the Netherlands' (Digitally recorded interview by T. Carino). Haarlem, 14 November.

20 Health Care Insurance Board (CZV) (1999), *Dutch Guidelines for Farmoeconomic Research*. Amstelveen: CVZ, P. 3.

21 CVZ (1999), pp. 3-7.

22 CVZ (1999), p. 4.

23 Commonwealth of Australia, Department of Health, Housing, Local Government and Community Services (1993), *Manual of Resource Items and their Associated Costs, for use in Submissions to the Pharmaceutical Benefits Advisory Committee Involving Economic Analyses*. Canberra: Australian Government Publishing Service.

24 Commonwealth of Australia, Department of Human Services and Health (1995), *Guidelines for the Pharmaceutical Industry on Preparation of Submissions to the Pharmaceutical Benefits Advisory Committee, Including Economic Analyses*. Canberra: Australian Government Publishing Service.

25 Canadian Coordinating Offices for Health Technology Assessment (CCOHTA) (1996), *A Guidance Document for the Costing Process*. Version 1. 0. Ottawa: CCOHTA.

26 Canadian Coordinating Office for Health Technology Assessment (CCOHTA) (1997), *Guidelines for Economic Evaluation of Pharmaceuticals*: Canada, 2nd edn. Ottawa: CCOHTA.

27 CVZ (1999), P. 2.

28 Medicine Evaluation Board (CBG) (2003b), *The Medicines Evaluation Board (Agency) in* 2002: *Changes consolidated*. Den Haag: CBG.

29 CBG(2003b). pp. 1-2.

30 P. Kruger (2004b), 'The Role of the Ministry of Health, Welfare, and Sports in the GVS System' (Telephone interview by T. Carino). Rot-

terdam, 26 February.

31 Health Care Insurance Board (CVZ) (2004), *Forerunner at the Heart of the Health Care System*. Amstelveen: CVZ. P. 2.

32 Steenhoek (2004).

33 Kruger (2004b).

34 Steenhoek (2004).

35 Steenhoek (2004).

36 Kruger (2004b).

37 Steenhoek (2004).

38 Steenhoek (2004).

39 Kruger (2004b).

40 Steenhoek (2004).

41 Kruger (2004b).

42 A. Boer (2003), 'Technology Reimbursement in the Netherlands' (Digitally recorded interview with T. Carino). Daimen, 3 November.

43 Kruger (2004b).

44 Spoorendonk (2003).

45 Steenhoek (2004).

46 Spoorendonk (2003).

47 J. Schouten (2004), 'Insurers and Technology Assessment in the Netherlands' (Telephone interview by T. Carino). Rotterdam, 17 February.

48 Schouten (2004).

49 Kruger (2004b).

50 Steenhoek (2004).

51 Spoorendonk (2003).

52 Spoorendonk(2003).

53 Steenhoek(2004).

54 Steenhoek(2004).

55 Spoorendonk(2003).

56 Steenhoek(2004).

57 Spoorendonk(2003).

58 Boer (2003).

59 Food and Drug Administration（FDA）（2001），‘FDA Approves Gleevec for Leukemia Treatment’，*FDA Consumer Magazine*. 35. <www. Fda. gov/bbs/topics/NEWS/2003/NEW00909. html>（accessed 25 Jan. 2004）.

60 B. J. Druker，C. L. Sawyers，H. Kantarjian，et a1.（2001a），‘Activity of a Specific Inhibitor of the BCR- ABL Tyrosine Kinase in the Blast Crisis of Chronic Myeloid Leukemia and Acute Lymphoblastic Leukemia with the Philadelphia Chromosome’，*New England Journal of Medicine*，344(14)：1038-42.

61 B. J. Druker. M. Resta，D. J. Peng，B. Buchdunger，et a1.（2001b），‘Efficacy and Safety of a Specific Inhibitor of the BCR-ABL Tyrosine Kinase in Chronic Myeloid Leukemia’，*New England Journal of Medicine*，(14)：1031-7.

62 The European Agency for the Evaluation of Medicinal Products (EMEA) (2001)，*Committee for Proprietary Medicinal Products European Public Assessment Report* (*EPAR*) *On Glivec*. London：EMEA.

63 FDA (2001).

64 EMEA (2001)，P. 1.

65 Medicine Evaluation Board (CBG) (2003)，*Glivec*，100 *mg*. EU/I/01/198/007. <www. cbg. nl> (accessed 6 Jan. 2004).

66 EMEA (2001)，P. 2.

67 EMEA (2001) .

68 CBG (2003).

69 Health Care Insurance Board (CVZ) (2001a)，*Committee on Pharmaceutical Help Recommendation for Celebrex. Climodien，Glivec，and Menopur*. Amstelveen：CVZ，P. 2.

70 CVZ (2001a)，P. 1.

71 Steenhoek (2004).

72 Health Care Insurance Board (CVZ) (2001b)，*Cost Consequences of Glivec*. CVZ，October 26.

73 Guido van den Boom (2004)，‘Approval of Glivec in the Netherlands’ (Email communication to T. Carino). Rotterdam，19 February.

74 National Institute for Clinical Excellence (NICE) (1999)，*Old*

Guidance - Zanamivir (*Relenza*). London: NICE.

75 Health Care Insurance Board (CVZ) (2000), *Committee on Pharmaceutical Help Recommendation for Cisapride* (*Prepulsid*) *and Zanamivir* (*Relenza*). Amstelveen:CVZ, pp. 2-5.

76 CVZ (2000), P. 5.

第七章 西班牙医疗保健支付范围决策

Anna García-Altés[1]

引言

西班牙宪法于 1978 年获得通过。宪法规定西班牙是一个社会民主国家，实行议会君主立宪制。政府由参众两院议会管理，议员每 4 年由西班牙人民选举产生。西班牙总统由众议院选举产生。该国领土由自治市、省和自治区（ARs）组成。西班牙于 2003 年完成了 17 个自治区的创设，开启了不同公共管理权力分散化的进程，这其中也包括在医疗方面的授权。

西班牙宪法确立了一个人人均可利用，且可免费获得服务的医疗卫生体系。1986 年的《健康基本法》界定了国家卫生服务体系（NHS）框架，这一体系覆盖全民[2]。该法律的指导原则包括健康促进、预防为主、平等可及的服务以及社区参与等。宪法和《健康基本法》共同制定了向各自治区授权医疗服务管理的规范性框架。17 个自治区在公共卫生以及规划上有完全的自主权。2003 年国家卫生服务协作与质量法案的颁布，将医疗服务筹资、组织、提供和管理的责任完全移交给自治区[3]。

卫生部保障所有公民享受医疗保护的权利。它协调了公共卫生和医疗服务，制定医疗政策、提交授权立法的草案并与劳动和社会事务部合作，整合医疗服务和社会服务。卫生部还规范了医务人员的学士后教育（和教育部协作），制定药品政策、制定医疗和健康产品的普通标准，同时也是处理消费者事务的最高权力部门。

劳动和社会事务部明确规定了社会保障体系的筹资结构，确定保证供应的医疗福利服务包并核定国家卫生服务体系中的费用支付。劳动和社会事务部还负责社会和社区照顾，但这些都逐渐转移给各自治区了。

1995 年之前，对社会保障医疗体系该提供的福利包并没有清楚界定。可享受的治疗服务范围也在逐渐的扩展之中，这样的扩展是由技术进步和医学发展引起的，而且并未对其效益和效率进行评价。缺少对新兴医疗技术的评价，不仅威胁到医疗服务的质量，也威胁到为控制费用上涨而做出的努力。另外，在权力分散化的环境中缺乏对技术创新系统性地反应，这也大大增加了不同地区提供医疗服务的不公平性。

由于这些原因，1995 通过的 63 号皇家法令（Royal Decree），明确了由 NHS 支付的服务范围[4]。该法令提出的建议是基于技术标准的，并在议会中经历了激烈的讨论。这个法规有两个主要目标：一是通过制定由公共卫生体系提供的福利清单来完善公民的权利组合；二是规范新服务和新技术的引进。由 NHS 支付的福利范围包括：初级卫生保健（其中包括医疗和儿科治疗）、疾病预防、健康促进和康复、门诊和住院中的专科治疗（包括急诊中所有的内外专科）、药品福利以及一些补充福利，如假体植入和整形产品。这个服务福利包不包括社会和社区照顾。而牙科治疗则是一直以来都被排除在福利包之外的一项主要福利。

自治区政府拥有卫生区域规划的权力，并有能力组织本地的医疗服务。在这个体系中，地方政府的角色正在弱化，因为宪法将大部分以前由地方政府承担的责任转交给了区政府，地方政府只在公共卫生政策和环境卫生活动上留有部分管理权。

尽管大多数医疗服务都是通过公共卫生体系来提供的（这一体系包括医院、初级卫生保健、专科医疗中心和长期照顾中心），私人商业保险公司还是扮演了一个虽小但也在不断增长的角色。私人商业保险是自愿参加的，覆盖了 10%的人群。有三个公共互助基金只覆盖公务员，公务员可以在公共和私人服务之间自由选择。还有另外专门为军人或监狱提供的医疗服务。一般来说，公共体系会将大约 15%～20%的住院服务承包给私营或非营利医院[5]。

中央和区政府之间分担对医疗卫生体系的规划和监管责任。一般来说，中央和地区高级管理机构都在继续整合筹资、购买和供应的功能。然而，从 1990 年起，一些法律逐步得到通过，其目的在于通过签订合约，按照目标完成的情况来获得基金资助，来逐渐分离提供者和购买者[6]。

公共医疗保险的筹资来自税收、社会强制性缴费以及其他资源。医疗服务体系的筹资也是来自一般税收收入，而不是来自一个更加保险倾向的体系。大多数税收由中央政府收集，这是由于区域和地方政府在财政商的自主权很有限。公务员互助基金有大约 70%来自国家，30%来自公务员自己缴纳的基金[7]。1986 年的《健康基本法》建立了全西班牙所有自治区间的总额预算分配方案[8]，这一方案是基于 2001 年第 21 号法案调整的标准做出的[9]。

自雇人员和自由职业者，不到总人群的 1%，没有被国家卫生服务体系所覆盖。其余西班牙人都被法定医疗保险体系所覆盖，其中 94.6%加入了强制的社会保障体系，其余 4.6%是公务员及其亲属，由互助基金覆盖。另外对于弱势群体，还有一项专门的根据个人经济状况予以补助、非捐助性质的医疗保险方案。近来西班牙政府批准了将医疗服务权利扩展到成年移民人群，但它的未来前景尚不清楚[10]。

《健康基本法》规定公民有权参与医疗卫生体系决策，并且在医疗卫生体系各个层面的管理机构中引入参与委员会（participatory committees)。委员会主要由来自地方政府和专业团体的代表组成，还有一小部分成员来自当地的民权组织。实际上，这些委员会的参与并非是完全有效的，因为他们对医疗费用缺乏直接的责任，而且西班牙消费者组织很弱，难以代表广泛的社区意见[11]。

药品管制

1990 年的药品法案构成了西班牙药品政策的基础，而且在这之后，大多数对药品市场进行管制的法律都按照其要求进行了更新[12]。政府在药品方面的权力再次被分割为三个层次（国家、自治区的和当地医疗服务机构)，每一层次还具有相应的医疗卫生权力。国家层面主要负责以下事情：

• 规范并批准临床试验；

• 发放药品市场许可证；

• 控制药品和医疗产品直接面向普通人群的广告；

• 为制药公司发放生产许可；

• 规范药品质量和生产；

• 制定药品价格，设定共付比例，决定将药品纳入或者排除在公共保险付费的药品目录当中。

各自治区负责制定药房规划，并制定药品零售商店开业或者迁址的标准，而当地医疗服务机构则负责日常的药品福利管理，制定与药房的协议条件以及执行成本控制计划。法律规定，地方医疗服务机构在执行中央颁布的药品领域法律规范上拥有广泛的权力。

药品价格是在国家层面上基于技术标准形成的，然后在卫生部和制药企业之间进行谈判。之后，卫生部会发布一个药品目录，其中的部分药品可以由 NHS100％报销。还有其他一些纳入目录的药品，患者要共付 40％或 10％的费用（后者是针对那些用于治疗慢性病的药品）。

在 20 世纪 80 年代到 90 年代早期，药品费用逐年上涨，于是从 1993 年起开始实行大量的成本控制办法，这些办法都是以不同的药品机构为目标。其中一项最重要的政策是引入了非报销药品目录，目录中的药品被排除在公共支付体系之外，这是根据 1993 年第 83 号皇家法令而制定的[13]。第 83 号皇家法令关于有选择性的药品筹资，它是由 1998 年第 1663 号皇家法令扩大、更新而得[14]。两个法令的连锁反应使得在市场获得注册的 29％的药品被排除在公共支付体系之外。

另外在 1993 年，药品增值税率从 6％减至 3％，而在 1995 年这一税率被固定在 4％。同年政府还与医药企业达成协议，每年将药品价格平均降低 3％，这一协议一直到 1999 年 11 月才失效。不同价格区间药品的降价幅度均不同，药厂没有任何选择权。另外，在 1995 年 7 月，政府与药品企业达成新的协议，通过限制每年的增长上限（在未来三年中这个上限是 7％），制定针对公立机构药品销售的减少利润体系，并委托 Farmaindustria（国家药品生产企业雇主协会）鼓励使用通用药品[15]。

1990 年的药品法案根据 1996 年第 13 号、1997 年第 66 号法案有所调整[16,17]，开放渠道引入通用药品，并在西班牙药品市场引入参考价格体系。特别是在 1997 年第一个通用药品品牌获得商业流通注册，而依据 1999 年第 1035 皇家法令有效地引入了参考价格[18]。在 1997 年 7 月到 1999 年 11 月之间，343 个通用药品品牌获得授权，在 1998 年其销售额达到 2.6 亿比塞塔（西班牙币），而到了 1999 年 10 月，这一数额增长到 15.85 亿比塞塔。

1997 年成立了国家医药管理局并在 1999 年开始有效履行其职责，这推动了指南和协议的传播和执行[19]。该部门是个政府机构，负责人类和动物用药的评价、管理、注册和控制，同时按照西班牙和欧洲法律规定，还负责化妆品和个人卫生用品的评价、管理、注册和控制。它还有权裁决是否进口药品，管理药品的照顾性使用，控制国家战略药品储备以及宣传各种药品信息。

1990 年的药品法案建立了诸如控制质量、安全、疗效、价格、销售和医药广告的标准[20]。如同在其他欧洲国家一样，新药品的引入受到严格管制。卫生部要在安全性和效率方面的对药品进行科学证据审查之后方批准药品进入。也有对临床试验方面的特殊规定。西班牙方面加入了欧盟有关药品管制方面的计划。

医疗器械的管制

与药品相比，对医疗设备和器械的控制一直都是很少，在欧洲其他国家也是这种情况。大多数管制都与技术安全和药品生产质量管理规范（GMP）相关[21]。直到现在，产业部都负责管理一些医疗设备（如X光机、电离辐射设备以及便携式放射手术器械）的引入和安装，需要考虑的有技术疗效、质量、可靠性以及对于患者和操作者的机械安全性和电气安全性。另外，产业部还与各自治区协作，负责保证应用于医疗目的的电子设备在引入市场前的安全性（例如脑电图）。自1994年起，对任何可能产生电磁干扰的设备的评价程序和保护性要求有了明确的规范。

至于对活性可植入医疗器械，西班牙国家立法沿用了欧洲经济共同体（Economic European Community）第90/385号和93/42号指令[22]。这些指导性文件要求充分的风险－收益测算证据，这些证据可以通过文献综述或者临床试验的方式来获得。和大多数投放市场前审批规则一样，为保证安全性所要求的信息重点都在于医疗器械的短期影响而并非长期效益，因此，欧共体标志并不必然保证器械百分百安全。这个规则在实践中也导致一些不平等现象出现，导致一些有着技术安全性和疗效、性能以及操作规程，但缺少临床安全性和疗效分析的设备，也被批准投入市场。

中低端医疗设备的获取（这类产品由成熟的技术发展转化而来，可以在没有精细和复杂的系统支持下工作而且它的应用并不需要动员许多的资金和人力资源）主要通过医院预算来进行控制。高端医疗设备的获取（这类产品不能在没有精细和复杂的支持系统下工作而且它的应用需要动员许多的资金和人力资源）要求事先正式的审批。对于诸如器官移植、乳腺癌筛查这些特殊设备的获取，还有特殊规则。

西班牙的医疗技术评价

前面提及的1995年第63号皇家法令制定了一个医疗服务目录，目录中的服务由NHS直接向患者提供，并且由社会保障或者国家在医疗方面的专项基金来筹资，还规定了这些服务将要达到的标准[23]。一些标准用来将某些医疗服务排除在公共基金筹资体系之外，这些标准缺乏充分的科学证据来证明该医疗服务在保持、提高期望寿命或自我满足感方面以及在消除、减轻身体疼痛方面的临床安全性。

任何控制医疗技术的机制都致力于促进那些可以改善人们健康状态和生活质量的医疗技术的引入和推广，而限制、避免那些医疗收益不确定或对社会造成的经济负担大于其带来的医疗收益的医疗技术。对医疗技术的引入和推广能够直接或者间接的进行控制[24]。在西班牙，通过不同的法律规范、不同的筹资或者支付方式以及研究战略，这两种机制都有所体现。

西班牙不同自治区在医疗技术评价领域中的组织创立发展以及正式活动开展的速度并不相同[25]。促进医疗技术合理引入和推广的首次制度性行动始于1984年，那时在加泰罗尼亚（Catalonia）成立了高端技术咨询委员会（Advisory Board for High Technology）。另外还在成立了加泰罗尼亚医疗技术评价办公室（CAHTA），是隶属于卫生部的行政机构。这个机构的产生是科学技术进步的结果，也是进行综合分析的需要。一段时间之后，CAHTA变为一个公共非营利公司。

1992年，巴斯克（Basque Country）成立了专门进行医疗技术评价的组织——Osteba，这是第二个成立该类组织的自治区[27]。在中央政府卫生部相继成立了几个行政部门之后，中央医疗技术评价委员会（AETS）于1994年成立了，它的目标主要是管制医疗技术而并非对其进行评价[28]。AETSA在1996年也成立了医疗技术评估机构。后来在加利西亚（Galicia）（1999年）以及巴伦西亚（Valencia）（2000年）也成立了相似的组织机构。值得注意的是，所有这些医疗技术评价组织都开始整合他们的评价工作，以避免重复及加强促进医疗技术评价结果的推广。

所有医疗技术评价组织的主要目标都是支持决策程序，从而使得医疗技术的引入、采纳、传播以及利用能够按照疗效、安全性、效益和效率这些经受过科学证明的标准来实现。西班牙的所有医疗技术评价组织均属咨询性质：它们对被评价技术的支付范围没有决策权力。它们仅就医疗技术的使用提出建议。如果说对决策有影响，那就是在自治区或者国家层面的卫生行政部门决策时，会考虑评价组织的建议以及来自其他法律、经济组织以及第三方部门的压力，但这些都没有明确的程序规定，各类组织对决策没有上诉的权利。

医疗技术评价组织的评价方法包括有科学证据的系统综述、整合分析、经济学分析以及技术的法律和社会影响分析。需要评价的技术或技术组/适应证的认定应该是主动的、可回应的，或者使用混合方法来进行。

不同机构对于医疗技术评价认定的重点不同，这体现在对不同方法的侧重以及需要认定的程序上[29]。

AETS 优先考虑以下两种办法。AETS 主动制定一份需要评价的医疗技术目录，按照安全、疗效、效益、不确定程度、受争议程度、临床实践的变异、创新能力、成本以及伦理和社会方面的考虑等标准来进行评价。目录要交由卫生部评估，它将决定哪些医疗技术需要被评价。AETS 也采用回应性的办法，根据上述的标准由医疗专业人员来认定需要被评价的技术。

Osteba 依靠卫生部长、理事会和医疗专家来认定需要优先进行评价的医疗技术。另外，Osteba 基于 1992 年美国卫生研究所（IOH）建议的程序制定了一套明确的优先安排程序。这个程序由 Osteba 协调，有跨专业的专家小组具体实施，他们应用已经建立的标准，通过多数意见制定优先考虑的医疗技术目录。所使用的标准按照重要性排序，如下：使用率的差异、疾病负担、疾病的预防、评价改变临床结果的可能性、评价有助于解决伦理和法律问题的可能性、改变成本的可能性，以及评价自身的成本[30]。

自从创设以来，AETSA 工作重点直接由安达露西亚（Andalusian）卫生行政部门来选择，并且被纳入安达卢西亚卫生规划中。AETSA 以 Osteba 的程序为蓝本来设计其优先选择程序。CAHTA 同样按照美国医药研究所（IOM）的标准制定了一套优先选择程序[31]，这套程序用于每两年的研究召集中。

最后，近来成立了一个医疗技术评价工作小组，作为 NHS 跨地区理事会的咨询委员会。这个小组由西班牙各个不同医疗技术评价部门的主任和自治区的代表组成。它的职责是：在 NHS 框架内确定必须进行评价的医疗技术目录；建立一个信息系统检查新出现的技术；建立评价活动的日程表和期限；确定在纳入 NHS 之前新技术试验的标准。所有西班牙的（医疗技术评价）部门都是 INAHTA 的成员。CAHTA 和 Osteba 是创始成员，并且是 INAHTA 第一个合作项目工作小组的成员[32]。

推广活动包括主动的传播，通过媒体传播信息来界定目标人群。这个方法的主要目的是提高意识，或许会也或许不会产生行为上的改变[33]。西班牙不同医疗技术评价组织进行的推广活动在形式上并没有太大区别，但在复杂程度上确有不同。医疗技术评价报告公开发表并以适应以及指向目标人群的形式散发出去。报告包含一份执行摘要，帮助目标人群对报告的重点内容得到迅速全面的理解。另外，一些组织会把报告呈递给关键决策者，提供报告摘要或者召开新闻发布会。

这些组织还编辑它们自己的新闻通讯。新闻通讯的目的是告知读者医疗技术评价中一些有争议的议题，评价活动的结果，发表在科学期刊上的论文以及学术活动。这些组织也举办讲座和研讨会，并提供多种形式的培训活动，同时还有自己的网站。

评价组织中最主要的区别之一是它们的法律架构不同。Osteba 是隶属于巴斯克（Basque）卫生行政部门的一个行政机构，而 AETS 是西班牙卫生部下属研究机构的一个分设部门，CAHTA 是一个公立非营利组织，隶属于加泰罗尼亚卫生行政部门。这种半独立的状态满足了 CAHTA 评价程序适应加泰罗尼亚不断变化的分散化医疗体系的需要，随着医疗体系的变化，需要为决策提供不同层次的、来自研究和发展领域的信息。这样的法律架构使得 CAHTA 可以对加泰罗尼亚医疗体系中所有的服务提供者进行评价，包括公立和私立医疗中心以及国内外其他卫生行政部门和组织[34]。

CAHTA 由执行委员会、科学委员会、一名主任以及一个跨学科团队组成，覆盖有关项目、研究、学术活动、文件和交流等领域。CAHTA 根据加泰罗尼亚卫生规划内的优先项目确定需要评价的医疗技术。确定某种医疗技术是否需要评价由科学委员会的成员作出，并由 CAHTA 自己的人员来选择。执行层在诸多重要的优先参数中，要依次考虑技术不确定，流行病学及经济影响、临床实践的差异以及社会期望等因素，然后提出优先选择和批准的建议。因为 CAHTA 是一个公立非营利部门，所以应该由在公立组织工作的卫生决策者启动这个程序，例如加泰罗尼亚卫生行政部门、公立和私立医疗中心的管理者和医生、科学协会、保险公司以及医药生产商[35]。

CAHTA 选择评价方法受到几方面因素的影响，包括政策问题、评价操作可用的时间以及可用科学证据的特点。尽管 CAHTA 大多会首先选择使用科学证据的综合分析方法，它的方法范围仍是宽泛的。初步和进一步的研究既可以在内部进行，也可以与科学协会协作开展。研究方法也是多样的，包括经济学评价、整合分析以及对按设计质量分级的科学证据的综合分析。在需要或者可能的时候，加泰罗尼亚医疗技术分析还会不同程度地考虑该医疗技术的法律、伦理以及社会影响，尤其是当这些信息可能获得或需要的时候[36]。

在大量例子中，执行活动使 CAHTA 评价的建议得以生效。这些活动是 CAHTA 建议的并由加泰罗尼亚卫生行政部门制定出来。一些例子中包括制定特殊规范来改善长期家庭氧疗的处方、促进干细胞移植的治疗质量指南的发展；改变一些技术的支付方式来提高其效益并在需要的时候增加技术的使用，正如对门诊手术、低渗透压对照中所做的一样。

表 7—1　　西班牙医疗技术评价机构对 PET 的评审

组织名称 年份	所研究的 适应证名称	评价方法	结论/建议
AETS (1995)	• 心肌灌注 • 心肌存活	对美国经济周期研究所和卫生保健政策研究所报告的综合分析	1. PET 和 SPECT 在冠心病冠状灌注的诊断以及之后的诊疗方案很相似（卫生保健政策研究所） 2. 在确定心肌存活的诊疗方案时，究竟使用 PET，还是 SPECT，取决于哪一个在使用中更具有成本效益（美国经济周期研究所）
AETS (1997)	• 头颈部癌 • 结直肠癌 • 乳腺癌 • 肺癌 • 孤立性肺结节 • 胰腺癌 • 黑色素瘤转移 • 卵巢癌	系统分析法	1. 关于 PET 对癌症患者治疗方面的贡献目前尚无明确结论 2. PET 在肺癌分期和孤立性肺结节的诊断上不失为一个好的选择 3. 由于缺少对照临床试验，PET 被认定为是一项探究中的技术 4. 严格来说，需要进行临床试验来评价 PET 对这些适应证的治疗效果
AETS (1999)	• 阿尔茨海默病 • 帕金森病 • 癫痫症 • 脑肿瘤 • 其他一些非常见的适应证	系统分析法	1. FDG-PET（断层扫描术）在以下诊疗中被证明是有效的： • 难治的复杂部分性癫痫和暂时性癫痫患者要进行手术，用 FDG-PET 作为一项补充的诊断和预后工具 • 在多数情况下 FDG-PET 不能预先排除有创方法 • 鉴别诊断放射性坏死和残余或复发肿瘤病灶 • FDG-PET 有助于阿耳茨海默化病的早期诊断，但对该病的临床治疗没有影响 2. 缺少有高质量方法学的研究，以证实 PET 在特殊临床病例方面的效用和对提高疗效的贡献 3. 建议适当的有计划的进行一些前瞻性研究，以回答 NHS 关心的问题：如何有效地使用 PET 4. PET 的使用应当按照研究协议予以控制

续表

组织名称 年份	所研究的 适应证名称	评价方法	结论/建议
CAHTA (1993)	• 心肌灌注 • 心肌存活 • 脑瘤复发对细胞坏死 • 阿尔茨海默诊断 • 肿瘤	文献研究	1. 对于心肌灌注，使用 PET 和 SPECT 在敏感性和专一性上的差异可以忽略不计 2. FDG18-PET 可以协助诊断心肌存活，并评价对传统技术无法做出诊断的病人使用血管重建方法的可行性 3. PET 被证实在化疗后组织坏死和肿瘤复发的鉴别诊断中比传统诊断技术（CT，MRI）更有效 4. PET 在阿尔茨海默病和其他痴呆症的鉴别诊断中很有用。但是，对阿尔茨海默病患者的诊疗方案并没有因为这点而有所改变。这一适应证仍然被认为是试验性的 5. PET 似乎在癌症的早期发现中有巨大的潜力。然而，这方面的应用仍处于实验阶段
CAHTA (1996)	• 自闭症	证据综合法	1. 科学证据显示，缺乏与自闭症关联的连续的解剖或代谢影像。目前可得的研究存在方法学缺陷。对该疾病的临床治疗来说，PET 仍然是一项试验性技术 2. 迄今为止还没有结论性的科学证据显示一个与不同的神经错乱相关的连续的 PET 大脑影像样本。研究结果由于方法学的局限性而受到质疑。PET 仍然是一项试验性的医疗技术
OSTEBA (1998)	• 头颈部癌 • 直肠癌 • 乳腺癌 • 肺癌 • 孤立性肺结节 • 脑肿瘤 • 胰腺癌 • 黑色素瘤 • 软组织 • 心肌灌注 • 心肌存活 • 癫痫症 • 婴儿痉挛症	文献综合法 和效用调查法	1. 目前相关的研究存在方法学缺陷，尚不能确立 PET 在常规临床实践中的地位 2. 在特定情形，PET 也许有互补作用，并且将来可能混合成像技术 3. PET 应该适用于不同的案例，考虑疾病的特征、病人情况、诊断的问题、可以获得的补充信息的质量，以及在临床决策中可能的影响 4. 也许应对所有出现问题的病例进行登记，以丰富关于 PET 实践价值的知识 5. 在以下情形下可以使用 PET： • 当其他诊断测验不具有决定性时，可用于孤立性肺结节诊断 • 确定肺癌处于哪个阶段 • 用于顽固性颞叶癫痫的致痫灶定位

续表

组织名称 年份	所研究的 适应证名称	评价方法	结论/建议
OSTEBA (1998)	• Lennox-Gastaut 综合症 • 阿尔茨海默病	文献综合法 和效用调查法	6. 尽管 PET 似乎有助于诊断阿尔茨海默症，但该疾病仍不能预判或治愈。目前尚无与临床治疗相关的信息 7. 关于在其他适应证方面运用 PET，考虑到现在还有争议，建议等有新的研究成果后再定夺 8. 与 PET 相比，具有诊断能力和优势（成本更低、技术更简单）的伽马摄影机已经面市，它们正在被研发，并且可能会主宰未来放射成像技术

来源：E. J. Adams，J. Asua，J. G. Conde Olasagasti 等（1999）. 正电子成像技术：正电子成像技术的经验和证据大全. 斯德哥尔摩：医疗技术评估机构国际组织.

案例：西班牙正电子放射层扫描术（PET）

PET 是一项在核医疗学领域中发展起来的无创图像技术。一些传统的图像诊断技术，如 CT 和 MRI，提供的是解剖信息（形态上的），PET 与它们不同，提供的是组织的生化和代谢信息（功能上的）。这些信息可以通过服用不同同位素标记药品来获得。在目前的临床应用中，最常使用的同位素标记药品是 18FDG[38]。现在 PET 作为一项研究和临床诊断工具，主要应用于：心脏病学、肿瘤学、神经病学/精神病学，但在肿瘤学中有着最多的适应证。PET 在不同专业领域中的应用程度是不同的，这种区别不仅体现在国家之间，也体现全世界使用这一图像技术的医疗中心之间。

世界范围内几家医疗技术评级机构已经对 PET 在不同临床专业中可获得的科学知识进行了评述[39]。大多数关于 PET 诊断能力的可用研究看起来方法学质量都很低，使得这些研究结果常常遭到质疑。目前设计最为严格的研究出现在心脏病学领域，但在方法质量上仍然存在局限性，所以对于这些研究结果要仔细考虑，对于该领域中其他具有相似功能的图像技术。在表 7—1 中描述了西班牙医疗技术评价组织对 PET 所作的评审。

西班牙于 1996 年开始引入 PET，开始时有两套 PET 设备可用，分别在马德里和潘普洛纳，均为研究所用。自从设备可用之后，临床案例也就出现了。第一个案例是癌症患者——更专业地说，是放射性坏死和残余或复发肿瘤病灶的鉴别诊断。这些病例通过保险范围委员会（Coverage Commission）加以引导，且都是以医疗技术评价机构的报告为基础的。如果该委员会同意患者使用这一诊断设备，患者将会被送往任何一个提供PET检查的非公医疗中心。NHS来支付交通费用和检查费用。

PET是第一批通过注册的技术之一。AETS首先开始登记病例。按照大多数意见，他们还制定了适应证的目录。那些符合标准的病人可以进行PET检查。登记病例主要是为了对接受PET检查的患者的特征以及PET检查对住院治疗的作用进行监控。2001年，安大路西亚成为第一个在公立医院中安装PET设备作为治疗之用的自治区。安大路西亚还制定了PET检查适用的适应证目录。

加泰罗尼亚是第二个拥有PET的自治区，同样也是在2001年。第一个购买了此设备的医疗中心CETIR是一个私营公司，与公共医疗机构签有服务合同。CETRI还购买了一个回旋加速器，这是为PET检查诊断准备药物所必需的。加泰罗尼亚于2003年购买了第二套PET设备，同样是一个与公共医疗机构签有服务合同的私营公司购买的。他们购买了一台PET-CT。由于他们没有购买回旋加速器，因此需要从其他医疗中心购买所需的药物。

目前，西班牙共有16台PET扫描仪，其中4台在公共医疗机构，12台在私立机构。在公共医疗中心中，引入这类技术涉及的投资很大，因此需要通过区域卫生行政部门的审批。是否引入也取决于需求程度。另外，由于PET是一套基于核药物的检查设备，任何机构购买PET都需要得到西班牙核安全顾问委员会（Spanish Counsel of Nuclear Safety）的批准。PET还是一项昂贵的技术。每一次检查的花费大概是1072欧元。登记病例对于了解不同需求的特征是非常有帮助的。2003年公共医疗机构中要求进行PET检查的数目有532例，要求PET检查最多的是癌症患者，其中最常见的是肺癌和结肠癌[40]。

将来PET将可能应用于以下种类的癌症中：

- 区分肿瘤是良性或恶性；
- 分期；
- 控制或应对治疗过程中可能出现的情况；
- 确定是否复发；
- 出现癌细胞转移时能够定位原发癌。

经常拿来与PET比较准确性的技术有CT和MRI，有时候也会将活体组织切片检查与PET进行对比。值得注意的是，尽管对证据的评审常常包括一些在诊断检查中需要考虑的附加因素——如对治疗影响的评价、检查结果对治疗方案带来的改变、对病人健康产出的测量、PET与其他检查相比所具有的成本效益——但事实上这些信息常常缺失，或者都是来自于无效的研究[41]。

PET相对于其他诊断技术的角色仍然不明晰，因此在有新研究能够提供PET的临床效用之前，它都将作为可用的诊断检查方式中的一种，而不能代替其他任何检查方式而存在。一项新近发表的关于PET应用于黑色素瘤分期的整合分析研究发现，即使PET更加有效，但由于该研究在方法学质量上的限制，阻碍了PET使用临床指南的制定。对于其他适用于PET的适应证都是如此。这样的背景下，就使得PET的发展或许可以代表其他图像诊断技术（CT、MRI）的发展历程[42]。

考虑到对应用中有关科学知识、不断增加的利益以及当前图像诊断技术的成本效益的认识尚不确定，也考虑到不断增加的需求和花费，CAHTA建议要对PET的使用以及在卡泰罗尼亚第一阶段推广中的合理利用进行监管。CAHTA建议报告中包含的建议有[43]：

• 建立专家委员会来明确在哪些临床和病理条件下，PET检查可以在对其科学证据进行评审之后获得授权；

• 制定规范标准，医生和医疗中心如果想要申请检查，就必须满足这些标准；

• 为PET检查申请设计标准的申请表格；

• 登记所有的PET检查，并对每个病理一一列举，主要的目的在于：(1) 评价PET使用极其变化（随着地理位置、申请人类型、临床条件的变化而变化）；(2) 确定这一医疗技术的诊断作用和治疗作用；

• 鼓励PET临床应用相关研究，由卫生预算独立筹资。研究应面向公众，并满足相应的治疗标准。

最近第一条建议已经开始生效。通过与专家组的协作，CAHTA以及卡泰罗尼亚卫生行政部门制定了一个适应证目录，目录里的诊疗方式纳入公共支付体系之中。这个目录是在对PET诊断有效性相关证据的系统分析基础上起草的（有效性包括敏感性、转移性和预兆性），并将作为在其他医疗背景下指导资助政策的重要参考。这份目录将递交给卡泰罗尼亚有关专家组，专家组将对其形成统一意见。大致来说，纳入目录的适应证都是使用PET能够对病人的治疗方案带来一定的影响。所拟定的目录有效期为一年，一年之后专家组和CAHTA将根据在本地区对PET使用结果的监测情况对目录进行调整，调整过程中也会参照其他一些在医学文献中出现的新数据。第四条建议同样也在实施中，因为CAHTA一直都在对PET的应用情况，使用PET的患者的特征以及对这些病人的随访进行监测。所有这一切都将促进PET技术更加有效的使用。

参考文献

1 The author is grateful to Joan M. V. Pons and Cari Almazin, former colleagues of the author at the Catalan Agency for Health Technology Assessment, for their helpful comments on the paper, and for providing data about PET use in Spain.

2 Ley 14/1986, de 25 de Abril, General de Sanidad.

3 Ley 16/2003, de 28 de Mayo, de Cohesion y Calidad del Sisterna Nacional de Salud.

4 Real Decreto 63/1995, de 20 de Enero, sobre ordenacion de Prestaciones sanitarias del Sistema Nacional de Salud.

5 European Observatory on Health Care Systems (EOHCS) (2000), *Health Care Systems in Transition: Spain.* Copenhagen: European Observatory on Health Care Systems.

6 EOHCS (2000).

7 EOHCS (2000).

8 Ley 14/1986.

9 Ley 21/2001, de 27 de Diciembre, por la que se regulan las medidas fiscales y administrativas del nuevo sistema de finaciacion de las Comnuidades Autonomas de regimen comun y Ciudades con Estatuto de Autonomia.

10 EOHCS (2000).

11 EOHCS (2000).

12 Ley 25/1990, de 20 de Diciembre, del medicamento.

13 Real Decreto 83/1993, de 22 de Enero, por el que se regula la seleccion de los medicamentos a efectos de su financiacion por el Sistema Nacional de Salud.

14 Real Decreto 1663/1998, de 24 de Julio, por el que se amplia la relacion de medicamentos a efectos de su financiacion con cargo, fondos de la Seguridad Social o a fondos estatales afectos a la sanidad.

15 EOHCS (2000).

16 Ley 13/1996, de 30 de Diciembre de 1996, de medidas fiscales, administrativas y del orden social.

17 Ley 66/1997, de 30 de Diciembre de 1997, de medidas fiscales, administrativas y del orden social.

18 Real Decreto 1035/1999, de 18 de Junio, por el que se regula el sistema, de precios de referencia en la financiacion de medicamentos con cargo a fondos de la Seguridad Social o a fondos estatales afectos a la sanidad.

19 Real Decreto 520/1999, de 26 de Marzo, por el que se aprueba el Estatuto de la Agencia Espanola del Medicamento.

20 Ley 25/1990.

21 Real Decreto 414/1996, de 1 de Marzo, por el que se regulan los productos sanitarios. BOE num. 72, 24/4/1996.

22 Real Decreto 634/1997, de 3 de Mayo, sobre productos sanitarios implantables activos. BOE num. 126, 27/5/1997.

23 Real Decreto 63/1995.

24 R. Cranovsky, Y, Matillon, and D. Banta (1997), 'EUR-ASSESS Project Subgroup Report on Coverage', *International Journal of Technology Assessment in Health Care*, 13(2): 287-332.

25 A. Granados, L. Sampietro-Colom, J. Asua, et a1. (2000), 'Health Technology Assessment in Spain', *International Journal of Technology Assessment in Health Care*, 16(2): 532-59.

26 International Network of Agencies for Health Technology Assessment (1997), 'This is CAHTA', Catalan Agency for Health Technology Assessment. INAHTA Newsletter. May.

27 International Network of Agencies for Health Technology Assessment (1997), 'This is Osteba', Basque Office for Health Technology Assessment. INAHTA Newsletter, January.

28 International Networks of Agencies for Health Technology Assessment (1997), This is AETS', Agencia de Evaluacion de Tecnologias Sani-

tarias. INAHTA Newsletter. April.

29 C. Henshall, W. Oortwijn, A. Stevens, et al. (1997), 'Priority Setting for Health Technology Assessment. Theoretical Considerations and Practical Approaches. Priority Setting Subgroup of the EUR-ASSESS Project'. *International Journal of Technology Assessment in Health Care*, 13 (2):144-85.

30 Osteba (1996), *Priorizacion de los temas a evaluar*. Vitoria-Gasteiz: Osteba.

31 M. Aymerich (2001), 'Priority Setting for Research and Assessment in Health Services'. CAHTA Informatiu. 22: 18-20.

32 D. Hailey. L. Sampietro-Colom, D. Marshal, et al. (1998), 'The Effectiveness of Bone Density Measurement and Associated Treatments for Prevention of Fractures: An International Collaborative Review'. *International Journal of technology Assessment in Health Care*, 14 (2):237-54.

33 A. Granados, E. Jonsson, H. D. Banta, et al. (1997), 'EUR-ASSESS Project Subgroup Report on Dissemination and Impact'. *International Journal Technology Assessment in Health Care*, 13(2): 220-86.

34 Granados, Sampietro-Colom, and Asua (2000).

35 Granados, Sampietro-Colom and Asua (2000).

36 A. Granados (1995). [The evaluation of medical technologies]. *Medicinia Clinica* (Barcelona). 22; 104(15): 581-5.

37 Granados, Sampietro-Colom, and Asua (2000).

38 L. Sampietro-Colom (1997), 'Financing of Emerging Technologies. Positron Emission Tomography'. CAHTA Informatiu. 11:5-7.

39 E. J. Adams, J. Asua, J. G. Conde Olasagasti, et al. (1999), *Positron Emission Tomography: Experience with PET and Synthesis of the Evidence*. Stockholm: International Network of Agencies for Health Technology Assessment.

40 C. Almazan (2001), 'Positron Emission Tomography (PET) in Oncology in Catalonia: Current State and Proposal for Monitorisation'. CAHTA Informatiu, 23: 5-7.

41,42,43 *Almazan* (2001).

第八章　瑞士医疗保健支付范围决策

Dominique Sprumont，
Felix Gurtner，Guilaume Roduit[1]

引言

基本要素

瑞士医疗卫生体系混合了 OECD 界定的多种不同医疗筹资手段[2]。瑞士的基本医疗服务主要由强制性社会保险来支付，而其他类型的医疗服务则是由私人保险支付。然而，即便是强制性的医疗保险，也是非常自由的，它鼓励疾病基金之间的竞争，并且在某种程度上将这种竞争也延伸到了医疗服务提供者中。因此，这个体系可以被描述为：以强制性社会保险为基础，但是要与医疗服务提供者签约，参保人可自由选择保险机构，允许给参保人报销，也允许直接向医疗服务提供者支付费用。

北欧一些国家在贝弗里奇模式下，往往有集中的机构负责医疗卫生体系的管理和筹资。相比之下，瑞士则是实行俾斯麦模式，以疾病基金为基础，国家只负责对其的监管[3]。联邦公共卫生办公室（Federal Office of Public Health，FOPH）下的意外伤害和疾病保险部门（2003 年之前隶属于联邦社会保险办公室，FSIO）负责对疾病基金提供强制性社会保险进行管理[4]，而联邦私人商业保险办公室（Federal Office of Private Insurance，FOPI）则负责监督管理所有其他补充保险[5]。由于瑞士在政治体系上实行联邦制，使得其医疗卫生体系也特别复杂。在联邦、各州和社区政府中分别设有不同的医疗卫生监督管理部门[6,7]。

瑞士于 1911 年颁布了第一部关于疾病保险的联邦法律。它涵盖了由意外所导致的伤害。这就是《联邦疾病与意外保险法》（Federal Law on

Sickness and Accident Law)[8]。这部法律是瑞士医疗体系的关键构成要素之一，也是联邦政府制定公共卫生政策最重要的工具之一。这部法律还创设了联邦社会保险办公室（Federal Social Insurance Office，FSIO）以及联邦社会保险最高法院（Federal Supreme Court for Social Insurance TFA）两个机构。

1994年瑞士对该法案做了较大范围的修订，并通过了新的《联邦疾病保险法》（Federal Law on Sickness Insurance）。瑞士医疗卫生体系深受这部法律及其实施条例的影响[10]。值得关注的还有1981年颁布的《联邦意外保险法》（Federal Law on Accident Insurance）废除了1911年《联邦疾病与意外法》中有关职业意外和疾病的章节。

1994年新法律最大的调整就是规定凡是在瑞士生活三个月以上的，都要强制参加疾病保险。新的法律建立在社会互助原则的基础上：在富人与穷人之间，在健康人与病人之间，在老年人和年青人之间，在男人和女人之间进行互助[11]。作为回报，这部法律保证对相当广泛的一揽子医疗产品和服务进行偿付。原则上说，凡是被认定为有疗效的、适宜的、有效率的医疗产品或者服务都将得到强制性社会疾病保险的偿付。这部法律还鼓励医疗提供者和疾病基金之间的竞争。在1994年的法律中，私人保险的角色被限制于支付额外服务，这类服务被认为是非医疗必需品，主要是为患者提供舒适的服务，比如医院中私人病房的使用。

联邦公共卫生办公室认证的疾病基金间相互竞争。它们的保费由联邦公共卫生办公室批准决定。每一个基金基于社会互助原则，必须同等对待所有参保人。仅有的例外是基于参保人不同的年龄段而设计不同的保费——参保人被划分为18岁以下、18～25岁之间以及25岁以上三种类别——还有就是生活在不同州的人群保费有所不同。在每个州，联邦公共卫生办公室可以指定两个或者两个以上的地区，根据在不同地区医疗支付实际成本的差异，保费也可以有所不同。疾病基金间由于参保人群年龄与性别结构的差异而造成的成本差异可以运用风险调剂方案（risk adjustment scheme）来进行补偿。这个方案并不考虑反映不同疾病负担的健康指标（在德国则会考虑这些指标）。

联邦和州对那些负担不起保费的低收入人群进行补贴，这进一步强化了社会互助原则[12]。平均起来，瑞士约有三分之一居民受益于这个项目[13]。尽管在瑞士生活三个月以上的人都被要求参加强制性保险，但参保人可以自由选择他们的保险机构，而且还可以自由变更。另一方面，保险机构有义务接受任何一个申请参加保险的新成员，没有申请选择的标准[14]。对于任何一家根据州政府规范获得执业资格的医疗服务机构，参保人都可以自由选择到其就诊。

医疗服务支付范围

《联邦疾病保险法》中规定了所有应该由保险支付的医疗服务[32]。第32条专门指出这些服务“必须是有疗效的、适宜的、有效率的”[17]。这就意味着所有的医疗产品和服务，为了获得疾病基金的偿付，就需要进行科学的评价以验证其是否是医学所必需的。因此要将由医疗保险覆盖的医疗产品和服务与其他医疗产品和服务区分开来，后者主要是为患者提供私人的、舒适的服务，由患者自己支付或者由私人商业保险、补充保险支付[18]。

一般来说，由医生或者一定数量获得授权的医疗服务提供者处方的医疗服务或产品，都被认为是医疗必需的。因此，在瑞士，某种医疗产品或服务不能获得疾病基金支付的情况都是少数，大部分的医疗服务都能获得偿付。这也就解释了为什么瑞士的医疗卫生体系与其他国家的相比较，依然是最慷慨的体系之一[19]。

一般来说都希望所有疾病保险基金能支付同样类型的预防、诊断或者治疗方法。这也就意味着他们必须对参保人提出偿付的医疗账单进行审查[20]。按照法律的第42条第四款，疾病基金有权要求医疗提供者提供更多的诊断或者治疗信息以控制他们的账单。这项工作由基金的医学顾问来完成。审查是随机的，如果某提供者给出的账单高于相同地区内其他提供者账单的平均水平，也可以进行审查。法律的第56条也赋予提供者在特别病例中仅提供必需治疗的责任。医疗服务提供者和保险机构之间要就如何确定和处罚违规者进行谈判。《联邦疾病保险法》第59条规定允许将不遵守规定的医疗服务提供者除名。

自1996年起，疾病基金不再具有拒绝支付某些必需医疗服务和产品的法律能力，这些产品根据《联邦疾病保险法》第32条的标准都是能够获得偿付的；疾病基金也不能支付那些未满足条款中所列标准的产品或服务。然而，我们还是能在实践操作中发现疾病基金间也存在差异。尽管这些差异相当有限，但也可能对患者会产生巨大的影响。这些差异的存在主要被归结于缺乏信息（在参保人、医疗服务提供者以及保险机构间信息不对称），也可归结于保险机构所设立的不同控制系统所引发的矛盾，在一些案例中，还可以归结于对法律的不同解释[21]。

当医疗界和疾病基金对某种医疗产品或服务的支付存在争议时，将由联邦政府按照疾病保险条例的相关规定提名专家委员会对这一服务或产品进行评估[22]。该委员会与另外四个偿付事务顾问委员会（见表 8—1）是由来自医疗界、疾病基金、联邦行政部门以及患者组织的代表组成。应该强调的是，和其他国家一样，大多数的医疗产品（药品、医疗器械）在进入市场前都要通过一项特殊的关于安全性与效益的评价，以获得市场审批。但是通过瑞士治疗产品研究院（Swiss Institute of Therapeutic Product）授权批准上市或获得市场审批的药品或医疗器械，并不保证能够获得疾病基金的偿付。

表 8—1　　疾病保险福利决策

类别	目录性质	决策者	咨询机构
提供者	给予偿付的目录	联邦委员会（联邦政府）	联邦普通医疗保险福利委员会
新的或受到争议的医疗技术	不给予偿付的目录/有条件进行偿付的目录	联邦家政部	联邦普通医疗保险福利委员会
实验室分析	给予报销的目录	联邦家政部	联邦分析委员会
患者使用的医疗器械	给予报销的目录	联邦家政部	联邦医疗器械委员会
药品	给予报销的目录	联邦公共卫生办公室	联邦药品委员会
涉及多个委员会事务的原则指南			联邦疾病保险基本原则委员会

《基本医疗保险疾病偿付条例》（The Ordinance Concerning the Sickness Covered by Basic Health Insurance）——该条例制定了基本医疗保险支付范围的决策程序[23]——包含了所有通过评价并纳入支付范围的医疗目录，这简化了疾病基金对医疗服务的偿付程序[24]。我们将详细描述这个评价程序。当保险机构拒绝支付某项特殊的治疗，参保人也可以取得司法审查，我们也将在后文描述这一程序。

行政程序

国家层面的支付范围决策

《联邦疾病保险法》第 33 条赋予政府（联邦委员会）权力来指定哪些由医生提供的医疗干预服务可以获得疾病基金的偿付，而哪些不能，或者是仅在某种疾病情况下可以由疾病基金偿付。那些受到限制的医疗服务和那些不予偿付的服务一起被列入一个特殊的目录里。相反，所有由医疗保险支付的药品和实验室分析都要接受评价。它们被列入另外的目录中。

如前所述，这些决策都基于联邦疾病保险法第 32 条中所表述的原则——那就是所有的医疗服务应该是“有疗效的、适宜的、有效率的”[25]。联邦疾病保险法第 33 条也指出联邦议会可以批准医疗服务的偿付，无论是新的还是有争议的医疗措施，都要接受关于其效率、适宜性和疗效的评价。可以创设顾问小组或者专家委员会来履行这个责任，联邦普通医疗保险福利委员会（Federal Commission for General Health Insurance Benefits）便是其中之一，它是依据《联邦疾病保险法》第 33 条第 3 款以及疾病保险条例第 37d 条组建的。按照疾病保险条例第 33 条，联邦委员会把确定疾病基金偿付的医疗服务范围授权给联邦家政事务部（Federal Department of Home Affair）。这也就解释了为什么《基本医疗保险支付范围条例》[26]（Ordinance Concerning the Service Covered by Basic Health Insurance）是由联邦家政事务部依照联邦公共卫生办公室的建议通过的，而联邦公共卫生办公室的建议报告是由专家委员会进行了科学的评价之后作出的。

联邦普通医疗保险福利委员会和其他相关委员会

联邦委员会的组成在疾病保险条例第 37d 条第 2 款中有专门的规定。这个委员会包括 20 名成员，其中医疗界代表 7 名（其中有 2 名是补充医学代表）、医院代表 2 名、药师代表 1 名、疾病基金代表 6 名、参保人代表 2 名、州卫生行政部门代表 1 名以及瑞士联邦社会保险办公室代表 1 名。这个团体中有一半来自医疗服务提供者，一半来自其他利益团体，后者主要代表了疾病基金。医疗服务提供者主要由医生代表，他们在委员会中的数量比其他团体的代表要多，比如疾病基金的人。医疗服务获得疾病基金偿付的首要条件是这项服务是由医生处方的（一些情况下按摩师的处方也可以），联邦委员会中医生的人数较多正是与这一状况相适应。患者和参保人的代表仅仅是象征性的，部分原因是由于参保人和患者组织的力量很弱，而且没有很好的整合起来，另外也由于缺乏必需的资源来进行有效的政治参与。

还有另外 3 个联邦委员会来界定由社会疾病保险支付的医疗服务，涵盖了药品（疾病保险条例第 37e 条）、患者自己使用的医用材料和器械（如吸入器械或者失禁用垫）（疾病保险条例第 37g 条）以及实验室分析（依据疾病保险条例第 37f 条）三个领域。再者，每个委员会中都有一半的成员来自医生、其他医疗服务提供者和公共卫生专家。医药产业在联邦药品委员会中有 2 名代表。需要指出的是，联邦疾病保险法第 90 条中明确规定了对是否纳入药品补偿目录决策的上诉程序。和基本医疗保险支付范围条例相反，处方集直接由联邦公共卫生办公室通过，而不由家政事务部通过[27]。

2002 年，由瑞士 Swissmedic 批准上市的药品有 6 933 种，其中仅有 2 588 种药品被列入处方集中，大约 85%是处方药 15%是非处方药[28]。药物公司并不会系统地要求将他们的药品列入偿付目录，一个主要原因是如果他们的产品被列入偿付目录，将会受到严格的价格控制，而且不能广告。然而，如果药物公司的产品没有被纳入该目录，该公司也可以直接向特别委员会上诉。对于其他类型的医疗服务都没有这样的上诉程序。我们也看到，还有一项司法审查程序，但是它更复杂也更耗费时间。

最后，依照疾病保险条例第 37c 条建立了联邦疾病保险基本原则委员会（Federal Commission on the Basic Principles in the Sickness Insurance）。这个委员会并不评价具体的医疗服务，而是为以上提到的其他委员会提供指南和意见。特别是，它还负责制定评价医疗服务的标准，既包括科学标准也包括伦理标准[29]。例如，这个委员会对有关医疗辅助生殖技术、活体捐献移植手术、预防服务在个人医疗与公共卫生之间的配置等议题提出建议。

评价程序

为了帮助普通医疗保险福利委员会履行职责，联邦社会保险办公室编制了《医疗技术临床与经济学评价标准手册》（以下简称《手册》）[30]。这本手册提供了向委员会提交评价申请的程序指南。也阐明了委员会用来评价一项新的或有争议的医疗技术手段的三个标准：

疗效：用于描述某种医疗技术手段在实践中使用的临床价值。“临床有效性”指考虑适应证和禁忌证，在临床实践中某种特殊条件下可以在多大程度上达到目的。

适宜性：反映了某种医疗技术手段对患者医疗价值及其带来的风险的比较评价。只有当医疗技术手段的收益大于其自身风险，并且超过其他替代疗法所带来的风险时，它才被认为是适宜的。

效率：反映了该医疗技术手段使用的资源与其价值产出之间的比较评价。

委员会在技术申请人（提供者或制造商）提交的报告的基础上，决定一项新的或者有争议的产品或者服务是否符合这三个标准。委员会很少自己进行评价。它首先分析已有的证据，这些证据或者来自想要其服务/产品获得偿付的医疗服务提供者，或者来自疾病基金。申请人需要按照上文中提到的《手册》中的指示提交证据。委员会几乎没有资源来自己进行研究，以完善申请人提供的信息。然而，委员会倾向于参考其他国家或者国际上已有的医疗技术评价（HAT）数据。

在发达国家，医疗技术评价已经发展成为一项重要的在宏观层面上评价医疗技术的决策支持工具。它包含有对技术相关文献的评价（指对特定技术相关的医学和经济学文献的系统地收集、评价和整合）和对技术本身的评价（指对技术使用和推广可能造成的社会、伦理、组织和专业影响展开讨论）[31]。

评价程序可以概括如下（参见图 8—1）：

1. 利益相关者（医疗服务提供者、疾病基金、卫生行政部门或者患者组织）如果对某种产品或者服务的疗效、适宜性和效率存有异议，可以要求联邦公共卫生办公室启动评价程序。

2. 在启动评价程序之前，联邦公共卫生办公室要征询瑞士医疗协会（FMH）和疾病基金协会（Sante-Suisse）的意见。首先它要对科学文献进行初步审查，判定该技术是否存在争议。如果审查结果或者收集到的意见表明该技术是存有争议的，那么联邦公共卫生办公室将公开评价程序。这时，这就变成一个“备受争议”的案例。如果对该技术没有争议，它就具备了可偿付资格，通常就不会在条例中再提及。如果该技术存有明显的争议，就不需要这样的预评估程序了。

3. 如果该技术存有异议，联邦公共卫生办公室要会告知提供者和疾病

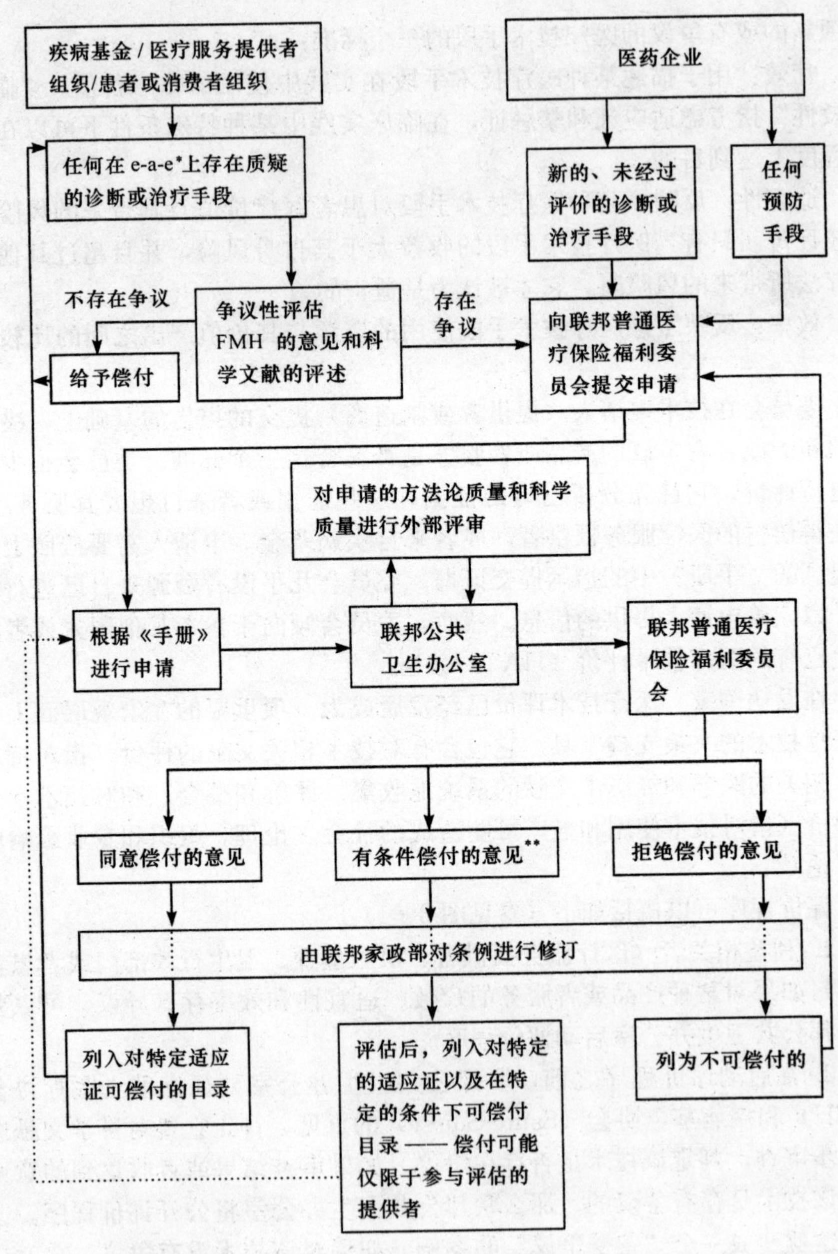

图 8—1 评估程序

注：* e-a-e：疗效、适宜性和效率。

* * 有条件指在时间上有限制，并且要接受委员会的重评估。

基金在完成全部评价程序之前该项技术不会被偿付。此时联邦公共卫生办公室要也会要求该项技术的提供者或者厂家提交一份技术评价申请。由于委员会不会自己进行评价，申请人应该是医疗服务提供者，能够自己收集现存所有的支持有争议的技术获得偿付的科学证据，并且能够确定一项技术获得补偿之后，在其引进、推广的过程中带来的专业影响。

4. 申请人在联邦公共卫生办公室要的意外和疾病保险部门的支持下，按照手册中的指示准备一份文件。完成之后，申请人可以向联邦公共卫生办公室要提交申请。

5. 联邦公共卫生办公室要征询专家意见或者对申请的方法学和质量进行外部审查。

6. 联邦公共卫生办公室要将申请和外部审查结果转交给委员会。

7. 委员会在常规会议上对申请和外部审查结果进行评审，并向联邦家政部明确表达自己的看法，建议如下：

a. 拒绝疾病基金向受到置疑的技术提供偿付；

b. 同意完全支付被评价的技术；

c. 仅在某种特定适应证[32]，或者有限种类的适应证条件下同意疾病基金对其偿付[33]；

在一定期间内，技术将要接受进一步的评估，这时偿付会受到限制。

在最后这个有条件偿付的情况里，评价程序的准备、进行和付费由服务提供者或者企业承担，偶尔情况下由疾病基金承担。然而该技术自身是由疾病基金支付的。根据产品或者服务的性质不同，对其的偿付可能被限制于医疗中心以及评价中的提供者联盟。所有这些因为受到争议而由委员会进行评价的技术都被列入基本医疗保险支付范围条例的附录1中[34]。

根据需要处理的申请和重评价的数量，委员会每年召开两到四次会议。申请大约要在会议之前十周提交。委员会向联邦家政部提交的建议一般都会导致基本医疗保险支付范围条例的修订。通常这样的修订将于来年的1月1日开始执行，这样是为了让疾病基金可以根据新医疗措施的偿付情况而对其保费进行调整。如果包括申请必要的准备时间，整个评价过程要持续两年[35]。

原则上讲，对住院和门诊治疗都一视同仁。在实践中，不同的偿付原则导致了评价操作的略微差异：门诊治疗由医疗保险基于按服务付费的方式单独偿付（没有共付者），而住院治疗的偿付则一半来自保险，一半来自州政府对医院的财政筹资，直到20世纪90年代晚期还是基于按每日付费的方式。以前新的住院治疗手段和技术都是逐渐引入而且不为行政部门所知，而门诊治疗手段则更多的接受评价。这个情况在近些年有了变化，由于按日付费方式逐渐被其他付费方式所替代。在这些新的支付方式中，某些费用高昂的医疗技术手段（如 PET）或者植入物（如第三代心脏起搏器或涂层支架）常常都不包含在总费用中，而是单独付费。这个进展增强了医院中技术创新的透明度，并使得越来越多的技术要按照上述的程序接受评价。这也导致了州层面评价程序的构建，我们将在下面详细阐述。

州层面上的支付决策

1994 年的《联邦疾病保险法》中提出，各州要按照人群的需求规划医疗资源。该法的第 39 条特别要求每个州制定医院和诊所目录，患者在目录中的医疗机构治疗时由疾病基金支付费用。由于各州要在医院住院治疗中承担 50%的费用[36]，因此，他们也将规划作为控制医疗费用的重要方式。各州对医院的投入可以是直接的，也可以是间接的，前一种情况下各州是公立医院的所有者，后一种情况下各州为医院提供的公益服务（例如急诊室、公立医院没有提供的特殊治疗）给予补贴。在两种情况下，各州的投入都直接纳入医院财政预算。

曾经一些州想要扩大卫生规划的原则，扩大医院服务，想要包括更广泛的新、贵技术[37]。这种探索激起热烈的辩论，因为它暗示了贸易自由的局限，而这恰是目前被医疗提供者所乐衷的。最后，只有 Neuchatel 州采用了这种方式。

Neuchatel 的立法获得通过的时候正值该州医疗费用增长超过前两年的 7%。该州议会的议员担心新开业的由私立机构创立的 MRI 中心会继续恶化这一情况。目前有两个中心已经在运行，而按照州卫生规划，仅需要一个。从保护公共医疗机构和费用控制的角度来看，第三个中心的开业被认为是个潜在的威胁。政府正准备修订州健康法[39]，这部法律赋予州政府权力以限制昂贵的或维护费用昂贵的新技术的引进，这些技术都不属于常规医疗，其影响范围仅是区域性的或者州域的，或者该技术的使用要求合格的专业技术人员的支持[40]。这个立法的目的在于授予卫生行政部门权力来限制或者禁止引入可能导致州公共医疗费用上涨的高价技术。

州议会通过的这个法律草案还包括一个重要的修正案，修正案要求政府定期更新法案中涉及的设备目录并且规定设备引入的最终决策要获得本州公立和私立医疗机构的一致同意。最后这一要求的提出是为了适应一些特殊的情况，即公立医院和私营医疗机构之间为开发新技术而存在竞争，而这些新技术正好是须经认可的。在私立医疗机构工作的提供者如果能提供适当的质量保证或者能够证明其更加有效，则可以优先于公立医疗机构获得考虑。然而，私立提供者也要保证其设备服务于全体人群。

虽然 PET 扫描技术在政府条例中被列入高端技术设备目录，但是到目前为止仅有一家 MRI 中心提出申请[41]。医疗服务提供者如果想在 Neuchatel 州引入 PET 扫描设备，则首先要遵守该州的法律，该法能够阻止装置这样的设备而不管这项治疗是否在联邦层面上给予支付。该技术还得遵守我们在前述章节中提及的《联邦疾病保险法》。

在本节的结尾部分还需要一提的是州层面的支付范围决策已经开始尝试跨州的“高价技术”协作，这是通过在大型公立医院之间的配置方案实现的。这是由瑞士卫生行政部门主管会议所发起的。这个会议始于 1919 年，包括了所有州一级的卫生行政部门。会议创立了一个特别工作组来负责高精尖医疗技术的协调与规划，其主要目的就是通过在大学医院间开展协作并创建有资格的专业中心来促进高精尖治疗技术的合理供应。直到目前为止，大约有十个州参加了这个加强协作的活动。这是关于 PET 的例子，在器官移植、高度传染性疾病和心脏手术中也是如此。因此，对于瑞士患者而言，并非在每一家医院都能享受这种“高价技术”。在这个计划中，将会有一个高精尖医疗的协作和集中利用的跨州际会议，在那里将会组建一个委员会来认定哪些治疗服务、在哪些条件下需要各州进行协作。然后各州有责任将这些建议纳入其卫生规划中。这对昂贵医疗技术的质量和费用都会带来影响[42]。

司法审查

如前所述，大多数被认为是医疗必要的医疗产品和服务都能获得社会疾病基金偿付。仅有少部分新技术或者有争议的技术需要接受评价，我们在前一节中已有所描述。然而，疾病基金有责任核实获得偿付的医疗产品和服务是否满足疗效、适宜性和有效这三个法律标准。按照《联邦疾病保险法》第 42 条，疾病基金可以要求由主治医生或者卫生保健专家提供精确的诊断信息或者要求提供关于参保人的健康状态或其治疗的详细信息，以确保治疗符合这些标准。如果某个案例不符合第 32 条的要求，疾病基金可以拒绝偿付。例如，如果一位患者要求对高压氧治疗进行支付，但其适应证并未列入由基本医疗保险支付范围条例的附录1，则疾病基金可以拒绝其偿付要求[43]。但如果真的发生这种情况，参保人有权要求对疾病基金的决策进行司法审查。

《联邦法社会保险法》通则部分说明了司法审查的程序，该法于2003年1月1日开始生效[44]。总而言之，参保人被赋予权利反对疾病基金的决策，首先直接向疾病基金提起，然后向州的专门行政法庭提起，最后向联邦社会保险最高法院提起[45]。需要指出的是，由药厂或者提供者为患者支付上诉费用的情况非常少见。事实上，我们还没有发现这样的案例。

近期一项由联邦社会保险办公室资助的研究分析了1997—1999年期间这个领域的判例法[46]。在州层面上，1998年在852项法院裁决中有247项涉及医疗支付，而1999年在827项法院裁决中有254项涉及医疗支付。在联邦层面上，联邦社会保险最高法院在1985—1997年期间对由于先前的联邦疾病和意外法造成的26起医疗支付争议作出了裁决。在1997—1999年期间，应用新的联邦疾病保险法作出了25项裁决。这些案件中只有很少的部分涉及医疗技术的支付决策。我们将简要讨论亮相裁决，分别涉及体外受精（IVF），和核磁共振成像（MRI）。

判例法中一个关键的问题在于联邦最高法院能在何种程度上评判基本医疗保险支付范围条例的合法性。在一项有关IVF的裁决中，法院彻底限制了其审查涉及条例决策的权力[47]。法院认为包含在条例附录1中的目录能够很容易得到修订，这个目录的存在限制了法院超越目录的权力。法院似乎不愿意推翻委员会专家的意见，他们得出结论：条例附录1的确立主要是个科学程序而并非法律程序。这项裁决引人关注，因为它极大地限制了参保人质疑疾病基金决策的权利。

幸运的是，法院在后一个关于MRI的判决中采取了更具干预性的做法，MRI技术并没有包含在条例之中[48]。与IVF的案例相反，法院得出结论：条例的限制性在医学上经济学上都缺乏合法性，因此也是和《联邦疾病保险法》相违背的。为了得出这一结论，法院征求了专家以及联邦社会保险办公室医疗人员的意见。基于这些专家意见，法院认为条例存在歧视，因此是无效的。

普通医疗保险福利委员会对条例中的医疗技术进行评价，决定该技术能否在联邦家政部的支持下，由基本医疗保险进行偿付，《联邦疾病保险法》并没有在这一评价程序和司法审查程序之间构建任何直接的联系。例如，委员会没有义务评价在法院提起争议的医疗技术。事实上，法院裁决本身并非是启动评价程序的充分条件。理论上说，仍然要由委员会来决定是否启动评价程序。当然在实践中，如果联邦最高法院对给定的产品或者服务作出裁决，基本医疗保险支付范围条例将会进行修正。然而，联邦社会保险最高法院在既定案件中对既定的产品或服务的偿付作出的裁决并不自动适用于其他案件。条例继续有效，如果参保人没有特别要求保险机构对同种服务进行偿付的话，保险机构也没有义务继续执行法院的判决。实践中，参保人很难查阅到法院的裁决，由于对这些案例的忽略以及对他们权利的忽略，也造成了参保人获得的偿付间的差异。

讨论

瑞士的医疗支付决策是一个复杂的程序，包括有正式的和非正式的要素。《联邦疾病保险法》最初似乎是建立在循证或者科学方法的基础上的。该法制定标准来限制由疾病基金支付的治疗范围。这个政策的主要结果是制定了基本医疗保险支付范围条例[50]，它包含有一个医疗产品和服务目录，目录中都是医疗服务提供者或者疾病基金对其是否满足法律规定的有疗效性、适宜性和有效率性的标准存在质疑的医疗产品或服务。正如我们所见，联邦普通医疗保险福利委员会通常并不自己进行医疗技术评价，而是宁愿参考现有的由医疗专业人士或者疾病基金提供的证据，或者参考国际上的或者国外的评价结果。委员会也考虑一些伦理的和政治上的因素。其中这个程序中的几个要素也受到广泛的关注。

缺乏透明度

评价程序缺乏透明度。无论是会议记录，还是委员会形成意见所基于的报告，还是委员会提交给联邦家政部的结论，都不会对外发布或者提供咨询。申请人在 FDHA 决策后收到一份书面的意见摘要。当医疗技术利益攸关，可能带来伦理或政治影响时，缺乏透明度尤其成问题。在这样的案例中，决策是基于价值判断和确凿的证据而做出的，因此容易受政治压力影响。在这个过程中所提出的每一个观点的性质和重要性都存在着不确定。这就可能导致专断的、有歧视性的决定。由于法院，包括联邦社会保险最高法院在内都不愿意深入分析基本医疗保险支付条例的合法性，这进一步增加了歧视性决策的风险[51]。

当重大价值存在问题时，形成支付建议是困难的

手册特别提到：

“一项新近引入的医疗技术措施应该能增进社会福利。因此对医疗技术措施的理想评价应该考虑到它对社会带来的直接和间接的后果。这样全面的分析明显超越了本手册中提到的对医疗技术措施进行的经济学评价。”

最后一句话提醒人们，最终决策终究是由卫生行政部门作出的政治决策。

对体外受精（IVF）案例的干预

对体外受精和胚胎移植不予偿付的决定似乎部分是基于政治原因而非科学原因做出的。从科学的角度来看，现在 IVF 不该被看做是“试验性”的。它已经经过彻底的评价。事实上它已在许多国家得到了社会保险的偿付。然而，在瑞士还存在争议。一些人认为按照社会保险法，不育症不是一种疾病，因此不育症的治疗不应该由社会保险体系来支付。这是夫妻间的个人选择。而另一些人则原则上反对所有形式的医学辅助生殖技术。

过去二十多年里，联邦最高法院一直反对第一种观点。法院坚持认为按照社会保险法，不育症确实是一种疾病，因此对这种疾病的治疗手段只要是有疗效的、适宜的和有效率的，就应该得到偿付。正如我们前面所见，法院认为不应对 IVF 给予支付，是认为 IVF 是项试验性的技术，但这与当前的科学事实是相矛盾的。关于第二种观点，一部关于医学辅助生殖技术的联邦法律于 2001 年 1 月 1 日开始生效，该法规定了在何种条件下哪种辅助生殖技术是合法的，尤其是在保护胚胎和未出生胎儿方面。

尽管如此，联邦家政部就社会保险偿付 IVF 征求公众意见，以了解公众对此的接受程度。对于不育症是否属于疾病以及联邦最高法院是否该判决对其所有的治疗方法给予全额偿付，都存在怀疑。对于不育症夫妇该享有的基于社会互助的帮助可能存在社会限制。由技术评价中心组织的咨询会回答了这一价值观问题。这个咨询会由在瑞士的不同地区展开的公共讨论组成，每一个区域都涵盖了对 IVF 持不同态度和价值观的人群样本（例如没有孩子的夫妻、收养孩子的夫妻、教会）。在每个案例中，大约有 15 名参与人被邀请回答给定的问卷。这是在瑞士第一次也是仅有的一次开展针对社会保险支付的公共咨询活动。

很有意思的是，公众期望委员会能够基于从这场咨询会获得的积极成果来检讨对 IVF 上的立场，这表明对 IVF 已经有着广泛的支持[52]。因此 IVF 或许可以在 2006 年被纳入条例之中。

补充医学

根据基本医疗保险支付条例附录 1 中第 10 点，一些补充医学，如针灸、源于神秘信仰的医学、传统中医、顺势疗法、神经疗法以及本草疗法，如果是由受过特殊训练的医生来开具医嘱和提供治疗，则可以由疾病基金偿付。除了针灸，所有这些医疗技术措施直到 2005 年 6 月 30 日仍处于评估之中。一个由医疗技术评价、瑞士健康调查分析（目的是描述对这一技术措施的需求）以及卫生服务研究型学习（目的是详细描述补充医学的供给）组成的评价项目正在进行之中。有人可能会提出这和《联邦疾病保险法》第 32 条所建立的循证医学原则相矛盾。然而补充医学总能够受到瑞士人民的广泛认同和赞誉，尤其是瑞士东部德语地区。另外，对一些补充医疗服务的偿付也被看做对医生的偏袒，因为仅对受过训练的医生提供的补充医疗服务进行偿付。因此，所有补充医学的预算都给了 MDs，而没有给传统临床医生。

令人感兴趣的是，当广泛评价的结果出来之后——将国际主流科学证据（无疑会是非常有限的）、对本地供给情况的认识以及人群需求信息整合起来——行政部门将如何决定进一步的偿付。

结论

值得注意的是，医疗卫生领域中的偿付决策或者重要投资决策很少会仅仅基于确凿的科学证据。设计并适应一套医疗卫生领域的偿付和重要投资决策程序，使其既能反映疗效的科学证据（这个一般来说是普遍有效的，在国际上也是可替换的），也能反映在伦理、社会以及专业上带来的影响（这需要得到国家或者当地的批准，还经常需要价值判断），这是一个普遍的难题。经济学评价常介于这样两种情况之间，一方面，由于它应该是基于听起来很科学的成本效益研究的，但是它的结果也需要与当地环境条件相适应（例如价格和偿付方案）；而另一方面，在进行成本效用研究的时，又要与当地的价值选择相适应。对技术能否获得国家偿付而进行的全面评价所需要的信息（包括关于其在当地医疗服务中的有效性和成本效益分析的科学证据，以及基于定性研究方法得出的社会的和伦理上的考虑）将永远都无法得到。

在上文描述的过程中，委员会充当的是评审委员会的角色，整合了有关疗效和成本效益的确凿的定量研究证据和有关当地影响的可获得的定性分析证据。然而，几乎没有资源可以用来对证据进行评审，或者对技术带来的伦理、社会、及专业影响进行定性研究。仅在一些敏感领域（例如IVF或者补充医学）才有行政部门发起并资助了这类研究。

同时需要强调的是，大多数产品和服务不需要经受任何评价，因为这些服务不存在争议。迄今为止，行政部门还没有发挥积极的作用，去搜寻国内外那些即将被引入日常临床实践中的医疗技术措施，并检查这些技术是否已经过其他国家的评价。新技术只有由医生处方或者由授权的卫生保健专家提供，才能获得偿付。事实上几乎没有哪个医疗卫生体系会运用固定的目录来严格限制由社会保险偿付的医疗服务或者公共卫生服务范围[54]。这部分是由于很难界定通过哪些标准来制定目录，但也是由于这样一个事实，即医学不仅是一门科学还是一门艺术。将会有一个灰色地带长期存在，在这里由医生独立决定对于他/她的患者来说，什么是最好的。很有意思的是，至少在决定由疾病基金支付的医疗服务的性质上，瑞士医疗卫生体系给予了医疗服务提供者相当大的独立性，尤其是医生。考虑到现代医学的性质，这当然是一项合理的政策。

补充医学的状况受到密切关注，从其定义来看，这些操作都不是循证的，或者至少很难满足科学的标准。然而，也有人可能会争辩道，补充医学代表的只不过是一种未经评价的技术（补充的医疗技术）对另一种未经评价技术（传统医疗方法处理慢性病、慢性疼痛以及一些不清晰的症状）的替代。

以上这些缺点（如缺乏透明度，对当地的伦理上、社会上和专业上的意义评价不足，几乎没有积极的项目来对新的未经评价医疗技术措施的引入进行全面清查）反映了瑞士在医疗技术评价程序总体，尤其是决策程序上普遍资金不足。

案例研究：

正电子发射X射线层析照相术（PET），高压氧治疗（HBOT），格列卫和流感抗病毒药

为了更好地理解瑞士医疗服务支付范围决策的法律程序，我们将进一步详细的分析 PET 和 HBOT 的案例。根据基本医疗保险支付条例[55]，这两种服务都可以在特定条件下由疾病基金进行偿付。

HBOT 被评估过两次。第一次是在 1988 年，该技术在治疗慢性骨髓炎和颌骨骨髓炎（无论是急性还是慢性）时都可以获得偿付；第二次是在 1994 年，对其的偿付范围扩展到晚期或慢性光化性病变[56]。从此以后，就再也没有医疗服务提供者要求对其他适应证中应用这一技术进行偿付，也没有医疗保险要求对已经获得偿付的适应证进行评审。

另外一方面，PET 从 1994 年起就一直在接受评估。能够获得偿付的适应证目录需要定期更新[57]。普通医疗保险福利委员会于 1999 年成立了 PET 研究小组，其目的是要在瑞士界定新的 PET 概念。研究小组于 2000 年发布了研究报告[58]。

第一周期的偿付决策由国家共识会议筹办。紧接着，医疗服务提供者提出的扩大偿付适应证目录的要求与当时国际上发表的各种医疗技术评价结果及建议相违背，尤其是国际卫生技术评估网络组织（INAHTA）和退伍军人局的研究结果。扩展适应证偿付范围需要满足以下几个条件：

• 在瑞士核医疗学协会（SSNM）的资助下为选定的适应证的产出研究（该研究的目的是记录使用或者未使用 PET 的病人的临床路径、决策、资源使用以及产出的变化）进行评估登记。

• SSNM 对获得偿付的新 PET 中心进行审查。

2000 年，SSNM 发布了 PET 质量指南。指南覆盖了 PET 基础设备及其程序（包括患者登记）。只有满足指南要求的 PET 中心才能获得医疗保险的补偿。移动 PET 扫描仪未能满足指南要求。SSNM 仍然想要进行产出研究（在肿瘤咨询专家、心脏病专家、神经病学专家建立合作非常困难而且很耗时）。

PET 已经获得补偿十多年了，但这一事实并不能在一开始保证这项技术可以得到广泛的应用。直到 2000 年，潜在的可获得补偿的患者数增长到每年 8 000 人，但是只有两台每年可承载 1 500 人的 PET 扫描仪在使用之中。目前，根据 SSNM 的指南，共有 6 台 PET 扫描仪在使用。这说明，在瑞士，医疗保险的偿付是这项技术得以推广的一个主要因素。

即使在沟通方面有所改进，支付决策程序的透明度仍然非常有限。在第一次 PET 支付决策中，就连申请者也只能获得有限的信息，到目前为止，申请者也只能收到决策所使用证据的摘要以及决策的基本原理。但这些信息通常不会对公众公布。

格列卫于2001年6月获得市场审批，可用于胚细胞慢性骨髓性白血病、或者用于α干扰素失败后的加速期和慢性期的治疗。2001年7月，联邦药品委员会决定将格列卫（针对这些适应证）纳入强制医疗保险处方集，每100mg药片的价格为25美元。2002年4月，获得市场审批的适应证被扩展到癌细胞转移和不可切除的胃肠基质肿瘤（GIST）。随着新的适应证获得市场审批，能够获得补偿的适应证范围也随即扩展。

治疗流感的抗病毒药物中，只有金刚（烷）胺从1971年起获得了强制医疗保险的偿付，而新的抗病毒药物扎那米韦（Zanamavir）和奥司他韦（oseltamir）都未能获得偿付。要求对这两种药物进行偿付的申请于1999年提交给联邦药品委员会，但遭到该委员会的拒绝。从此以后再没有提交过新的偿付申请。同意全额偿付、同意部分偿付以及拒绝偿付的原因仅仅只和提交申请的公司进行沟通，因此在这里无法进行说明。

参考文献

1 The authors wish to thank Timothy Jost for editing this paper and Severine Boillat for her support in collecting references and material.

2 OCDE (1992), La reforme des systemes de sante. Analyse comparee de 7 pays de l'OCDE. Paris: OCDE, p. 9.

3 M. Duriez (1998), Les systemes de sante en Europe. Paris: Presses universitaires de France, P. 3.

4 Loifederale du 18 mars 1994 sur l'assurance-maladie (LAMal), RS832. 10, art. 21. <www. admin. ch/ch/f/rs/832_10/a21. html> (accessed24 Feb. 2004).

5 Loifederale du 2 avril 1908 sur le contrat d'assurance (LCA), RS221. 229. J. <www. admin. ch/ch/f/rs/832_10/a21. html> (accessed 24 Feb., 2004).

6 OMS (2000), European Health Care Systems in Transition: Switzerland Copenhagen: European Observatory on Health Care Systems: B. Berger and T. Poledna (2002), Offentliches Gesundheitsrecht. Berne: Stampfli, p 11.

7 Berger and Poledna (2002), P. 11.

8 See FF 1906，VI 213 and FF 1912，1473.

9 LAMal，＜www. admin. ch/ch/f/rs/c832_10. html＞（accessed 24 Feb.，2004）.

10 Berger and Poledna（2002），P. 223.

11 LAMal. art. 61. ＜www. admin. ch/ch/f/rs/832_10/a61. html＞（accessed 24 Feb.，2004）.

12 LAMal. art. 65-66a. ＜www. admin. ch/ch/f/rs/832_10/a65. html＞（accessed 24 Feb.，2004）.

13 In 2001. 32. 7 per cent of all insured in Switzerland received such subsidies from the authorities. See OFAS（2003），Statistique des assurances sociales suisses 2003. Berne：OFAS，P. 159. ＜www. bsv. admin. ch/publikat/svs/f/svs_2003_f. pdf＞（accessed 24 Feb.，2004）.

14 LAMal，art. 7. ＜www. admin. ch/ch/f/rs/832_10/a7. html＞（accessed 24 Feb.，2004）.

15 LAMal，art. 35-41. ＜www. admin. ch/ch/f/rs/832_10/a35. html＞（accessed 24 Feb.，2004）.

16 J. Berra（2000），La structure des systemes de securite sociale. Lausanne：IRAL，p. 362.

17 LAMal. art. 32 al. 1＜www. admin. ch/ch/f/rs/832_10/a32. html＞（accessed 24 Feb.，2004）.

18 F. Colombo（2001），Toward More Choice in Social Protection? Individual Choice of Insurer in Basic Mandatory Health Insurance in Switzerland. Paris：OCED，P. 15. ＜www. olis. oecd. org/OLIS/2001DOC. NSF/43bb6130e5e86e5fcl2569fa005d004c/c1256985004c66e3c1256acb00548723/$FILE/JTOOl 12830. PDF＞（accessed 24 Feb.，2004）.

19 See M. Polikowski and B. Santos-Eggimann（2002），'How Comprehensive Are the Basic Packages of Health Services? An International Comparison of Six Health Insurance Systems'，*Journal of Health Services Research and Policy*，7(3)：1 33_42.

20 See for instance G. Eugster（2003），*Wirtschaftlichkeitskontrolle ambulanter arztlicher Leistumgen mit statistischen Methoden*. Berne：P. Haupt.

21 For a detailed analysis of this problem，see D. Homung，T. Roth-

lisberger, and A. Stiefel (2001), *Wirkungsanalyse KVG: Praxis der Versicherer bei der Vergutung von Leistungen nach KVG*. Berne: OFAS.

22 Ordonnance du 27 juin 1995 sur l'assurance-maladie (OAMal). RS832. 102. <www. admin. ch/ch/f/rs/c832_102. html> (accessed 24 Feb., 2004).

23 Ordonnance du 29 septembre 1995 sur les prestations dans l'assurance obligatoire des soins en cas de maladie(OPAS). RS832. 112. 31. <www. admin. ch/ch/f/rs/c832_112_31. htmlh> (accessed 24 Feb., 2004).

24 A. Maurer (1996), *Das neue Krankenversicherungsrecht*. Bale: Helbirg & Lichtenhahn, p. 44.

25 LAMal, art. 32 al. 1. <www. admin. ch/c11/f/rs/c832_10_html> (accessed 24 Feb., 2004).

26 OPAS, <www. Admin. ch/ch/f/rs/c832_112_31. html>(accessed 24 Feb.. 2004).

27 OPAS, <www. admin. ch/ch/f/rs/c832_112_3l. html> (accessed 24 Feb., 2004).

28 Pharma Markt Schweiz (2003), *Pharma Information*. Bale. <www. interpharma. ch/de/pdf/g603-d-download. pdf> (accessed March 23, 2004).

29 OAMal, art. 37 c paragraph 2 lit. e. <www. admin. ch/ch/f/rs/832_l02/a37c. html> (accessed 24 Feb. 2004).

30 The English version of this manual was published in 1998. It has since been revised in 2000 and is again under revision. A new version should be published in 2004 according to the Federal Social Insurance Office. (personal communication of Helena Kottmann, Federal Social Insurance Office).

31 E. Jonsson, D. Banta, C. Henshall, and L. Sampietro-Colom (2002), 'Summary Report of the ECHTA/ECAHI Project'. *International Journal of Technology Assessment in Health Care*, 18(2): 218-37.

32 An example of this is Xenical, Which can be prescribed only for some specific types of obesity.

33 The number and frequency of appointments for psychotherapy is

limited (two appointments of one hour per week during the three first years, one appointment of one hour per week during the next three years and one appointment of one hour every two weeks afterward. (Art. 3 of the Ordinance Concerning the Services Covered in Basic Health Insurance.)

34 OPAS, art. 1. <www. admin. ch/ch/f/rs/c832_112_31. hfrnl> (accessed 24 Feb. , 2004).

35 See A. Ayer, et a1. (2000), Analyse juridique des effects de la LAMal: catalogue des prestations et procedures (Rapport de recherche no 14/00), p. 14. Berne: OFAS.

36 LAMal, art. 49 paragraph 1. <www. adimn. ch/ch/f/rs/832_10/ a49. html> (accessed 24 Feb. , 2004).

37 In the mid-1990s, proposals to introduce a 1imitation of expensive and new technologies were made in the following cantons: Ticino, Geneva, Vaud, Fribourg, and Neuchatel.

38 Lois portant revision de la loi de sante (clause du besoin concernant les Equipements lourds), FO 1998, no 12; Arrete du ler avril 1998 concernant 1a mise en services d'equipements techniques lourds et d'autres Equipements de medecine de pointe, RSN 800. 100. 02. <www. ne. ch/ neat/site/jsp/rubrique/rubrique. jsp? StyleType = bleu&CatId = 2151> (accessed 24 Feb-2004).

39 Loi de sante du 6 fevrier 1995, RSN 800. 1. <www. ne. ch/neat/ site/jsp/rubrique/rubriquejsp? styleType=bleu&CatId=2151> (accessed 24 Feb. , 2004).

40 Arrete du 1 er avril 1998 concernant 1a mise en services d'equipements techniques lourds et d'autres equipements de medecine de pointe, RSN 800. 100. 02, article 1. <www. ne. ch/neat/site/jsp/rubrique/rubrique. jsp? StyleType = bleu&CatId = 2151> (accessed 24 Feb. , 2004).

41 Arrete du 29 octobre 2003 approuvant une demande d'acquisition d'equipement technique lourd des Hopitaux de la ville de Neuchfitel, Cado1les/Pourtales, FO 2003, no 84 <www. ne. ch/neat/site/jsp/rubrique/ rubriquejsp? styleType=bleu&Docld=7281> (accessed 24 Feb. , 2004)

42 See Rapport final du groupe de travail《Medecine de pointee》a

l'intention du comite directeur de la Conference des directeurs cantonaux des affaires sanitaires (CDS) (2003), *Coordination el concentration de la medecine hautement specialisee*, 29 avril. <www. gdkcds. ch/fr/ges-politik-f. html> (accessed March 23, 2004).

43 OPAS, <www. admin. ch/ch/f/rs/c832_112-31. html> (accessed 24 Feb. , 2004).

44 LOi federale du 6 octobre 2000 sur la partie generale du droit des assurances socials (LPGA), RS 830. 1. <www. admin. ch/ch/f/rs/c830_1. html> (accessed 24 Feb. , 2004).

45 See B. Kahil-Wolf, et a1. (2003), *La partie generale des assurances sociales*. Lausanne: IRA L.

46 See A. Ayer. et a1. (2000).

47ATF 125 V 21 <www. bger. ch/fr/index/juridiction/jurisdiction-inherit-template/jurisdiction-recht/jurisdiction-recht-leitentscheide 1954. htm > (accessed 24 Feb. , 2004).

48 See J. -M. Fresard (2000), 'Examen de la constitutionnalite et de la 1egalite d'une regle figurant dans l'annexe a 1'ordonnance sur les prestations dans l'assurance obligatoire des soins en cas de maladie (OPAS)', Revue suisse des assurances sociales, 44: 89.

49 Arret du TFA du 8 septembre 1999, RAMA, 1999, 6: 498 < www. bsv. admin. ch/publikat/rkuv/d/rkuv9906. pdf> (accessed 24 Feb. , 2004).

50 OPAS, <www. admin. ch/ch/f/rs/c832_112_31. html> (accessed 24 Feb. , 2004).

51 OPAS <www. admin. ch/ch/f/rs/c832_112_31. html> (accessed 24 Feb. , 2004).

52 See Publifocus sur la fecondation in vitro (2003), rapport d'une methode participative. TA P4/2003. <www. ta-swiss. ch/www. remain/reports_archive/publications/2003/pf_Bericht_IVF_f. pdf> (accessed February 10. 2004).

53 See S. Maddalena (1999), *The Legal Status of Complementary Medicines in Europe*. Berne: Stampfli.

54 See Polikowski and Santos-Eggimann (2002), p. 133.

55 OPAS，<www. admin. ch/ch/f/rs/c832_112_31. html>（accessed 24 Feb. , 2004).

56 OPAS，annexe 1，ch. 2. 1. <www. admin. ch/ch/f/rs/832_112_31/appl. html>（accessed 24 Feb. . 2004)

57 OPAS，annexe 1，ch. 9. 2. <www. admin. ch/ch/f/rs/832_112_31/. appl. html>（accessed 24 Feb. , 2004). There has been a revision of the indications for PET in 1. 1. 1994，1. 4. 1994，1. 1. 1997，1. 1. 1999. 1. 1. 200l and 1. 1. 2004.

58 OFAS (Medical Technology Unit) (2000)，*New PET-Concept for Switzerland*, *Report of the PET Study Group prepared on behalf of the & federal Commission for General Health Insurance Benefits*. Berne: OFAS.

第九章　美国老年保健计划支付范围的决策程序

Timothy Stoltzfus Jost

引言：美国医疗体系的支付政策

与其他发达国家不同，美国的医疗保险体系以私人医疗保险为主。大多数美国人（约63%[1]）都参加了团体医疗保险计划，由雇主出资，并能获得联邦以及州政府补贴。还有小部分人群（大约8%）购买的是私人医疗保险。由于私人保险的支付范围取决于支付的意愿和能力（且常常是风险相关的），目前大约有4 300万美国人没有保险。他们只能够自费接受医疗或者放弃医疗。

尽管以私人保险为基础，但美国在医疗领域的公共财政支出在GDP中所占的比例也达到了OECD国家的平均水平，与此同时，其人均医疗公共财政支出排名第四[2]。两个大型的政府医疗保险项目为老年人和残障人士（Medicare）以及贫困老年和残障人士以及贫困儿童和他们的家庭（Medicaid）提供医疗服务。因为这两个项目覆盖的人群对医疗服务的需求通常也是最大的，他们总共花费了45%的医疗开支[3]。

无论是私人医疗保险还是公共医疗保险，其支付范围都由保险机构决定。老年医疗照顾计划覆盖医院治疗、短期专业护理、家庭健康服务、医师以及其他专业人士的服务、耐用型医疗设备以及有限数量的预防性治疗。它的支付范围不包括牙科、眼科或是长期护理，而且也不包括门诊用药，但从2006年1月将开始支付门诊用药费用。

支付范围决策同样需要依据服务目录。过去，包括老年医疗照顾计划在内的大多数医疗保险，都声称它们仅仅覆盖“必需的医疗服务”，而且通常将试验性治疗排除在外[4]。除了庸医的服务或者美容治疗，这些规定很少提及支付限制。然而，随着管理型医疗的兴起，私人保险机构更加重视对服务支付情况的审查，一方面通过医疗服务的利用情况来审查每一个病人，另一方面通过技术评价来决定是否覆盖某一项服务。

这个时候，美国私人医疗保险在通过技术评价以决定支付范围方面可能比公共保险更进一步[5,6,7]。美国最大最先进的技术评价机构当属技术评价中心（Technology Evaluation Center，TEC），这个中心是蓝十字/蓝盾协会的项目，与Kaiser Permanente一起合伙管理。美国42个蓝十字/蓝盾计划一共覆盖了约1/4的美国人群，这些计划都是非营利的。技术评价中心并不作出支付决策，决策是由地方计划作出的[8]。然而它只是评价技术，并给地方计划以及其他一些订购了其服务的机构提供意见，比如了解技术能否改善健康产出。技术评价中心每年评价约30项新技术。其他几个私立技术评价服务机构也给它们的客户提供技术评价，一些大的保险公司和管理式医疗组织、管理式计划组织的联合体或者医疗中心也会有自己的技术评价部门[9]。保险公司和管理式医疗组织利用这些评价来制定支付政策，然而更常见的是，保险公司和管理式医疗组织通过案例库来进行支付决策，而不会全盘考虑，尤其是涉及临终治疗时。

在公共部门也会通过技术评价以制定支付政策，特别是在联邦老年医疗照顾计划、医疗救助计划以及退伍军人管理项目上。本章将着重描述联邦老年医疗照顾计划。选择老年医疗照顾计划有几点理由。第一，老年医疗照顾计划的支付决策过程公开透明且程序具有可解释性；第二，老年医疗照顾计划是一项公共保险项目，因此和我们研究的其他国家公共保险项目更为类似；最后，在老年医疗照顾计划和医疗救助计划之间，我们选择了老年医疗照顾计划，因为它是一个国家项目，几乎是采用单一的办法来制定支付政策，而医疗救助计划是一个联邦/州项目，其中大多数支付决策是在州的层面上作出的，而且每个项目采用的程序不同。

老年医疗照顾计划支付范围决策中的技术评价

目前，老年医疗照顾计划被分为A、B、C三个部分。2006年开始启动新的D部分，用于偿付门诊用药。A部分属于传统的社会保险项目，通过向雇主和雇员征收工薪税来筹资。它覆盖了一些常规服务——基本住院服务、专业护理服务、居家护理和临终关怀服务。B部分覆盖了医师和其他专业人士提供的服务、某些居家护理服务、耐用医疗仪器设备以及某些预防性服务，它的资金来源于税收收入和保险费。C 部分通过老年人保健优先计划中的管理式医疗组织向那些选择加入这些计划（目前大约是 12%）的老年医疗照顾计划受益人提供提供 A 和 B 部分的服务。C 部分的管理式医疗组织必须覆盖 A 和 B 部分提供的所有服务。

尽管本章关注的是支付政策，但老年医疗照顾计划提供者主要关心的是付费。如果某种项目和服务属于由老年医疗照顾计划支付的 55 种服务类型中的一种，或者不属于明显除外在支付范围之外的项目，例如美容服务，那么就能获得老年医疗照顾计划的偿付[11]。老年医疗照顾计划条例进一步提出，仅仅偿付"合理且必要"的服务[12]。老年医疗照顾计划支付决策详细说明了哪些服务满足了这一要求，而哪些不满足，尤其是确定哪些服务是"合理且必要"的。

老年医疗照顾计划项目是一项联邦政府的国家项目，但仍由私人承办机构进行管理，目前称呼 B 部分的为"承保单位"，称呼 A 部分的为财务中介机构。每个州都有 B 部分的承保单位，但有许多承保单位在几个不同的州运作，目前项目中总共有 20 个承保单位。每家医院可以选择一个财务中介机构，目前大约有 28 个财务中介机构参与到老年医疗照顾计划中，其中一些限制在特定的州和地区运作，而另外一些就可以在全国运作。有四个特定地区的承保单位负责处理对耐用医疗仪器设备的申请。在最近刚通过的法律要求下，承保单位和财务中介机构的功能将会统一由老年医疗照顾计划的承办机构接管，但这个变化可能要到 2012 年才可能全面施行。

老年医疗照顾计划的承办机构每年要负责接受、筛查和支付大约 9 亿份来自提供者和专业人士的求偿申请[13]。每个承办机构可以依据特定的程序来制定地方医疗审查政策（local medical review policies，LMRPs）［包括地方支付决策（local coverage determinations，LCDs)］，2001 年，有 9 000 项支付政策会公布在老年医疗照顾计划和医疗救助计划服务中心（Center for Medicare and Medicaid Service，CMS）的网站上[14,15]。老年医疗照顾计划和医疗救助计划服务中心自身也进行全国范围内的支付决策，并且要优先于地方支付决策。绝大多数支付决策都是地方性的，因此老年医疗照顾计划在全国各地的支付范围均有所不同。

然而，大多数老年医疗照顾计划的项目和服务并不遵循某一种明确的支付决策。不仅对于已覆盖的项目和服务是如此，对于许多新的项目和服务也是如此。目前老年医疗照顾计划按照预付制和按日付费对所有 A 部分常规的服务进行偿付。一般来说，预付制与个人付费或者收费都没有关系。住院服务则是基于诊断病症类别组（diagnosis related groups，DRGs）来进行偿付[16]。DRG-PPS 支付方式首先以入院诊断为基础，继而分解为年龄、性别、出院情况和附加诊断来做进一步的分析，确定在住院期间是否需要特定治疗方法，如外科手术[17]。然而，一旦患者住院符合支付条件，就不用考虑诸如是否需要接受某种特殊药品或者是否需要特殊的诊断仪器来做筛查这类问题了。当然，如果患者使用的药品、仪器或者治疗方法不在老年医疗照顾计划支付范围之内，那么主治的医生或者专业人士将不能获得 B 部分的偿付。同样，由于按 DRG 支付要基于传统诊断治疗，如果使用昂贵的新技术而未使用以往费用并不高的技术，那么医院可能无法获得足够的偿付[18]。除非是在一种相当不寻常的情况下，提供的服务本身就不能获得偿付（比如变性手术），那么医院就不太可能得到支付。

对门诊服务的支付基于预先建立的门诊付费分类（ambulatory payment classifications，APCs），这一分类是根据临床和费用相似原则做出的[19]。一般来说，提供者不会因为使用了更昂贵的技术而获得更多的支付。然而，这一普遍原则也存在新技术的特殊情况。

因为 A 部分服务总体上来说是按照预付制来支付，因此支付政策主要是针对 B 部分的。老年医疗照顾计划按照按服务付费原则偿付 B 部分的专业服务，一般使用预先制定的收费标准。只有当某项服务有合适的编码时，老年医疗照顾计划才将按照 B 部分服务进行支付。服务采用 HCPCS 代码（Healthcare Common Procedure Code System，医疗常见程序编码系统）进行编码[20]。对于大多数由医师和其他专业人士所提供的服务，其 HCPCS 编码（HCPCS，I 级）是基于由美国医学会（AMA）提供的 CPT-4 编码来确定的。然而对于 B 部分其他的服务，如耐用型医疗仪器设备、修补术、矫正术或者供应品，他们的 HCPCS 编码（HCPCS，II 级）由 HCPCS 全国委员会确定，这一委员会由全国蓝十字/蓝盾协会、老年医疗照顾计划和医疗救助计划服务中心和美国医疗保险计划（America's Health Insurance Plans，AHIP）的代表组成。

如果一个制造商、提供者或者医师创造了一项新技术并希望获得 B 部分的偿付，它就需要获得一个付费编码。为了获得这个编码，这项技术要么适合一个现有的 HCPCS 编码（而且接受目前这个编码可获得的偿付水平）；混杂编码下的账单，就意味着该项服务需要手工处理；要么这项技术申请一个新的编码，申请可以向 AMA 或者 HCPCS 委员会提出，或者如果恰当，可直接申请支付决策[21]。如果申请程序中应用了 CPT-4 或者其他 HCPCS 编码，老年医疗照顾计划和医疗救助计划服务中心就要决定这个编码是否属于老年人保障计划偿付的 55 种项目和服务中的一种，如果它是，那么就要给这个编码确定一个支付水平。这个既可以通过支付决策来决定，也可以不通过。事实上，仅有约 1/4 的新编码遵守全国性的支付决策[22]。另外有一半遵守地方性的支付决策，其中大多数都是由少数 B 部分的承保人决定的。尽管普遍认为支付决策更能反映项目或者服务的重要议题如成本、安全或者有效性，但仍有许多新编码在没有明确支付决策的情况下获得偿付。

老年医疗照顾计划地方性支付决策

如前所述，绝大多数的支付决策都是地方性的。承保单位和财务中介机构，包括耐用型医疗设备地区性承保单位（Durable Medical Equipment Regional Carriers，DMERCs），按照老年医疗照顾计划项目整合指南（Medicare Program Integrity Manual）第 13 章所设置的程序来制定地方医疗评审政策[23]。LMRPs 在一定程度上解决了这样一个问题，即根据《社会保障法案》（Social Security Act）1862（a）（1）（A）条款，所申请的服务是否是合理或者必需的，因而它们被称为地方性支付决策[24]。

地方支付决策可能由提供者、制造商、患者或者其他为新项目或者服务寻求偿付的人提起申请。也可能由承保单位或者财务中介机构的内部人员发起[25]。为了确定某个项目或者服务是否满足合理性和必要性的测试，承办机构必须了解以下信息：

1. 安全和有效的。

2. 非试验性或者非调查研究性的（除了临床研究的常规费用，这个费用可以通过全国性的支付决策来获得偿付）。

3. 适宜性，表现为：

- 按照已有的医疗实践标准来提供；
- 在适合的场所提供；
- 由合格的人员指示或者提供；
- 可以满足患者的医疗需求但又不超出这一需求；
- 至少与现有可利用的、适当的医疗替代品有一样的效益。[26]

地方支付决策应该尽可能的基于已发布的权威研究结果，这些研究通常使用随机对照试验或者其他定性研究方法[27]。当缺少可用的权威研究时，地方支付决策应该基于医学界的医疗标准，这些标准通常由科学数据或者研究发现来证实；或者基于医疗专家的共识，或者基于医学会或者医疗保健专家的建议。

在接到一项地方医疗审查政策申请之后，承办机构通常首先要收集和审查有关政策的信息。如果可用，他们会被鼓励采用其他承办机构的地方医疗审查政策。经常可以见到的是，如果某一承办机构覆盖几个不同的州，那么它需要保持政策的一致性。如果承办机构想要策划制定新政策，它就需要通过文献综述、联系其他承保单位或者财务中介机构、咨询顾问委员会，或者联系医学会或者地方的专家来收集和审查相关信息。根据最近通过的立法，老年医疗照顾计划和医疗救助计划服务中心需要在地方支付决策中争取实现政策的一致性，并且在承办机构之中传播相关地方支付决策的信息，以避免重复性工作，与此同时，在同一地区运行的承办机构应该就某一领域的新地方支付决策进行商榷[28]。

一旦承办机构形成了政策的草案，他需要决定这个政策是否需要征求意见来通过。一般而言，新政策、限制性政策或者对现行政策有重大改变的政策都需要征求意见，而那些无重大改变的政策、放宽对现有政策限制的政策，实行全国性支付决策必需的政策，或者对急诊有所变动的政策就不需要征求意见。[29]如果一项政策需要征求意见，那应该保证征求意见阶段满 45 天[30]。在此期间里，承办机构应该在其特定的相关者之间传阅这一政策，包括医疗专业人员、专业协会组织、其他的承保机构和财务中介机构、老年医疗照顾计划和医疗救助计划服务中心的地区管理者以及公众。另外还应该召开一次公开会议，在会议上可以就地方医疗审查政策草案发表意见，也可以将草案提交给承保机构顾问委员会，同时要在网上对政策草案公开征求意见。

一旦形成了地方医疗审查政策的最终稿，在生效之前要在承办机构的网站上将其公布 45 天（公示阶段）[31]。承办机构还要公布对对收集到的意见的摘要以及对这些意见的回应。所有最终政策还要公布在全国性的地方医疗审查政策网站上。

老年医疗照顾计划全国性支付决策

程序

另外，新技术的提议人可以申请全国性支付决策。在过去15年里，全国性支付决策决策程序不断发展，目前已变得非常普遍，也变得更为正式[32,33,34]。目前老年医疗照顾计划和医疗救助计划服务中心依照2003年9月发布的程序来进行全国性支付决策[35]。2000年5月，卫生保健筹资管理局（Health Care Administration Financing，HCFA）发布了一项声明，声称要发布有关制定全国性支付决策的实质性标准[36]。在接下来的3年里拟议的规则都未能发布，而老年医疗照顾计划和医疗救助计划服务中心也似乎更愿意按照“案例法”的方式来制定政策标准[37]。然而，目前通过的立法指导HHS要“让公众知晓全国性支付决策时所考虑的因素”，并且要“制定指导性文件来执行这些功能”。

根据2003年的程序，全国性支付决策既可以由老年医疗照顾计划和医疗救助计划服务中心的内部决定发起，也可以由外部正式的申请发起[39]。由内部发起主要发生于以下两种情况：（1）与地方性政策存在冲突；（2）该项服务代表着某种重要但尚未被老年医疗照顾计划利用的医疗进展，在医疗上存在争议，目前虽然获得偿付但却被广泛认为缺乏效率，或者代表了由于存在明显的利用过度或者不足而需要进行项目整合。正式的申请可以由任何一个团体做出（包括受益人、制造商、提供者或者供应商），或者由“受害方”做出。“受害方”是指对全国性支付决策覆盖的项目或服务有需求的受益人群。由于对“受害方”有特殊的程序，大多数全国性支付决策都来自制造商、提供者、提供者组织或者患者团体（一般很少见）的正式申请[40]。正式申请应该同时以书面和电子形式递交，需要包括对审议中的医疗服务全面而完整的描述，以及对该项服务相关的医学和科学信息的编辑整理，如正在进行的且可能与该项服务有关的临床试验的描述。一般而言，只有首先获得了FDA（Food and Drug Administration，食品药物管理局）批准，老年医疗照顾计划和医疗救助计划服务中心才会接受要求偿付的申请，但对于一些FDA认为不会造成威胁的研究型器械，也可例外处理[41]。

一旦申请完成，老年医疗照顾计划和医疗救助计划服务中心就会通知申请人并把申请放到可以追踪跟进的网站上[42]。这个公布启动了一个为期30天的评论期，在此期间，公众可以提交证据或者评论这项提议。如果申请是由“受害方”提交的，老年医疗照顾计划和医疗救助计划服务中心应当在90天内进行审查。此期间结束后，老年医疗照顾计划和医疗救助计划服务中心应当：

1. 发布一项全国性支付的决定，附带或者不附带限制条件；

2. 发布一项全国性不予支付的决定；

3. 发布一项决定，认为全国性支付决定并不合适（在这个情况下，这一议题仍然对地方性支付决定开放）；

4. 发布一项声明指出，审查尚未结束，明确剩余的步骤，并且确定完成这些步骤的最后期限。

如果老年医疗照顾计划和医疗救助计划服务中心没有在90天内对“受害方”的申请采取任何行动，就被认为是做出决定认为全国性支付决定并不适宜。[44]如果申请是由制造商，或“受害方”之外的其他申请人提出，则老年医疗照顾计划和医疗救助计划服务中心应该争取在90天内采取行动，但这个期限并不是必须遵守的。实际上，大多数复杂的议题最终的结果都无法在90天之内完成审查，并将该议题转给医疗保险支付范围决策咨询委员会或者转去接受医疗技术评估。如果老年医疗照顾计划和医疗救助计划服务中心没有把支付决策转给医疗保险支付范围决策咨询委员会，它也要咨询“合适的临床专家”。[45]

医疗保险支付范围决策咨询委员会最多由100名成员组成，都来自与支付政策相关的专业背景。由13～15名成员组成的专家组会会面来商讨支付议题。[46]每个专家组包括两名非投票成员，代表消费者和生产商。非投票成员可以全程参与委员会的商议，并可以完全获得投票成员可以获得的信息。除了那些作为商业秘密被保护的信息，或者其参与可能存在利益冲突。如果某项支付议题会对老年医疗照顾计划产生重大影响或者它确实存在争议时，老年医疗照顾计划和医疗救助计划服务中心会将其转给医疗保险支付范围决策咨询委员会。

一旦议题被转到医疗保险支付范围决策咨询委员会，该委员会就会召开一个公开会议，有兴趣的个人可以在会上表达自己的观点。会议要提前30天告知公众，并且公众至少要在会议召开前20天就提交所有证据性的发言。医疗保险支付范围决策咨询委员会会给老年医疗照顾计划和医疗救助计划服务中心提出建议。老年医疗照顾计划和医疗救助计划服务中心可以接受或者拒绝医疗保险支付范围决策咨询委员会的建议，但如果拒绝了医疗保险支付范围决策咨询委员会的建议，就需要解释为什么拒绝并告知公众做出这样决定的基础是什么。

目前尽管老年医疗照顾计划和医疗救助计划服务中心自身还没有发布技术评估的标准，但是医疗保险支付范围决策咨询委员会发布这一标准。[49]医疗保险支付范围决策咨询委员会首先要询问是否有充分的证据来评估该项技术在老年医疗照顾计划覆盖人群的临床使用之中的效益。接着，它需要考虑到被评议的技术和现有技术比较的有效性如何。特别是，它要试图把这项技术放到以下七个类型之中：

1. 突破性技术：这项干预技术对医疗产出的改善很大，并且成为治疗标准。

2. 更加有效：新的干预技术与已有服务项目相比，尽管小且边缘，但还是有显著的意义，能提高医疗产出。

3. 同样有效，但有优势：这项干预技术和现有技术项目对医疗产出有相同的影响，但还存在病人更加喜欢的一些优势（便利、起效快速、更少的副作用、其他优势）。

4. 同样有效，但没有优势：这项干预技术和现有技术项目对医疗产出有相同的影响，但没有其他优势。

5. 有效性较差，但有优势：尽管这项干预技术比现有技术的有效性差（但还是比不做更有效），但具有一些优势（比如便利、耐受性好）。

6. 有效性较差，也没有优势：这项干预技术比现有技术的有效性差（但还是比不做更有效），且无明显优势。

7. 无效：与什么都不做相比，这项干预技术对医疗产出是无效甚至是有害的。

当医疗保险支付范围决策咨询委员会认定做出决定的证据不够充分时，它会建议老年医疗照顾计划和医疗救助计划服务中心考虑发展更好证据的可能性和潜在利益。另外它还会考虑，对于一项技术如果没有高品质的研究支持是否可能得出结论。

当医学和科学文献显示议题的复杂性已超出老年医疗照顾计划和医疗救助计划服务中心工作人员的能力和专业范畴，老年医疗照顾计划和医疗救助计划服务中心和医疗保险支付范围决策咨询委员会都可以要求对技术进行评估。[50]老年医疗照顾计划和医疗救助计划服务中心或者要求联邦医疗保健研究和质量局（AHRQ）来进行技术评估（AHRQ通过一个涵盖了大约 12 个循证实践中心的网络来逐步开展工作)，或者向商业机构购买服务，进行体制外的评估。[51]在一些不那么复杂的案例中，老年医疗照顾计划和医疗救助计划服务中心还可以在没有医疗保险支付范围决策咨询委员会协助或者没有技术评估的情况下，自己来评价临床证据。医疗技术评价通常需要一年或者更长的时间才能完成。

在收到正式申请的 90 天之内，或者收到医疗保险支付范围决策咨询委员会建议或者技术评价结果的 60 天之内，老年医疗照顾计划和医疗救助计划服务中心要公布并且向申请人提供一份全国性支付决策的决定备忘录，备忘录中讨论了提交和审查的证据、技术评价的结论或者医疗保险支付范围决策咨询委员会的建议。根据最近通过的一项法律，老年医疗照顾计划和医疗救助计划服务中心如果需要技术评价或者医疗保险支付范围决策咨询委员会的建议，则应该在 9 个月内提出建议，否则就要在 6 个月内提出。[52]根据新的法律，老年医疗照顾计划和医疗救助计划服务中心应该公示拟定的决定并进行为期 30 天的征求意见，然后要在 60 天内对收集到的建议做出回复，并做出最终决策。[53]如果决定是支持性的，就要设置编码（如果相应的编码还不存在)，并且确定支付水平。从做出决定后下一季度的第一天开始，这个过程一般还需要 180 天，但如果申请是由“受害方”正式提出的，则老年医疗照顾计划和医疗救助计划服务中心会争取在 90 天之内完成整个过程。新法看起来似乎想要立即改变编码（如果需要可以是临时的)。[54]然而，目前完成整个过程会耗时将近三年，而且要达到新法律所要求的缩短周期也是相当困难的。另外，可以在老年医疗照顾计划和医疗救助计划服务中心支付决策的主页上追踪到每一个待解决的全国性支付决策。

标准

如前所述，老年医疗照顾计划和医疗救助计划服务中心制定全国性支付政策时并没有一套明确的书面标准，仅仅是遵循老年医疗照顾计划的法定规则，即计划所覆盖的技术必须是“合理且必须的”。老年医疗照顾计划项目曾经两度建议设立支付决定标准，该标准应该在决策过程中考虑到成本效益。1989 年，卫生保健筹资管理局（HCFA，后来成为老年医疗照顾计划项目的管理部门）发布了一项制定规则的公告，建议明确制定全国性支付政策的标准，包括成本效益分析。[56]这个建议遭到医药技术产业界的强烈反对，并于 1992 年被迫放弃。[57]2000 年 5 月老年医疗照顾计划项目发布一项声明，想要制定一套规则，试图再次发布明确的支付标准。[58]这项声明提出了支付决策的程序，包括下列四个步骤：

1. 确定是否有充足的证据说明该技术对于特定人群具有疗效；

2. 如果确定了该技术对于特定人群有疗效，则接下来要确定它是否提供了一种新的临床形式，且尚未获得老年医疗照顾计划的偿付，这种情况下该技术应该被纳入支付范围；

3. 如果该项技术并没有提供新的临床形式，则需要询问它与已有技术相比，是具有更明显的效果（在这种情况下将获得偿付），还是没有（这种情况下将得不到偿付）；

4. 如果该项技术既没有明显的有效，也没有明确的无效，则需要确定它是否带来相同的或是更少的花费，如果是，则可以获得偿付；如果不是，则不能获得偿付。

也就是说，只有当技术不能提供新的形式或额外的效益时，才考虑费用的因素。这项建议遭到强烈的反对，老年医疗照顾计划和医疗救助计划服务中心表示它会根据实际情况来使用隐含标准。[59]然而，2003 年年底通过的老年医疗照顾计划改革立法要求老年医疗照顾计划明晰界定支付政策决策的标准，迫使老年医疗照顾计划明确的应对有关支付的问题。[60]

应该很清楚地是，与那些造成很小财政负担的技术相比，老年医疗照顾计划更关注高额费用的技术。老年医疗照顾计划支付项目主任 Sean Tunis 在 2003 年曾经明确指出，“如果你有一项技术，……而且你说它的潜在费用在 100 万美元范围内，那么我们就会更为注意地去分析并且确保我们做出正确的决策”。[61]这就意味着高额费用的技术评审会花费更长的时间，并且要接受更加仔细的效益审查。同时还意味着对高额费用的技术更加小心谨慎。例如，目前肺减容手术的全国性支付政策只针对某些类型的患者，而且要通过临床试验证明手术对于这类病人是有效的。[62]另一个全国性支付决策批准偿付左心室辅助装置，但仅限于某些类型的患者，而且限于在一些有置入该装置经验的医疗中心使用。随着 Medicare 药品福利计划的实施，管理这一项目的私人医疗保险计划更有有可能尝试引导其成员使用花费更低的非专利药，或者将那些不能带来明显附件效益的高价药从处方集中排除出去。然而，就这一点而言，几乎没有证据来证明老年医疗照顾计划会因为费用的因素拒绝偿付一些有效的技术。

支付决定的再审和申诉

有许多渠道可以对老年医疗照顾计划支付决定提出反对意见。首先，一项新技术的支持者可以申请修订以前做出的全国性支付决策。[63]这样的申请中应该包括在原来支付决策过程中没有考虑到的新增的医学或者科学信息，或者有一份分析报告描述老年医疗照顾计划和医疗救助计划服务中心如何误读了申请者提交的原始信息。[64]老年医疗照顾计划和医疗救助计划服务中心必须像处理一份新申请那样处理再审申请。

另外，2000 年老年医疗照顾计划、医疗救助计划和国家儿童健康保险计划效益提高和保护法案（BIPA）第 522 条提供了对地方和全国性支付决定的申诉机制。[65]根据该法案 522 条，对全国性支付决定的申诉要向 HHS 的申诉委员会（Departmental Appeals Board，DAB）提起，而地方性支付决定的申诉则要首先向行政法官（Administrative Law Judge，ALJ）提起，然后再进一步地向 DAB 提起[66]。既可以对支付决定提起申诉，也可以对老年医疗照顾计划和医疗救助计划服务中心未能够在 90 天之内对一项全国性支付决策的正式申请采取任何行动，并因此被默认为做出不予支付的决定而提起申诉。[67]

然而根据 BIPA，只有老年医疗照顾计划的受益人可以对支付决定提出申诉，这些人需要或者已经接受过该项支付决策所涉及的项目和服务。[68]而且，与普通的老年医疗照顾计划申诉相反，受益人对支付决策提起的申诉不能够转向服务提供者。[69]老年医疗照顾计划和医疗救助计划服务中心对每一项投诉都予以公告，并允许利益团体提交书面或者简短口头陈述作为参考。[70]在具体实践中，大多数申诉可能是由制造商或者提供者赞助的，他们都与特定的某项技术有着重要的关系，但是申诉还是必须以特殊受益人的名义提出，在这种情况下，受益人成为具有相同利益的团体。

行政法官审查地方支付决策和申诉委员会审查全国性支付决策都应该遵守合理性标准。[71]因此行政法官和申诉委员会应该尊重合理的调查事实结果，法律的合理解释以及老年医疗照顾计划和医疗救助计划服务中心和它的承办机构合理使用法律的事实。他们还应该遵循社会保障法案的适用规则以及老年医疗照顾计划和医疗救助计划服务中心的规则，并将过去委员会的决定作为先例来遵循。[72]如果记录不完全或者缺乏足够的信息支持决策的合法性，那么行政法官和申诉委员会就可以咨询合适的科学和临床专家。[73]行政法官和申诉委员会也允许证据披露以及举行听证。但是保密或者专利信息未经已申请信息保护的一方同意不得披露，并且如果作为证据使用也必须保密。[74]

拟议的规则限制了行政法官在审查地方支付决策以及申诉委员会在审查全国性支付决策时所享有的免除权。行政法官和申诉委员会所需要做的是裁决支付决策是无效的，此时，老年医疗照顾计划和医疗救助计划服务中心将要求承保机构不再该项考虑地方性支付决策或全国性支付决策重新裁定偿付要求，要求他们以后在审查偿付要求时不再考虑该项地方性支付决策或全国性支付决策。[75]申诉委员会对支付申诉的最终决定是最终的部门行为，要接受司法审查。[76]

第三条对地方性支付决策或全国性支付决策提出质疑的渠道是针对个人偿付要求的裁定提出申诉。历史上看，受益人对于A、B两个部分提起的诉讼分别有不同的规定。[77]BIPA制定了一个普适的程序来裁定A、B部分的偿付要求，不过C部分管理型医疗的裁定仍需要单独处理，而且新的程序还没有得到完全实施。这个程序涉及五个步骤，并且在每一步完成之后才能进入到下一步，首先是承办机构的重新裁定，然后以此接受有资格的独立承保人（qualified independent contractor，QIC）、行政法官、申诉委员会的审查，最后要接受司法审查。[78]大多数情况下，只有受益人具有申诉的权力，但是提供者、医师或者供应商都可以作为代表的代理人来提起申诉。[80]

有资格的独立承保人和行政法官要受到全国性支付决策的约束，但是不受地方支付性决策约束。[81]申诉委员会不受两者的约束。然而，BIPA要求有资格的独立承保人在决策时要考虑到地方性支付决策，[82]并建议制定规则要求有资格的独立承保人尊重地方支付决策，如果有资格的独立承保人的决定与地方支付决策相冲突，则需要陈述他们的基本理由。尽管申诉程序也为服务提供者提供了直接向支付决定提出质疑的渠道，但这仅存在于个案中，对于支付政策的其他应用并没有必然的影响。

在寻求司法审查之前应先完成所有申诉程序[83]，而且也几乎没有报道过全国性和地方性支付决策的司法审查案例。一般来说，法院要尊重HHS及其承办机构的支付决定。[84]如果有确凿证据支持某项支付决定，即使受益人的经治医师相信该项技术可能对受益人有益，也应同意。即使与其他承保机构医疗评审政策有所不同，地方医疗评审政策仍然应该得到支持。[85]非提供者的制造商一般不会反对老年医疗照顾计划的决定。[86,87]但法院相信，如果有关记录不支持一项不予支付的决定，那法院可以推翻 HHS 的决定。[88]

案例研究 1：高压氧治疗支付范围

目前老年医疗照顾计划覆盖了 15 种适应证的超高压氧气疗法（HBOT），包括气体栓塞、挤压伤、断肢缝合、坏死性感染恶化，以及糖尿病患者下肢创伤[89]。对于其中几项适应证，HBOT 只作为传统疗法的辅助手段而获得偿付，或者当其他治疗手段对于该病症的效果有限时，HBOT 才能获得偿付。对于另外列入目录的 22 项适应证，使用 HBOT 将不能得到老年医疗照顾计划的报销，同时，局部应用 HBOT 也将得不到报销。有 33 家承保机构还设有 HBOT 的地方医疗评审政策。[90]1998 年老年医疗照顾计划允许约为 7 600 万美元的花费，其中为 HBOT 所支付的费用达到 4 700 万美元，包括支付给医院、专业护理机构及医生的费用。[91]

老年医疗照顾计划对 HBOT 的支付决策曾经历过几次改革，最近一次于 2002 年 12 月公布，并于 2003 年 4 月开始施行。2000 年 10 月，美国卫生福利部监察长办公室发布了一份关于 HBOT 使用的报告。[92]报告指出，在 1997 年下半年及 1998 年上半年接受 HBOT 治疗的受益人中，有 32% 的适应证不在报销范围之内，或者按照文件要求并不支持使用 HBOT。而另外有 11%的受益人接受这项治疗并不是必需的，且有 37%接受的治疗存在质量问题。这份报告还指责对 HBOT 的使用缺少监督。监察长办公室特别建议，卫生保健筹资管理局（HCFA）（现在为老年医疗照顾计划和医疗救助计划服务中心）要制定新的全国性支付决策，提高政策的指导作用，同时提高承保机构对于 HBOT 使用的监督。

2000 年 10 月，卫生保健筹资管理局几乎同时收到了来自水下及高压氧学会（UHMS）、美国高压医药大学（American College of Hyperbaric Medicine）和国际高压医学学会（international Hyperbaric medical association）的正式申请，要求制定全国性的支付政策。经过进一步的协商，卫生保健筹资管理局于 2000 年 11 月接受了这一申请。[93]2001 年 2 月，卫生保健筹资管理局委托医疗保健研究和质量局（AHRQ）进行医疗技术评价以审查 HBOT 在伤口治疗中的合理使用。HBOT 在 2001 年 11 月底接受了评估，但在 2001 年下半年及 2002 年初的时候，全国性支付决策的重点已经不断发展且超出了医疗技术评价所解决的普遍问题。[94]具体而言，卫生保健筹资管理局开始重视以下三件事：（1）某类缺氧性的伤口是否能享受HBOT报销；（2）HBOT报销的适应证是否应该扩展到糖尿病人下肢创伤的治疗；（3）根据HHS监察长办公室的报告，是否需要加强对医生的监督。[95]在审查的过程中，卫生保健筹资管理局与申请者两次碰面，并就2002年2月申请中提出的议题向公众征求意见。[96]最终收到了申请者关于缺氧性创伤的意见，还收到了一位在糖尿病创伤中使用HBOT的医生的支持意见，还收到医生关于监督问题的九条意见，这些意见全都支持了申请者的观点。[97]

医疗保健研究和质量局所要求的医疗技术评价由新英格兰医疗中心的循证实践中心来进行。[98]它首先审查了由蓝十字蓝盾协会做出的评估结果，同时在澳大利亚、加拿大和英国，还审查了一些原始临床研究结果。医疗技术评估结果显示，在当前政策所覆盖的十项创伤适应证中，有证据可以支持其中五项，且有可能证明第六项适应证。另外还发现没有足够的证据来支持缺氧性创伤这一概念。卫生保健筹资管理局在2002年8月发布的最终决策备忘录中，综述了一些由新英格兰医疗中心的循证实践中心做出的类似研究和技术评估。结果显示，没有充分的证据来支持提出缺氧性创伤这个概念，但是在某些情况下可将HBOT的报销范围扩大到糖尿病下肢创伤，同时反对对医生进行额外的监管。[99]于2002年12月公布，并于2003年4月开始施行的老年医疗照顾计划和医疗救助计划服务中心的最终全国性支付决策，采纳了这些建议。[100]

这个过程中的几条意见都是合乎程序的。首先，老年医疗照顾计划和医疗救助计划服务中心在整个过程中与申请者以及支持HBOT的组织都保持了密切的联系。其次，整个过程除申请者之外唯一的参与者是使用HBOT的医生。第三，老年医疗照顾计划和医疗救助计划服务中心的程序密切关注可获得的科学证据，将覆盖范围扩展到有证据支持的新适应证，也因为缺少证据而拒绝采用申请者提出的新方法（缺氧性创伤方法）。第四，尽管医疗技术评价结果显示并没有充分的证据来支持对其中几项适应证的报销，但老年医疗照顾计划和医疗救助计划服务中心并没有缩小目前报销政策所覆盖的适应证范围。最后，监察长办公室所提出的过度使用及监督不力的问题并没有得到解决。

案例研究 2：PET 支付范围

正电子放射层扫描术（PET）是一种非侵入性图像诊断技术。正电子照相机（X 线体层照相机）被用来拍摄人体的横截面图，这是通过向病人注射带有放射指示剂的物质（放射性药物）发射的正电子而获得的。自 1995 年开始老年医疗照顾计划开始覆盖一些适应证的 PET 扫描，从 1998 年起，也开始覆盖癌症适应证。目前还有两项关于 PET 报销的地方支付政策正在运行，作为 PET 全国性支付政策的补充。

目前老年医疗照顾计划对以下适应证中使用 PET 扫描予以报销：孤立肺结节、肺癌、食管癌、结肠直肠癌、淋巴瘤、黑色素瘤、乳腺癌、头颈部癌症、某几种甲状腺癌、心肌存活、难以治疗的癫痫以及心脏灌注。同时该计划还发布了关于报销的分析报告，建议对于阿尔茨海默病、软组织肉瘤以及其他种类的甲状腺癌的诊断不予报销。目前老年医疗照顾计划和医疗救助计划服务中心正在考虑将 PET 的报销范围扩大到脑癌、宫颈癌、卵巢癌、胰腺癌、中国非小细胞肺癌和睾丸癌。对于每一个病例，只有用于特定目的时（如诊断、分级或治疗监测），PET 才能获得报销，并且要遵守一定的限制，如对使用频率有限制。用于诊断的 PET 扫描只有在可以帮助避免侵入性操作或者能有助于确定侵入性操作的最佳位置时才可以获得报销，并且不能用于健康人群的筛查，大多数情况下，PET 用于治疗监测时也能得到报销。只有具有某些设计技能的 PET 扫描仪才能得到报销，同时也能使用 FDA 批准的药品和设备。

老年医疗照顾计划对于 PET 的偿付政策处于不断发展中。在 2000 年 12 月至 2003 年 4 月之间，老年医疗照顾计划和医疗救助计划服务中心发布了八份全国性支付政策分析报告，有六份基于受委托而进行的医疗技术评估结果，其中有五份包含医疗保险支付范围决策咨询委员会（MCAC）的评审。有四份报告是为了回应加州大学洛杉矶分校医学中心两位医生提出的申请而在内部产生的，有一份报告是由相关团体发起的，有一份报告由专业协会组织发起，还有一份报告是由杜克大学医学中心的一名医生发起，还有一份由卫生保健筹资管理局发起。有五份支付分析报告使得支付范围有所扩大，而另外三份则没有，尽管一些扩大支付范围的建议并没有最初提起时广泛。

这里我们将关注三个有关 PET 扫描偿付的决策程序：最早所有 PET

扫描全国性支付决策、关于乳腺癌偿付的决策以及关于甲状腺癌偿付的决策。老年医疗照顾计划和医疗救助计划服务中心最早开始处理有关PET扫描技术的偿付政策可以追溯到2000年7月，最初是为了回应加州大学洛杉矶分校医学中心两位医生提出的申请，而考虑将PET扫描技术的报销范围扩展到更多的适应证。[102]卫生保健筹资管理局委托医疗保健研究和质量局进行医疗技术评估，后者将评估交给新英格兰医疗中心的循证实践中心处理。同时卫生保健筹资管理局也与国家癌症研究所见面商讨这个事情。EPC医疗技术评估过程中发现目前关于那些未覆盖的PET适应证的研究存在明显的缺陷。[103]这项医疗技术评估被提交给医疗保险支付范围决策咨询委员会执行委员会，并在2000年11月的会议上就其展开讨论。[104]医疗保险支付范围决策咨询委员会听取了9位发言人的意见，包括四名PET技术的倡导者，一名来自FDA的代表，以及来自进行PET技术评估的单位（包括蓝十字/蓝盾技术评价中心，退伍军人管理局、经济和计划委员会）的代表。在接下来的讨论中，尽管会议记录表明参会人一致认为PET有利于诊断直肠癌的局部性复发，但医疗保险支付范围决策咨询委员会并没有针对PET的偿付进行正式的投票表决。

2000年12月5日，老年医疗照顾计划和医疗救助计划服务中心基于其收到的医疗技术评估结果，发布了一份冗长的关于PET扫描技术偿付的决定备忘录。[105]这份决定备忘录允许在某些场合将PET报销范围扩大至食管癌、结肠癌、（恶性）黑素瘤、头颈部癌的诊断、分级和监测，扩至决定冠状动脉重建术的心肌存活，以及复发性癫痫的管理。

关于乳腺癌的决策同样是老年医疗照顾计划和医疗救助计划服务中心为了回应两位医生要求扩大PET报销范围的申请而发起的。[106]2001年3月，老年医疗照顾计划和医疗救助计划服务中心委托医疗保健研究和质量局进行医疗技术评估。具体评估仍然是由蓝十字/蓝盾 技术评价中心来完成的。技术评估的焦点在于PET的使用是否能够提高下列情况中的健康产出：

1. 乳腺癌的早期诊断；
2. 腋淋巴结的早期分级；
3. 局部复发、远处转移/复发的检测；
4. 评估治疗效果。

对于每一种情况，技术评价中心的评估结果都表明没有充分的证据来支持偿付决策。

接下来医疗保险支付范围决策咨询委员会影响诊断专家组在 2001 年 6 月的会议上仔细考虑评估结果。最终专家组对以下六个问题进行投票表决：

1. 有没有证据可以证明，当 PET 技术被用来决定是否对乳房 X 线照片异常且有明显肿块的病人进行活体组织切片检查时，可以提高健康产出？

2. 有没有证据可以证明，相比较于乳房 X 线照相术和其他常规影像检查方法，PET 能通过更早、更准确的诊断乳腺癌以提高健康产出？

3. 有没有证据可以证据，PET 技术用于决定是否要切割腋淋巴结时能够提高健康产出？

4. 有没有证据证明，当其他方式的检查结果难以确定时，PET 技术作为标准分级测试的辅助手段用于检查局部复发和远处转移/复发，可以提高健康产出？

5. 有没有证据可以证明，用 PET 技术代替标准分级测试来检查局部复发或远处转移/复发，可以提高健康产出？

6. 有没有证据可以证明，PET 技术能通过比传统疗效评价标准更早更准确的测定肿瘤对于治疗的反应，以提高健康产出？传统疗效评价标准过于依赖临床检测及标准图像检测，如 CT、MRI 及骨骼扫描。

医疗保险支付范围决策咨询委员会专家组由放射科医师领导，但主要由来自其他专业的医生和医疗服务研究人员组成。专家组收到一份医疗技术评估报告，接下来要听取医生申请者、生产商发言人、美国临床肿瘤学学会代表、美国大学放射学核医学学会代表、乳腺癌患者（同时也是国家乳腺癌联合会的代表，带来一份有 1 000 多个签名的请愿书）、技术公司的首席医生以及一名核医学专家的发言，这些人都是支持扩大 PET 报销范围的。专家组投票表决，对第 1、2、3、5、6 个问题表示反对，第四个问题有五票赞成，一票弃权。[109]医疗保险支付范围决策咨询委员会执行委员会采纳了专家组的意见。

在最终的支付决策备忘录中，老年医疗照顾计划和医疗救助计划服务中心拒绝偿付用于乳腺癌早期诊断以及腋淋巴结的早期分级的 PET 技术，这与医疗技术评估结果和医疗保险支付范围决策咨询委员会的建议是一致的。[110]同时它还得出结论，PET 作为其他传统解剖成像方法的辅助手段被用于检查局部复发以及远处转移是合理而且必需的，这与医疗保险支付范围决策咨询委员会的建议一致但与技术评估结果相反。最后，老年医疗照顾计划和医疗救助计划服务中心决定，在治疗中使用PET技术来检测肿瘤对治疗的反应也可以得到报销，这与技术评估结果和医疗保险支付范围决策咨询委员会的建议都是相反的。

第三个支付决策是由美国甲状腺协会的申请发起的，老年医疗照顾计划和医疗救助计划服务中心以前的政策拒绝偿付用于甲状腺癌治疗的FDG PET，该协会要求老年医疗照顾计划和医疗救助计划服务中心重新考虑这一政策。[111] CMS将申请递交给医疗保健研究和质量局，要求进行技术评估，评估由新英格兰医疗中心的循证中心进行。循证中心被要求解决以下几个问题：

1. 当怀疑甲状腺癌发生转移且使用标准影像方法不能确定转移病变位置或者无助于转移定位时，使用FDG PET来定位或分级，其性能如何？

2. 在相同的人群中，有什么证据能证明FDG PET能影响健康产出或改变治疗方法？

3. 患有分化型甲状腺癌（一般不吸收放射性碘）病人的早期诊断、预处理和分级临床治疗中使用FDG PET的性能和效果如何？

EPC搜索了大量文献，得出结论：关于甲状腺癌中PET使用的研究很少且质量不佳，不能支持对其的偿付决策。[113]技术评估结果递交给医疗保险支付范围决策咨询委员会，除了说明支付决策需要基于确凿的证据之外，医疗保险支付范围决策咨询委员会也没有给出任何建议。[114]审查完补充的综合分析结果、专业组织的指导以及三位参与技术评估的医生的意见后，老年医疗照顾计划和医疗救助计划服务中心做出以下决定：

根据技术评估结果以及文献综述，老年医疗照顾计划和医疗救助计划服务中心无法找出在设计和样本规模上都具有高质量的研究来确认FDG PET在患者转移性癌症确诊中的诊断特征，这类患者患有源于卵泡细胞分化型甲状腺癌，且甲状腺球含量低、碘-131全身扫描呈阴性。然而，尽管关于FDG PET改变临床治疗方法的研究也不甚理想，但他们确实能够促使医生改变治疗方案，且在一些研究中，被证实能够治愈患者。另外，虽然AACE/AAES（专业组织）并没有系统的评价这些证据，但也支持对该适应证使用FDG PET技术，我们咨询到的专家也持同样的观点。而且，对于这群肿瘤标记数量降低、标准影像测试呈阴性的患者，没有其他方法来诊断病症了。

老年医疗照顾计划和医疗救助计划服务中心决定，对源于卵泡细胞分化型甲状腺癌患者复发和残余物的重新分级中使用PET予以偿付，这类患者血清中甲状腺球蛋白的含量超过10ng/ml，而且标准影像测试已经不能确定转移性癌症和复发性癌症的位置。老年医疗照顾计划和医疗救助计划服务中心还决定对于其他种类的甲状腺癌使用PET技术不予以报销，包括源于髓细胞的甲状腺癌。

从老年医疗照顾计划和医疗救助计划服务中心对于PET扫描技术偿付的经验的研究可以得出以下启示。首先，作为一项主要且成熟的影像诊断技术，越来越多关于PET在不同情景下使用的证据正逐步被收集起来，而老年医疗照顾计划和医疗救助计划服务中心也面临不断增长的压力要求扩大老年医疗照顾计划对这一技术的偿付范围。其次，在每一个例子中，老年医疗照顾计划和医疗救助计划服务中心通过医疗保健研究和质量局委托开展的技术评估结果都显示，并没有充分的证据来支持扩大支付范围，这表明了人们正试图弄明白，扩大支付范围的决策是否一定需要基于确凿的证据。第三，在每一个例子中，医疗保险支付范围决策咨询委员会之前在场的所有发言人都赞同扩大支付范围，包括来自生产商、专业协会、提供服务的专家、患者群体（只有一个例子中出现）的代表。没有人出场来倡议对支付加以限制。这恰好支持了这样一个观点，即所有的利益群体都对老年医疗照顾计划和医疗救助计划服务中心施压要求扩大支付范围，而不是限制支付。最后，在每一个例子中，老年医疗照顾计划和医疗救助计划服务中心扩大支付范围，超出了技术评估结果，甚至超出了医疗保险支付范围决策咨询委员会的建议，这表明老年医疗照顾计划和医疗救助计划服务中心对这些压力是很敏感的。

结论

通过公共选择镜头把老年医疗照顾计划支付决定程序作为一个整体来观察，就可以清晰地看到这个程序的几个特点。首先，该程序有多个进入点：制造商可以申请全国性支付决策，可以申请地方性支付决策，也可以两者同时申请，有时还可以在没有明确支付决定的情况下获得偿付。制造商可以获得一个新的HCPCS编码，在高容量市场中寻求地方性支付决定，激励提供者在没有地方性支付决定的低容量市场里为某项技术开单，最终一旦该项技术被接受，就申请全国性支付决定来确保全国性的支付。在医院使用的技术的支持者可以寻求一个技术通道，通过对一项新技术的额外付费，或者可以试图进行定价并对技术进行营销在现有的支付类型的框架里。多个进入点给予那些技术生产者很大的弹性空间，并且给他们提供了许多在体系中博弈的机会。反而使得老年医疗照顾计划和医疗救助计划服务中心难以控制技术的传播。

这个体系的第二个特点在于非常透明。支付决定程序中的每一个步骤，都可以在互联网上进行追踪。在不同的阶段，草案对于包括技术倡导者在内的公众来说，都是可获取的。这也就使得新技术的支持者在情况变得糟糕的时候能够施加更多的干预。而且，由于支持者在多个程序中获得了较好的灵活性，他们也可以试图在某种程度上拖延或者加快程序，这取决于这个程序看起来是往更好还是更坏的方向发展。[116]

第三，程序是可渗透且可参与的。举行听证会，给予公众评论的机会，并且，如果技术支持者在某一程度上败北，可有多个渠道用来要求再次裁定和申诉。支付决定最终由老年医疗照顾计划和医疗救助计划服务中心作出，作为联邦部门，老年医疗照顾计划和医疗救助计划服务中心会受到来自 HHS 秘书处（而且最终来自白宫）以及国会的压力。只有行政法官和申诉委员会需要在申诉中避免片面的评论意见，而老年医疗照顾计划和医疗救助计划服务中心不是，对于我们所研究的技术，与企业见面商讨是常见的。因此，技术支持者不仅能够凭借程序的透明性而追踪一项决定的进展，而且如果他们认为程序在向相反的方向发展，可以在多种情况下采取行动。

当然，程序对技术支持者和反对者一样开放，对希望花费保持不变的人及其反对者也是一样。但是他们似乎都保持沉默。我们的研究中没有看到非倡导者参与这一过程。老年医疗照顾计划和医疗救助计划服务中心接受采访的人不记得曾接收到那些反对支付的意见。即便是竞争者似乎也是保持沉默的。

最后，老年医疗照顾计划支付体系没有责任控制项目费用。1989 年，卫生保健筹资管理局发表了一份简报明确指出，“合理且必要”这一法定标准使得卫生保健筹资管理局有权考虑该项技术对老年医疗照顾计划项目造成的财务影响。这一声明在技术倡导者之间所挑起的反对意见在过去的十年里一直阻碍着支付标准的制定，[117]但在 20 世纪 90 年代后期，技术倡导者们认识到明确制定的标准会让他们的状况变得更好，因此他们开始推动卫生保健筹资管理局再次发布拟议的规则。[118]2000 年卫生保健筹资管理局发布了标准，其中包含较为模糊的“附加价值”这一概念，又再一次地遭到了产业界的反对。[119]最后老年医疗照顾计划和医疗救助计划服务中心（代替卫生保健筹资管理局）似乎决定不发布技术标准，并继续进行技术评价，尽管目前《医疗保险现代化法》（Medicare Modernization Act）可能会改变这种情况。我们所研究的程序，似乎已完全地关注疗效，而不再考虑费用，除非他们关注的是高额费用的技术。

因此，老年医疗照顾计划支付决策程序就和美国卫生医疗体制中的绝大多数一样，似乎都很好地适应于技术创新的最大化以及新技术提供的可及性，而并不适应于对新技术的成本收益分析。

参考文献

1 United States Census Bureau (2002), *Health Insurance Coverage*, 2001. <landview. census. gov/hhes/hlthins/hlthin01/hlth01asc. html> (accessed 6 Mar. 2004).

2 G. F. Anderson, et al. (2003), It's the Prices Stupid: Why the United States is So Different from Other Countries, *Health Affairs*, 22(3): 89-105.

3 S. Heffler, et al. (2004), 'Health spending projections. 2003-2013', *Health Affairs Web Exclusive* <content healthaffairs. org/cgi/reprint/hlthaff. w4. 79v1. pdf> (accessed 6 Mar. 2004).

4 M. A. Hall and G. F. Anderson (1992). 'Health Insurer's Assessment of Medical Necessity', *University of Pennsylvania Law Review*, 140 (5): 1637-712.

5 P. E. Morh, P. J. Neumann, and S. Bausch (2003), *Paying for New Medical Technology: Lessons for the Medicare Program from other Large Health Care Purchasers*. Washington: MedPac.

6 R. A. Rettig (1997). *Health Care in Transition: Technology Assessment in the Private Sector*. Santa Monica: Rand.

7 A. M. Garber (2001), *'Evidence-Based Coverage Policy'*, *Health Affairs*. 20(5): 62-82.

8 Garber (2001), pp. 69-70.

9 Rettig (1997). chapter 3.

10 42 U. S. C. §1395w-22(a)(1).

11 General Accounting Office (2003). *Divided Authority for Policies*

on Coverage of Procedures and Device Results in Inequities. Washington: GAO.

12 42 U. S. C. §13905y (a)(1)(A).

13 General Accounting Office (2003), P. 6.

14 S. B. Foote (2003). 'Focus on Locus: Evolution of Medicare's Local Coverage Policy', *Health Affairs*, 22(4), 137-46.

15 Local coverage determinations can be found at <www. cms. gov/ mcd/search. asp> (assessed 6 Mar. 2004).

16 42 U. S. C. §1396ww (d).

17 Center for Medicare and Medicaid Services (CMS) (2003a), 'Final rule for 2003, PPS for inpatient hospital services', 67 *Fed. Reg.* 49982, 49985.

18 DRG weights and definitions are adjusted over time to accommodate technological advances. See GAO. 'Technology Assessment and Medical Coverage Decisions'. Fact Sheet, GAO/HEHS-94-195FS. Also, a special pass-through payment system has been created for dealing in the short-term with extraordinarily expensive technologies.

19 42 U. S. C. §13951(t) (2) (B).

20 CMS (2002a), *Procedures for Coding and Payment Determinations for Clinical Laboratory Tests and for Durable Medical Equipment*. <www. cms. hhs. gov/medicare/hcpcs/codpayproc. asp> (accessed 6 Mar. 2004). Codes can be temporary or permanent and existing codes can also be revised.

21 Lewin Group (2000), *The Medicare Payment Process and Patient Access to Technology*. Washington: AdvaMed.

22 General Accounting Office (2003), pp. 11-22.

23 CMS (2003b), *Medicare Program Integrity Manual: Local Medical Review Policy*. <www. cms. hhs. gov/manuals/108_pim/pim83cl3. pdf > (accessed 6 Mar. 2004).

24 42 C. F. R. §400. 202.

25 General Accounting Office (2003). p. 40.

26 CMS (2003b), sec. 5. 1. C.

27 CMS (2003b), sec. 7. 1

28 42 U. S. C. § 1395y (1)(5).

29 CMS (2003b), secs. 7. 2 and 7. 3.

30 CMS (2003b), sec. 7. 4. 1.

31 CMS (2003b), sec. 7. 4. 3.

32 D. J. Grinstead (2002), 'Evolution of Medicare's Coverage Policy-Making Process', in E. D. Kinney (ed.), *Guide to Medicare Coverage Decision-Making and Appeals*. Chicago: American Bar Association.

33 E. D. Kinney (2004). Medicare Coverage Decision Making and Appeal Procedures: Can Process Meet the Challenge of New Medical Technology? *Washington and Lee Law Review*, 60 (4): 1461-512.

34 S. B. Foote (2002), 'Why Medicare Cannot Promulgate a National Coverage Rule: A Case of Regula Mortis', *Journal of Health Politics, Policy and Law*, 27(5): 707-30.

35 CMS (2003c), 'Notice, Revised Process for Making National Coverage Determinations', 68Fed. Reg. 55634.

36 CMS (2000a), 'Notice of Intent to Publish a Proposed Rule, Criteria for Making Coverage Decisions'. 65 Fed. Reg. 31124.

37 General Accounting Office (2003), pp. 28-9.

38 42 U. S. C. § 1395y (1) (1) (1).

39 CMS (2003c).

40 G. Bagley (2002), 'Current Procedures and Standards for Making National Coverage Decisions', in E. D. Kinney (ed.), *Guide to Medicare Coverage Decision-Making and Appeals*. Chicago: American Bar Association, P. 22.

41 The CMS policy on investigational devices is found at 42 C. F. R. § 405. 205. Under recent legislation, Medicare also covers routine cousts associated with clinical trials for certain medical devices. 42 U. S. C. 1395y (m).

42 CMS (2003c). P. 55637.

43 42 U. S. C. § 1395ff (f)(4)(A).

44 42 U. S. C. § 1395ff(f)(4)(B).

45 42 U. S. C. § 1395y (1)(4).

46 CMS (2002b), 'Notice, Renewal and Amendment of the Charter

for the Medicare Coverage Advisory Cornmittee'. 67 Fed Reg. 79l09.

47 CMS (2003c), p. 55640.

48 42 U. S. C. § 1395y (1)(3)(C)(iv).

49 MCAC Executive Committee (200 1), *Recommendations for, Evaluating Effectiveness*. <www. cms. gov/mcac/8b1-i9. asp> (accessed 6 Mar. 2004).

50 CMS (2003c), p. 55639.

51 Bagley (2002), pp. 26-7.

52 42 U. S. C. § 1395y (1)(2).

53 42 U. S. C. § 1395y (I)(3).

54 42 U. S. C. § l395y(I)(3)(C)(iv).

55 CMS (2004), *National Coverage Determinations Index*. <www. cms. gov/ncd/ncdindexlist. asp> (accessed 6 Mar. 2004)

56 Health Care Financing Administration (1989), 'Criteria and Procedures for Making Medical Services Coverage Decisions That Relate to Health Care Technology', 54 Fed. Reg. 4302.

57 Foote (2002), pp. 712-20.

58 65 Fed. Reg. 31, 124 (16 May 2000).

59 General Accounting Office (2003).

60 See, discussing the difficult of coming up with criteria, S. R. Tunis (2004), 'Why Medicare Has Not Established Criteria for Coverage Decisions', *New England Journal of Medicine*, 340(21): 2197-8.

61 L. McGinley and T. M. Burton (2003), 'Medicare Panel to Debate Use of Defribillator', *Wall Street Journal*, 12 Feb., at Bl.

62 See M. R. Gillick (2004), 'Medicare Coverage for Technological Interventions-Time for New Criteria?' *New England Journal of Medicine*, 350(21): 2199-203.

63 CMS (2003c), pp. 55638-9.

64 CMS (2003c), pp. 55638-9.

65 42 U. S. C. § 1395ff(f).

66 42 U. S. C. § 1395ff(f)(1)&(2).

67 42 U. S. C. § 1395ff(f)(4)(B).

68 42 C. F. R. § 426. 110.

69 42 C. F. R. § 426. 320(b).

70 42 C. F. R. § § 426. 510(f), 426. 513.

71 42 C. F. R. § § 426. 431, 426. 531.

72 42 C. F. R. § § 426. 431(a)(4), (c), 426. 531(a)(4), (c).

73 42 C. F. R. § § 426. 405(c)(6), 426. 505(c)(6).

74 42 C. F. R. § § 426. 432(f), 426. 440(c), 426. 532(f), 426. 540(c).

75 42 C. F. R. § § 426. 455, 426. 460, 426. 555, 426. 560.

76 42 C. F. R. S 426. 560 (a).

77 E. D. Kinney (2002), 'Medicare Beneficiary Appeals Processes', in E. D. Kinney (ed.), *Guide to Medicare Coverage Decision-Making and Appeals*. Chicago: American Bar Association, pp. 65-8.

78 42 U. S. C. § 1395ff(b)(1), (c)&(d).

79 42 U. S. C. § 1395ff(b)(1)(B).

80 42 U. S. C. § 1395ff(b)(1)(C).

81 See CMS (2002), Proposed Rules, Changes to the Medicare Claims Appeal Procedures, 67 Fed. Reg. 69312, 69325 (2002).

82 42 U. S. C. § l 395ff(c)(B)(ii).

83 Heckle, v. Ringer, 466 U. S. 602 (1984).

84 Bosko v. Shalala, 995 F. Supp. 580 (W. D. Pa. 1996).

85 *Arruejo v. Thompson*, 2001 WL 1563699 (E. D. N. Y. 2001).

86 *TAP Pharmaceuticals v. U. S. Dept. of Health&Human Servs.*, 163 F. 2d 199 (4th Cir. 1998).

87 *But see Amgen v. Smith*, 357 F. 3d 103(D. C. Cir. 2004) (Holding that manufacturers do have standing to challenge a CMS action affecting payments under the Outpatient Prospective Payment System, but that the CMS decision was not subject to judicial review because of statutory preclusion).

88 *Aitkin V. Shalala*, 986 F. Supp. 57 (D. Mass. 1997).

89 CMS (2002d), *Medicare Coverage Issues Manual*, sec, 35. 10. < www. cms. hhs. gov/manuals/06_cim/ci35. asp #_35_10> (accessed 6 Mar. 2004).

90 < www. clns. gov/mcd/results. asp? show = a11&1 = 2003721 53015>

91 DHHS (2000), Office of Inspector General, *Hyperbaric Oxygen Therapy: Its Use and Appropriateness. Washington: OIG.*

92 DHHS (2000).

93 CMS (2003d), *National Coverage Analysis, Hyperbaric Oxygen Therapy for Hypoxic Wounds and Diabetic Wounds of the Lower Extremities. Tracking Sheet.* <www. cms. gov/ncdr/memo. asp? id=37> (accessed 6 Mar. 2004).

94 C. Wang (2001), *Medicare Coverage Policy-NCDs, Hyperbaric Oxygen Therapy in Treatment of Hypoxic Wounds and Diabetic Wounds of the Lower Extremities, Technology Assessment.* <www. cms. gov/coverage/download/8b3-mm2. pdf> (accessed 6 Mar. 2004).

95 CMS(2002e), *National Coverage Analysis. Hyperbaric Oxygen Therapy for Hypoxic Wounds and Diabetic Wounds of the Lower Extremities. Decision Memorandum.* <www. cms. gov/ncdr/memo. asp? id =37> (accessed 6 Mar. 2004).

96 CMS (2003d).

97 CMS (2002e).

98 Wang (2001).

99 CMS (2002e).

100 CMS (2003e), *National Coverage Determination, Hyperbaric Oxygen Therapy.* <www. cms. hhs. gov/ncdr/memo. asp? id=37> (accessed 6 Mar. 2004)

101 CMS (2003f). *National Coverage Determination. Positron Emission Tomography (PET) Scans.* < www. cms. gov/ncd/searchdisplay. asp? NCD_ID=211&NCD_vrsn_Hum=2> (accessed 6 Mar. 2004).

102 CMS (2003g), *National Coverage Analysis, Positron Emission Tomography (FDG), Tracking Sheet.* <www. cnls. gov/ncdr/trackjng sheet. asp? id=85> (accessed 6 Mar. 2004).

103 CMS(2000b), *National Coverage Analysis, Positron Emission Tomography, Decision Memorandum.* <www. cms. gov/ncdr/memo. asp? id=85> (accessed 6 Mar. 2004).

104 MCAC, Executive Committee (2000), *Positron Emission Tomography (FDG). Minutes of 7 November 2000 Meeting.* <www. cms. gov/

mcac/8b1-i21. asp> (accessed 6 Mar. 2003).

105 CMS (2000b).

106 CMS (2003h), *National Coverage Analysis. Positron Emission Tomography (FDG) for Breast Cancer'*, *Decision Memorandum* <www. cms. gov/ncdr/memo. asp? id=71> (accessed 6 Mar. 2004)

107 CMS (2003h).

108 CMS (2003h).

109 MCAC (2001), *Minutes, Diagnostic Imaging Panel, Positron E-mission Tomography (FDG) for Breast Cancer*, 19 *June* 2001<www. cms. gov/mcac/8bl-g6. asp>

110 CMS (2003h).

111 CMS(2003i)', *National Coverage Analysis, Positron Emission Tomography (FDG) for Thyroid Cancer, Decision Memorandum* <www. cms. gov/ncdr/memo. asp? id=70> (accessed 3 Mar. 2004).

112 CMS (2003 i).

113 E. Balk and J. Lau (2002), *Technology Assessment, Systematic Review of Position Emission Tomography for Follow-up of Treated Thyroid Cancer*. <www. cms. gov/ncdr/tadetails. asp? id=70> (accessed 6 Mar. 2004).

114 CMS (2003i).

115 CMS (2003i).

116 Thus the technology industry has successfully lobbied Congress and the executive, and used litigation, over the past decade and a half alternatively to push for or to oppose the promulgation of rules at the national level to establish criteria for coverage decisions, depending on whether they thought a stronger national presence in coverage policy would strengthen or weaken their hand. Foote (2002), PP. 712-20.

117 Foote (2002), pp. 714-15.

118 Foote (2002), pp. 717-19.

119 Foote f2002), PP. 719-20.

第十章　我们从国别研究中可以学到什么?

Timothy Stoltzfus Jost

在对八个国家的案例研究中我们了解了每一个国家是如何通过技术评估来制定公共医疗保险计划的支付政策，现在我们要转向比较研究。本章中，我们首先比较八个国家中支付决策所使用的制度和程序。然后我们将关注于具体的案例研究技术，思考我们从八个国家运用这些技术的经验中所能够学到的东西。在下一章也就是最后一章，我们将更全面地认识到从这些国家使用医疗技术评估（HTA）来制定支付政策的经验中能够学到的东西。

制定支付政策中的技术评估：制度和程序

我们研究的各个国家都采用 HTA 来制定支付政策，不过各国在所使用的机制和程序上各不相同。有一些国家，例如德国、瑞士、英国以及美国的老年医疗照顾计划，对公共保险计划所覆盖的所有医疗产品和服务均进行 HTA 来制定支付政策。[1]而另外一些国家，包括澳大利亚和荷兰，将 HTA 的应用局限于在国家层面上对一些特殊种类的医疗产品和服务的支付决策中，例如药品，以及在澳大利亚的一些医疗手段。大多数项目几乎都是关注于新产品或者服务，不过大部分国家，如德国、美国的老年医疗照顾计划，瑞士、安大略省、澳大利亚和英国，偶尔也审查对现有服务的支付。

对于一些国家的医疗产品和服务，如德国的门诊服务、澳大利亚和荷兰的药品，HTA 是强制性的——产品或者服务在获得保险项目偿付之前都要首先经过评估并通过偿付审批。在瑞士，所有新医疗服务都要接受筛查，一旦存有争议就必须进行医疗技术评估。在英国，在一个产品或者服务获得偿付之前，评估并不是必需的，但如果 NICE 建议 NHS 偿付某一项医学干预技术，那么它必须在一个当地的初级医疗基金会（primary care trust）中正常地有效使用三个月。美国老年医疗照顾项目中，在没有明确支付决定的情况下，产品和服务可以由医院提供（按照次均费用进行总额支付），甚至对于那些应当受到支付政策约束的新医疗服务或者医疗器械，有时也可以再没有明确支付政策的时候得到偿付。在西班牙，地区 HTA 机构的决策仍只供咨询。

在一些国家，包括美国、英国、西班牙和瑞士，地方或者区域的决策是对国家支付决策的补充，且不同地区支付情况可能大不一样。实际上，在加拿大、西班牙和英国，大多数约束性支付决策是在省、区域或者地方一级制定的。最后，在这八个国家中，部分人口参加了私人保险支付（如在德国、荷兰，特别是在美国），或者参加了其他公共保险项目（美国），因此，支付决策并不必然影响到所有人群。[2]在这些国家中，那些没有被公共保险项目覆盖的医疗技术如果获得了市场审批，则也可以自费购买。

在我们研究的国家中，负责根据 HTA 来制定支付政策的机构的性质和结构明显不同，其中一条明显的分界线存在于采用贝弗里奇模式的国家卫生服务系统和采取俾斯麦模式的社会保险系统之间。在英国、澳大利亚和西班牙，支付政策通常由政府（在西班牙是地区政府）指定的独立机构来完成。[3]在瑞士和德国等采用俾斯麦模式社会保险的国家，由社团主义机构来负责制定支付政策，机构的成员代表了社会保险项目运行中所涉及的各个利益团体。在这两个国家里，这些机构的决策都只是提供咨询，最终决定权仍在政府，但是这些机构的决策通常都能获得通过。然而事实上，国家之间的区别要更加复杂。在另一个社会保险国家荷兰，由医疗保险委员会以及药品咨询委员会制定政策，这两个机构都是由卫生部指定的独立机构，不过药品咨询委员会的成员代表了医疗专业人士和药师。美国老年医疗照顾计划的支付决定由政府做出，但是地方支付决定由承保机构做出，承保机构都是根据合同为政府决策的私人保险公司。安大略省、加拿大的卫生系统由税收筹资，因此似乎更愿意由准独立机构来做 HTA，最后由政府定夺。例如，是否支付医师服务这项决定看起来似乎大部分是由医生服务委员会（Physician Service Committee，PSC）做出，PSC 的人员分别来自安大略医疗协会（Ontario Medical Association，OMA）和安大略省卫生部（Ontario Ministry of Health），但最终决定由卫生部做出。

在我们研究的大多数国家中，专家咨询团体在支付决策程序中扮演着重要角色。如前所述，德国和瑞士的委员会本身就是给卫生部提供咨询的机构，澳大利亚的药品福利咨询委员会（Pharmaceutical Benefits Advisory

Committee，PBAC）和医疗服务咨询委员会（Medical Service Advisory Committee，MSAC）也是如此。其他国家也一样设有专家咨询委员会。这些委员会既可能是常设的，也可能是为了特殊评估而临时组建的。美国的医疗保险支付范围决策咨询委员会，是一个常设的专家委员会，为医疗照顾和医疗救助服务中心提供咨询，特别是涉及复杂案例。在英国，NICE为每项支付决策组建委员会，首先是顾问委员会，由代表利益团体的专家组成，帮助界定评估的范围；然后是专家评估委员会，负责规范审评文件，并向 NICE 提供建议。在荷兰，CFH 就药品支付的评估向 CVZ 提供咨询，CHF 是一个常设的专家委员会。在澳大利亚，医疗保险支付范围决策咨询委员会（MSAC）（它自身也是技术咨询委员会）指定专家咨询委员会随时对其正在评审的予以技术支持。在安大略省，安大略医疗协会（OMA）的中央价格委员会向医生服务委员会（PSC）提供一份福利报告，转而向卫生部提供建议。类似的，通过普通药品审查程序，加拿大医疗技术评估协调办公室（CCOHTA）向不同省政府提供药品福利报告。

技术评价中专家委员或社团机构的参与带来利益冲突的问题。某个技术制造商显然不应该作为委员来评价它生产的技术，同样它的竞争者也不应该参与评价。坚持从新技术使用获益的提供者（例如医院）、特殊疾病患者团体以及医疗保险基金（它一方面应该为新技术付费，另一方面又要通过扩大付费范围吸引到更多的人参保），来自这些团体的代表也会带来更为复杂的利益格局。

我们研究的一些国家已经开始考虑这些情况。在美国老年医疗照顾计划中 MCAC 评价小组中分别有一名制造商和患者代表，但没有投票权。类似的，为澳大利亚 PBAC 提供药品方面咨询的 ESC 咨询小组仅包含一名来自药品制造商协会的没有投票权的成员，并且如果咨询委员会成员与讨论中的医疗产品或技术有经济利益关系时，需要回避。在德国、荷兰、加拿大、英国和瑞士，评估或审查医疗技术的专家委员会及其下属委员会中都不包含技术制造商代表。然而，德国和瑞士支付委员会中包含提供者和医疗保险基金的代表，NICE 确定评价范围的顾问中，甚至包括制造商代表。为澳大利亚的 MSAC 提供咨询的专家成员，可以与接受审查的技术存在直接或者间接的经济利益。然而，在我们研究的八个国家里，政府都拥有最终的决定权，而且在一些国家的经验显示，政府一方面要承受来自制造商或者患者团体的政治压力，另一方面又受制于预算的压力。

有关谁有资格启动评价程序这个问题，在不同国家有不同的答案。一些国家把技术评价作为考虑支付的先决条件，在这些国家里，技术制造商或者其他支持者通常都有申请支付的机会。符合这种情况的有美国、瑞士、澳大利亚和荷兰，但实际上，在荷兰只有制造商可以申请要求支付。在西班牙、加拿大、美国、澳大利亚和英国，申请要求还可以由患者、提供者、保险机构等提出。1998—2000年间，澳大利亚MSAC接受的申请中有40%来自企业，31%来自专业医疗组织，29%来自个人。

在德国、瑞士以及加拿大、安大略省的医疗措施，社团机构在技术评价过程中起到了守门人的作用。在德国，若没有支付决定，则在出院后新技术不能获得支付，并且决策程序仅能由疾病基金或者保险医生组织来启动。在瑞士则是相反，除非支付申请遭到保险基金或者医学协会的质疑，否则新技术都可以获得支付。在安大略省，将新技术列入目录，或者从目录中删除现有技术的建议，都由安大略省医学会这个医生的代表组织提出。在英国，要求NICE进行评估的申请由卫生部提出，但是反过来卫生部是接受了遴选咨询委员会的意见而提出的申请，该委员会由30名成员组成，代表了政府以及其他利益相关者。

我们研究的大多数国家中，支付决定通常都是反应性的。评审机构对评价申请作出反应。仅有在一些少数地方，如英国以及西班牙的一些地区，通过普遍筛查，积极进行评估，确定需要接受评估的新技术；美国和瑞士在一定程度上也是如此。

不同评审小组所采用的评估程序从高度结构化到非常不正式，差异性很大。例如美国老年医疗照顾计划的评审程序，具有多个步骤且每一个阶段都有时间限制（常常都不需要严格遵守）。目前的立法强化了对这些时限的要求。澳大利亚的MSAC和西班牙地区委员会的程序则是相反，有很强的灵活性。大多数国家考虑采用的是一个多步骤的程序，它通常包括一个确保申请完整性的筛查程序，包括委员会人员对申请进行的审查，专家委员会做出的审查和建议，以及初步和最终的支付决定。有时候程序也涉及委托或者获得外部的技术评价。在评估过程中可以规定向技术支持者征求意见，有时候也可以向公众征求意见，这种情况比较少，例如美国和英国。

例如，荷兰的支付决策程序包括：由卫生部进行的确保完整性的初步筛查，由CFH专家成员做出的概念发展报告（由卫生部以及进行申请评论的人进行审查），由CFH专家委员会进行审查（它可以向申请者提出问题），并且最终由CFH/CVZ向卫生部提出最终建议。卫生部根据申请者以及其他利益相关者作出的进一步评论来制定最终决策。澳大利亚的MSAC审查首先是在卫生与老龄部里考虑一项申请。如果卫生部决定将申请转交给MSAC进行评估，MSAC接下来就要进行独立的循证医疗技术评估，然后指定一个专家咨询小组来审查申请和评估结果。然后MSAC会就是否对技术进行偿付（或者是临时偿付）向卫生部提出建议，同时还要提交一份政策建议报告。

德国联邦委员会所采用的程序首先是决定要评价某一技术或是申请征求外部专家的意见。接下来由附属专家委员会对技术进行审查，并形成一份正式的医疗技术评估报告。这份报告要提交给联邦委员会，联邦委员会会发布一份最终报告，为卫生部提出支付建议。最后，NICE程序自遴选咨询委员会提出研究方面的建议而启动，由此框定NICE的评估范围，NICE要接受由利益团体、专家顾问或者其他被邀请的评论者提供的证据。然后通过专家评审委员会来评价该项技术，首先提出一份评估咨询文件，在评估委员会收到来自顾问专家和评论员的意见后，将制定最终的评估意见，这份意见在进一步征求意见之后要受到NICE的审查，并据此制定指南。

一般而言，决定支付的程序似乎是以反驳相反意见的方式来进行调查的。对拟议中的技术采取中立的态度，尽量做到科学化评价，而不是要求技术支持者面对来自质疑支付的团体的反对意见，尽可能地去提供证据。在一些国家，尤其是澳大利亚，其程序从某种程度看起来似乎更具有对抗性，尽管在澳大利亚那一章中这个程序被描述的更像是一个讨价还价的过程。

各国申诉的机会差异很大。美国显得最为大方，提供了多条途径来申诉，并且允许质疑支付决定的实质部分，而不仅仅是质疑制定决策的程序。在德国，仅仅可以向卫生部提出有关程序错误方面的申诉，而在荷兰，只有当存在有关药品疗效的新消息时才可以提起申诉。在英国，只有当NICE处理不公正或者没有遵循它自己的程序，决定不正当，或者NICE超越职权时才可以提出申诉。在安大略省，患者如果被拒绝提供服务或者面临相当长的等候，就可以向一个独立法庭和医疗服务申诉审查委员会提起申诉。

大多数国家都可以在法庭上就拒绝支付进行辩论。在一些国家，可以由被拒绝支付的技术的申请者提出申诉，但在大多数国家，需要某种产品或者服务的患者也同样具有申诉的权利。在德国和瑞士，涉及支付方面的案件非常常见，不过在瑞士涉及新技术的很少。在澳大利亚和荷兰，这样的诉讼非常少见也少有成功的案例。在美国老年医疗照顾系统中，对单项技术支付决定提起申诉非常常见，但在司法审查之前必须要经历许多行政审查，因此司法审查并不多见。在西班牙，没有对地区性技术评价机构的决定进行申诉审查的途径。尽管没有正式司法程序来申诉，但是技术申请者还是可以找到在法庭上挑战支付决定的办法，在加拿大就有一个例子，Bristol-Myers Squibb 提起诉讼（并未成功），因对负面的虚假陈述存异议而希望阻止加拿大医疗技术评价协调办公室发布它的报告。

整体而言，程序的审查目前还是不够透明。最透明的是美国的体系，评价过程中每个阶段都可以在网页上跟踪其进展，并且好几个阶段中都提供了公众评论的机会。英国也似乎朝向更为透明的方向迈进，不过在这个过程中仅仅接受被邀请者发表的评论，他们通常都是利益相关者，例如技术申请者、提供者或者患者团体。相反的，德国、荷兰、瑞士的程序大多数是关起门来进行的。尽管要发布报告，也会在决策过程中接受评论意见，但是决策程序并不向公众公开。如果有人能获取有关评价程序的信息，那通常是支持者。在澳大利亚，技术支持者且仅仅是支持者才有权评论评价报告草案。在瑞士也是如此，只有申请者能收到一份有关支持联邦内政部支付决定的理由的书面摘要。

对于商业秘密的顾虑也制约了决策程序的透明度，尤其是涉及药品的决策。提交给澳大利亚 PBAC 的材料及其注解部分，以及有关药品的特性等都是需要保密的。从 1999 年开始，PBAC 才开始发布将药品列入目录的理由，且从 2003 年开始发布不将药品列入目录的理由。在美国，保密原则也限制了 CMS 披露信息。

大多数国家基于疗效、有效性效益和医疗必要性三个标准来做出支付决定。这些指标的界定都只是相对的——一种产品或者服务可能仅仅是因为与现有技术同样有效或者比现有技术更为有效而获得偿付批。在一些国家会有意识地避免出现定量配给的情况，并且所有有效的技都应该得到偿付。例如，德国一章的作者报告了他们的研究成果，研究表明德国支付决策程序中仅仅考虑到了有效性，而未考虑费用。美国同样也不愿意把费用作为支付决策需要考虑的一个因素，不过昂贵的技术还是会比便宜的技术引起更多的关注。

然而在一些国家，对于经济方面的考虑更加开通。在澳大利亚便是如此，在荷兰也即将如此。在澳大利亚，尽管格列卫在每例中的高费用以及相对高的成本效益比率，它仍然是能获得偿付的。因为对于一些慢性粒细胞白血病患者而言，它是唯一治疗有效的药品，这在后面还会有更全面的讨论。英国的NICE在制定支付政策时也会考虑每质量调整生命年（QALY）的花费，不过在英国有关格列卫的经验也表明，费用远非医疗技术支付决策要考虑的唯一因素。药品的目的以及配送方面的考虑都是重要的。安大略省药品质量和治疗委员会（Ontario Drug Quality and Therapeutic Committee）要求药品生产商提供关于产品成本效益的相关信息，但在制定政策时主要考虑的还是疗效。类似地，安大略癌症治疗政策咨询委员会在决定哪项服务可以获得偿付时综合考虑费用和其他因素。

实践中的支付决策过程：案例研究的技术

虽然考察各国之间在支付决策机制和程序上的差异是有益的，但同时我们也能够从它们在具体的实践中如何处理某一项技术学到很多经验。我们在本书中所选择的案例研究技术，每一项都突出了在支付决策中使用技术评价所带来的不同的议题。

PET扫描技术反映出几个问题。首先，PET扫描仪是一种价格高昂的医疗设备。实际上，PET扫描在过去要求有两个医疗设备，因为用于扫描的放射性药物通常需要使用回旋加速器现场生产。因此PET扫描需要一笔相当大的前提资金投入，同时在其运行过程中还需要持续的花费。尽管PET扫描的资本投入会因为自动扫描、改进的SPECT扫描以及放射性药物的地区化生产（消除了对现场回旋加速器的需要）而比之前的更低，但它仍然是一项昂贵的技术。其次，它是一项诊断性技术。由此，在支付决策之前需要证明两个问题：（1）它实际上能否提供精确的（有足够的特异性和灵敏度）诊断信息；（2）这些信息能否用于诊断出的疾病的临床治疗？如果了解更多的疾病信息不会对临床治疗带来变化（这也许是因为根据现有的知识，没有可以改变疾病发展进程的干预措施），那么就很很难证明花费大量的公共资财来获取这个信息是合理的。第三，和大多数影像技术一样，PET扫描并不限于某一种疾病。事实上，它可以应用于各种癌症、心脏病和神经系统疾病。因此，支付决定不简单是个是与非的问题，而是一个关于哪一种情况下对哪一种患者的哪一种应用应该获得偿付的问题。第四，和许多技术一样，PET也有几种替代技术。尽管PET并不可以用MRI、CT或者常规X线检查完全代替，但技术评价上仍应该考虑它在特定疾病诊断上是否比其他替代诊断方法更为有效，并考虑对特定疾病，它所带来的附加价值是否值得那些额外的花费。

由于 PET 技术的获取和运行是昂贵的，而且它和其他花费较少的扫描技术比起来并没有明显的优势，因而在大多数对医疗设备进行技术评估以制定支付政策的国家都已经对 PET 作出了明确的评估。本研究中有六个国家——澳大利亚、加拿大、德国、西班牙、瑞士和美国——考虑在公共保险体系中对 PET 扫描进行偿付。在某些情况和某些适应证可获得全部支付，但并非偿付所有可能的适应证。从 PET 扫描支付决策中可以获得以下经验教训：

第一，多种用途技术的支付批准随着时间的推移有扩大的趋势。在瑞士，PET 自 1994 年开始接受审查，不断地追加新的适应证，一直到 2004 年。2000 年澳大利亚批准了 PET 偿付的 5 个适应证，到 2001 年又追加了 3 个。在美国，PET 一开始只有 8 项全国性支付决策，目前可获得支付的已有 12 个适应证，还有另外几个正在审查之中。尽管这种追加程序带来了支付范围稳定的扩张，但随着有效性研究获得进展，也放缓了支付范围的扩张。

第二，尽管缺少明确的证据支持，PET 的支付范围仍在扩大。当德国联邦委员会发现，PET 对于 5 个适应证并没有比已经得到社会医疗保险支付的现有技术更有效，于是委员会就反对在门诊服务中对 PET 进行偿付。而与此同时，瑞士、澳大利亚和美国都扩大了 PET 支付范围，而加拿大则是一些省覆盖了 PET，一些省则没有。澳大利亚采用了中间路线，对 PET 的偿付是临时性的，且对使用目的有所限制，并提出当前缺乏足够临床证据以及成本效益分析来批准无限制性的支付。尽管技术评估结果显示，有关 PET 扫描对于所考虑的适应证的研究存在明显的缺陷，但美国老年医疗照顾计划仍批准了 6 个适应证，随后又将支付范围扩大到对乳腺癌治疗期间肿瘤反应的监测，尽管 HTA 和 MCAC 报告认为支持支付此项目的证据不足。最后，美国老年医疗照顾计划决定将支付范围扩展到对甲状腺癌的诊断，尽管 HTA 研究结论是关于 PET 应用于甲状腺癌的研究数量很少并且质量较差。

第三，能够参与审查扩大支付程序的参与者都热衷于扩大支付范围。在德国评审程序中发表意见的所有专家，不管来自肿瘤学、心血管病学、神经病学、核医学还是放射学领域，都热衷于扩大支付范围。在考虑是否对 PET 用于乳腺癌诊断进行偿付的 MCAC 会议上，所有作证的专家均同意扩大支付范围，包括专家和患者团体的代表、技术公司的首席医生和一名核医学教授。

第四，PET在研究型医院和私立医院的可用性似乎都倾向于公共支付。在我们研究的大多数国家中，PET开始是为研究机构所用。这种使用似乎带来一个问题，即是否应该让公共保险计划来对PET的临床应用进行支付。在西班牙就出现了这种问题。另一方面，在加拿大，PET扫描在私立医院的使用则提出这样一个问题，即PET是否是“医疗必需的”，是否应该由公共财政来支付。相反，PET在德国私立医疗机构的广泛使用并没有使得联邦委员会做出予以支付的决定。

第五，在联邦或者特定行业里，支付可能是相互矛盾的。PET在加拿大一些省可以得到支付而在另一些省就不行。在西班牙，PET的偿付在各个自治地区也不一样。在德国，住院使用PET可以得到偿付，但是在门诊服务中就不能，前者是由医院委员会管理的，而后者则是由一个独立的委员会管理的。在一些部门限制PET的使用尚可以理解，但一般很难相信一项技术在一个国家的某些地方是医疗必需的，而在其他地方就不是（除非是医疗必需这一概念涉及成本评估，那就可以理解由于不同地区的财富资源条件不同而导致支付政策也不同）。

最后，支付政策可以用于推动研究和质量控制的发展。几个国家——西班牙、澳大利亚、瑞士和加拿大——认识到支持PET有效性的证据不足，但还是在一些情况下支付PET，同时持续不间断的登记接受PET检查的患者情况，密切追踪如治疗作用、由PET而引起的治疗变化、医疗产出的测量以及资源利用或成本效益分析等项目。因此支付可用作一种鼓励技术评价的工具，并在未来成为进一步或者更加普遍的支付决定的基础。瑞士和澳大利亚都要求提供PET的部门要获得认证批准，使得支付政策成为调控医疗质量的手段。

我们研究的第二个案例是关于高压氧治疗（HBOT）。之所以选择HBOT是因为它是一项在我们研究的所有国家都做过相应评价的治疗性医疗设备，在这些国家中都有对医疗设备的支付政策做出评价的项目。和PET情况一样，HBOT的倡导者也提倡它的多种用途。另一方面，HBOT所涉及的费用没有PET那么高，所以它并没有受到那么多的关注。

从我们对HBOT的案例研究中也可以得出几点经验教训。首先，在一些国家尽管没有明确的评估和审批，HBOT治疗的应用也日益广泛起来。在澳大利亚就是如此，而且按照监察长办公室的报告，在美国也是这样一种状况。看起来削减一项现有技术的应用范围比控制新用途的扩大要更加困难，事实显示，在美国2002—2003年对HBOT的评价，CMS没有限制现有的支付范围，尽管它委托的医疗技术评估并没有能够对HBOT提供支付的10个适应证中的4个提出支持性的证据。

其次，还是和PET的情况一样，随着时间的推移支付范围有扩大的趋势。瑞士在1988年对HBOT进行偿付的有2个适应证，1994年又增加了1个。2003年美国HBOT的支付范围扩大了好几倍，到目前已经扩大到15个适应证。

第三，和PET一样，支持对许多适应证进行支付的科学证据十分微弱，但不同国家对这个事实的反应不一。德国联邦门诊委员会在经历了两年的审查程序后，完全拒绝对申请偿付的36个适应证使用HBOT进行偿付，委员会认为该项技术缺乏医疗必要性、有效性并不符合成本效益分析。另一方面，美国的老年医疗照顾计划目前对15个适应证使用HBOT进行支付，不过对于其中一些适应证，只有HBOT作为常规治疗的辅助手段或者上或者其他治疗手段对该疾病没有效果时，才能得到偿付。最近美国老年医疗照顾计划将HBOT的支付范围扩展到糖尿病创伤，并延续了对另外10种创伤适应证的偿付，尽管HTA对至少其中4项适应证的支付科学证据表示怀疑。澳大利亚批准支付几种创伤的HBOT治疗，认识到缺乏证据支持其有效性，也认识到HBOT的应用广泛以及在有效性的研究中存在伦理和实践上的限制。其他影响到澳大利亚决定的因素包括，HBOT往往应用于生命受到威胁的状况，可替代治疗方法有限，且未来如果进一步限制支付适应证则会威胁到HBOT的财务可行性。

最后，我们知道一些关于外部团体参与支付评价过程的信息，他们往往支持支付范围的扩大。在美国，要求扩大支付范围的申请来自提供者团体。卫生保健筹资管理局（HCFA）在支付决策过程中两次与申请者碰面进行商讨，而且所有对公开征求意见的申请做出回应的都是支持申请者的医生。在澳大利亚MSAC也是在与HBOT提供者群体会面之后再做出继续给予支付的决定。

格列卫是一个重要的药品案例。格列卫代表了这样一类技术，能够治疗一种少见的但有生命威胁的疾病（慢性粒细胞性白血病，CML），且其他替代性治疗手段非常有限，或者对一些患者而言就没有可替代的治疗手段。有4个国家曾对格列卫做过评价，分别是澳大利亚、英国、瑞士和荷兰。尽管支持格列卫有效性的证据还非常薄弱，但这四个国家还是都批准了在一些情况下使用格列卫。其中有三个国家，采取了完全不同的方法。

如上所述，2001年，作为一种治疗CML的罕见病药，格列卫得到了FDA、EMEA以及瑞士市场准入机构的批准，这个决定是基于临床Ⅱ期开放非随机临床试验而作出的，尽管缺乏长期的研究显示明显的临床价值或者生存率的提高，但试验中显示出治疗获得了显著的血液学以及细胞学反应率。在随后的几年里，瑞士的市场准入还扩展到对胃肠道间质瘤（GIST）的治疗。在瑞士，补偿获得了批准，且在获得市场审批后就立即扩大了获得补偿的适应证范围。荷兰CFH通过非常快速的审批程序，将格列卫列入1b支付目录中，整个过程仅有一次会议，这是因为格列卫是罕见病药物，有突破性状况并且目前缺乏替代治疗办法。

NICE采取了不同的方法，试图评价格列卫每质量调整生命年（QALY）的花费。评价结果显示格列卫每QALY的费用在疾病的慢性期、加速期和急变期差异很大，在加速期的治疗最具成本效益。因此在开始的ACD阶段，NICE建议格列卫仅用于加速期。后来，NICE考虑到来自CML患者团体和临床专家的证据，根据细胞学和血液学反应的证据，决定也批准急变期和慢性期的CML患者使用格列卫。对一项致命性疾病明显缺乏替代性治疗手段影响了NICE对该治疗手段的批准，尽管据估计在急变期使用格列卫会使每QALY的费用上升至64 750英镑。

澳大利亚PBAC起初仅批准在CML的加速期和急变期使用格列卫，这是基于高昂但尚可接受的成本效益比而做出的决定。2002年它接受了第二个申请，批准将格列卫的支付范围扩展到慢性期的治疗，但只有在以下情况下才能得到支付：α干扰素治疗失败，患者18个月内出现严重的危及生命的细胞学反应，并且在年度检测中这个反应得到保持。在2003年，格列卫的支付被扩展到作为一线治疗，但仅用于在临床试验中确诊的18～70岁的患者。最终在2003年，格列卫的支付范围扩展到所有患者，不再考虑年龄因素，并且根据后续的审查申请，支付范围又再次扩展到GIST患者。扩大支付范围的一个考虑就是，具有部分反应的患者的生命质量可能得到改善，这是值得偿付的。

虽然每个国家对格列卫支付的反应不同，但每个国家都希望把用于CML治疗的格列卫覆盖到公共支付范围之内，尽管仅有显示血液学和细胞学反应的证据，而实际上没有提高长期的生存率，而且每QALY的费用非常高昂。当一项新技术有希望治疗威胁生命但尚无治疗办法的疾病时，费用似乎就不再是一个决定因素了。另外，澳大利亚要求提供后续的证据证明对治疗的反应，这一方法为处理尚未得到证实的医疗技术提供了很好的例证。公共财政有必要支持技术的后续临床评价，希望随着时间的推移，能得到更明确的证据证明技术的有效性。当然，这就是前文中提到的有几个国家已经在 PET 支付决策中所采取的办法。

最后，NICE 处理扎那米韦（zanamivir）的经验给了我们深刻的教训，也展示了审批过程中所伴随的危险因素。NICE 一开始在 1999 年拒绝偿付用于治疗流感的扎那米韦，原因是缺乏成本效益分析信息，但是在 2000 年 NICE 就推翻了自己的决定，批准了对扎那米韦的偿付。很多人相信当时这个批准是由于药品制造商对政府施加了压力，而政府又将这个压力转而施加给 NICE。2002 年 NICE 对扎那米韦进行了进一步的审查，再次确认批准偿付扎那米韦用于流感治疗，但有限制地批准对奥司他韦（oseltamivir）的支付并拒绝偿付金刚胺（amantadine），从而导致了一项申诉，申诉的结果是完全坚持 NICE 的结论，不过也遣回了对奥司他韦的评估，要求更深入的考虑。

荷兰 CVS 也审查了扎那米韦，结论是对 B 型流感或者高危人群的支付支持性证据不足。进一步的结论是，仅仅根据症状而使用扎那米韦，则其带来的效益和其成本并不匹配，但是如果要首先通过血清学/病毒学检查来确诊流感，则不仅会提高治疗费用，也延误了治疗时间。尽管 CVS 已经知道 NICE 的批准过程，但还是决定不予以支付。实际上 NICE 最初的决定，即对扎那米韦不予支付，对荷兰的决定影响很大。瑞士也不覆盖扎那米韦。

NICE 的经验表明：支付决定程序潜在地受到政治影响，而且评价组织的信用如果受到政治影响的怀疑就可能受到损害。荷兰和英国的经验对比也表明不同国家即便拥有同样的科学证据，也可以对药品的成本效益分析做出不同的判断。

学到的经验

通过对机制和程序的比较研究，以及他们如何处理某项特定的技术，我们可以得到以下几条经验。首先，尽管普遍担忧技术评价会导致定量配给，但大多数国家还是主要关注于有效性而并非费用。仅在澳大利亚和英国，费用才会在支付决定中发挥重要且显著的影响。[4]而且在英国 NICE 仅仅有要求偿付的权利，它对于不予以偿付的决策权力只限于提供咨询，且会受到严格限制，因此基本保健基金可能被要求支付符合成本效益的技术，但不会被禁止支付不符合成本效益的技术。荷兰的药品批准程序正逐步开始考虑成本效益数据，但也不完全如此，例如在格列卫的批准程序中所表现的。在其他国家支付评价关注的都是有效性，或者多数是关注其与现有技术相比较的有效性。

此外，支付评价组织看起来很愿意批准对那些威胁到生命或者严重的但不威胁生命的疾病进行偿付，尤其是当有一些证据证明某项突破性技术的有效性并且没有其他可替代技术足以治疗疾病时，如同我们研究的格列卫和 HBOT 案例中所表现的。"拯救原则"在技术批准中还是起到了重要的作用。最后，独立于科学之外的政治影响可能也会对支付决策程序有一些作用。如瑞士对体外生殖技术的审批。

其次，我们案例研究中每一项技术的偿付都仅限于有限的、特定的适应证。在一些保险项目中，如美国，对于一些适应证就非常明确的不予以支付。在其他国家，会明确地指出不予以偿付的适应证，但不会明确指出不予以偿付的技术。然而，因为对技术的偿付只针对特定的适应证，而且有时候还需要在特定的医疗机构中由特定的服务提供者提供，这使得基于 HTA 的支付决定实际上导致了微观上的定量配置，而据推测，他本应该会造成宏观上的定量配置。支付政策通常采用成本效益指南的形式发布，类似于实践指南，而不仅仅是删除或添加公共保险支付项目的决定。

第三，部分支付范围随着时间推移有扩展的趋势。技术支持者会重新申请偿付另外的适应证，因此支付范围倾向于扩展到新的适应证。这可能是一个必然的过程，因为随着技术有关经验的不断积累，可能发现新的用途或者找到另外的证据来支持对早先被拒绝支付的申请进行偿付。然而总的来说，这个过程的结果是拒绝支付很少是最终的决定。此外，在一些国家，通过医生开具在适应证之外的处方或者通过应用现有编码支付价格降低了的新技术，使得在没有明确批准的情况下，支付范围仍然在扩大。支付评价的最终结果往往是拖延支付，而不能最终拒绝支付。

第四，缺乏确凿的科学证据并不必然能够阻止支付范围的扩展（但不同的国家会有不同的结果）。在我们主要的案例研究所关注的四项技术之中，由一些技术评价组织进行的技术评估的委托、执行和审查，要么找不到确凿的能够证明有效性和成本效益的证据（扎那米韦），要么找不到证据证明一些假定的用途的有效性（PET 和 HBOT）。事实上整体而言，不同国家的技术评估结果是一致的。然而，支付评价组织的反应则各不相同。在德国门诊治疗和荷兰扎那米韦的案例中，缺乏有效性或者成本效益的证据就足以导致拒绝支付的决定。而美国的老年医疗照顾计划，在一些例子中尽管有负面的技术评价结果，甚至是有来自 MCAC 的负面建议，但这些技术最终还是获得了支付。在一些国家，尤其是澳大利亚和西班牙（参考 PET 的案例），即使缺少确凿的证据支持偿付，也能获得偿付批准，但同时要明确支付后仍需继续进行评估。不同国家在相同的证据提示下会有不同的结论，这个事实说明整个程序并非是完全由科学证据所引导的，或者至少对证据有不同的解释，不同国家会赋予证据的不同方面不同的权重，反映出不同价值。

当然在这些国家中，尽管缺乏确凿的科学证据支持技术的有效性，但仍会继续对已有的技术进行偿付。相比之下阻止支付范围向新技术扩展会比取消对现有技术的支付要容易得多，这就是加拿大作者所提到的支付黏性现象。

第五，如果支付决策程序向公众提供参与的机会，那么参与者就会必然一致地要求给予支付。如果允许局外人提出支付申请，那么申请通常是由技术制造商、在医疗机构或是医疗实践中使用新技术的服务提供者或者专业人士群体，或者由患者群体提出。当举行公开听证会或者请求对技术偿付公开征求意见时，这些组织也会来作证以及评论。根据程序的透明程度，这些组织会追随整个技术批准过程并且在必要时施加干预。事实上在一些国家，仅有技术申请人才能知道结论是什么或者仅仅知道决定已经作出。在其他的机构（如英国的 NICE），参与者需要受邀参加，并且主要的参与者（顾问）通常是有兴趣推销产品。如果有可能，利益团体也会呼吁他们的政治代表尽可能地干预，有时这些干预会十分有效。在接受评估机构的审查之前，产品申请者会先安排产品主要的营销或者宣传活动。这样的例子包括一种治疗艾滋的西乐葆（Celebrex）以及抗肿瘤药它莫西芬（Tamoxifen）和赫塞汀（Herceptin）。这样可以提高公众对于药品可获得性的期望，并因而对支付决策施压。

另一方面，评价机构会因反对支付某项政策而直接面临压力的情况很少见。费用是整个公共保险体系主要考虑的影响因素，支付机构不可能意识不到这点。同时，竞争者有时可能会反对对一种产品进行独有的支付而将他们自己的产品排除在支付范围之外，如在英国奥司他韦、金刚烷和扎那米韦支付批准程序的处理，在澳大利亚也有这样的例子，例如环丙甲羟二羟吗啡酮（naltrexone）和阿尔酸钙（acamproate）。但除了很少的情况下，压力一般不会直接指向特定的产品。[6]甚至是看起来有很大激励去限制支付的社会保险基金经理人，一旦能够吸引新成员参保，也可能在某些情况下倾向于扩展对某些服务的支付范围，在德国便是如此。而在多数国家中医疗支付决策程序的不透明，也使得最有动机的技术支持者想方设法地参与进去。

在一些情况下也可能有反对扩展支付范围的。例如在德国和安大略省，医师联盟在一定程度上控制了支付决定程序的使用。在这两种情境中(尽管更清晰的是在德国)，支付体系受到预算的限制，而医生也意识到扩展对新方法的支付就可能减少对现有技术的支付。在德国和安大略省，这似乎在一定程度上控制了支付范围的扩展。同样的情况也出现在荷兰药品支付决策过程中——由于市场很小，并且支付决策程序并非一个全或无的决定，因此风险应该要足够小——在荷兰药品支付决策过程中，技术支持者几乎没有激励去参与，而决策制定者也可以在不受外界压力的情况下完成其任务。

第六，私人商业保险公司的偿付或是用于研究的偿付都促进了支付范围的扩展，如在联邦系统的一些地区的偿付。高昂费用的技术在成为标准技术之前都是用于研究的。一旦研究机构开始提供这些服务，就会有要求公共保险项目进行支付的压力。类似地，当产品或者服务得到私人保险的支付，或者由私人支付时，公共保险项目也同样有压力对其进行偿付。

第七，也可以根据实际的效益情况具体进行偿付。公共保险项目越来越多批准有条件的支付决策，一旦技术确实达到某一健康产出就可以获得支付。例如在澳大利亚对伊马替尼（imatinib）的支付，就取决于它实际上造成的部分疗效。在西班牙对PET的支付有赖于可以展示治疗效果的持续治疗信息登记。类似地，在美国最近几个支付决定都继续资助临床试验，以确定继续支付是否是明智的。因此，支付政策可以推动研究，而研究可以反过来支持更为准确的支付决定。

最后，支付也能够作为一种工具用于质量的审查。在瑞士和西班牙对PET的支付取决于资格。反过来资格标准也可以确定下来以确保合理的维持和校正设备，确保操作人员接受过完备的培训，确保辅助服务对补充技术确实是必要的。因此支付审查也可以改善医疗质量，同时扩大对诊断和治疗的选择权。

参考文献

1 This means，of course，that these countries do not make coverage determinations for products and services that they do not cover，as，for example，is the case currently with respect to outpatient prescription drugs in the US Medicare programme.

2 Public coverage decision-making processes，however，do not need to be limited to coverage by public programmes. Coverage decisions in the Netherlands define the basic benefits package for both public and private insurers.

3 Except for Catalonia，where the technology assessment agency，the CAHTA. is a non-profit public company.

4 In other countries，such as the United States and Canada，cost may play an implicit role in decision-making，driven by the internal dynamics of the system. Higher priced technologies，for example，may receive more extensive scrutiny.

5 Moreover，in Australia，National Health and Medical Research Council guidelines on writing clinical guidelines include a section on cost effectiveness，blurring the distinction even more.

6 One exception，for example，was Viagra. See R. Klein and H. Strum (2002)，'Viagra:A Success Story for Rationing?' Health Affairs，21 (6)：177-87.

第十一章 结论

我们对八个国家的研究始于两个假设：(1) 国家正在使用以及可以使用的支付政策是基于技术评价以及对日益增高的医疗费用问题的关注，但 (2) 由于这些程序中的参与者总会不遗余力地成为技术的倡导者，所以通过参与程序来解决问题的能力需要得到锻炼。我们发现了什么证据，然后，关注这些假设，这个证据引导我们得出什么结论？

我们所研究的所有国家为正在使用的医疗技术在公共保险计划中设置了支付政策，至少是在一些机构中以及预想的某些技术上。然而似乎并没有一个国家是在最严格意义上来解决配置问题，成本收益或者成本效益比值还是导致支付政策的基本考虑。仅仅在我们研究中的一个国家，澳大利亚，把成本效益分析作为设置支付政策的主要考虑，尽管荷兰将会很快在药品支付准入程序中考虑成本效益分析，而其他国家考虑隐含的成本。在澳大利亚、瑞士和荷兰，尽管格列卫很快地通过了用于 CML 的支付（和在澳大利亚用于 GIST），虽然缺乏有效性的严格定义的证据，基于"拯救原则"有许多较低的成本效益的情况，因为对这些罹患疾病的人没有其他治疗方法可利用。英国的 NICE 评价新产品根据每质量调整生存年的成本，而反对接受一项新技术由于太高的 QALY，但它的意见仅仅和考虑支付的购买联系在一起，负面评价仅仅是建议性的。总之，NICE 也批准了格列卫用于有指征的疾病，由于它的 QALY 极大地超出了 NICE 的指南，再则因为它仅仅是用于治疗一些 CML 患者。因此，一项技术的目标至少是与其成本效益一样的重要。可能不会支付一项符合成本效益的药品用于治疗脚趾真菌病和一项较低成本效益的药品用于治疗致命的以及否则就没得治的疾病一样容易。

技术评价的焦点在我们案例研究的国家里主要是在有效性上。技术评价的首要焦点是某项技术是否事实在应用或者在某些国家里，是否它比可利用的现有技术用于同样的患者更加有效。对于许多技术，包括所有我们案例研究的技术，这个分析是特殊指征的——问题在于是否技术对某些情况是有效的以及或许在某些疾病条件下。技术的成本是总体上并非是支付考虑的决定性因素。

另一方面，我们考察的支付评价项目将必然地对医疗成本产生影响。首先项目中的每一项事实上被设计以及试图筛查出无效的技术。对仅仅被确认经多年实践花费很多而无效技术的支付在近些年通过激素替代治疗或者自体骨髓移植用于乳腺癌的例子被阐明。不同系统事实上对关于有效性方面会有不同的判断。德国联邦委员会拒绝支付 HBOT 和 PET 扫描在急诊医疗时，是根据 HTA 显示有效性没有被证实，而美国的 CMS 批准此两项用于某些指征，尽管缺乏证据。无论如何所有支付决定系统都试图筛检出无效的技术，预想这么去做可能节省卫生系统可考虑的支出。

其次，技术支付决定经常，如我们已经提到的，限制对新技术用于某些指征、有某些特征的患者或是某些设备的支付。它们经常是在实践指南上是功能有效的。有明确的证据表明许多医疗方法的使用差异很大。差异又多数由于医生在对高成本技术使用上的不同导致，特别是对于慢性疾病和临终患者。更好地关注技术使用因此也可能为卫生系统省钱。

第三，支付评价部门对于技术是否比现有技术有效或者更加有效作出裁定。这是一个理由，例如，为什么荷兰不批准支付扎那米韦用于流感，或者为什么在一些国家里 PET 扫描不被批准用于在 CT 或 MRI 有效或者更加有效的指征时。公共医疗保险者明显可以更好地保留它们的预算，如果他们不必然地要用额外的钱来支付某些新技术，而这些技术用于某些指征仅与花费更少的现有技术效果相差无己。

第四，技术评价能够用于和支付系统的其他特点配合起来帮助控制费用。在荷兰，例如，技术评价的作用经常不是决定是否某个药品被支付，而是是否它做的 1b 目录因此是在比较高的价格上。支付决定不需要全或无，但能够决定是否一项技术具有充分的实质性突破，或者是否它能够和其他技术在一组并用较低的价格来支付。

最后，在评价和决定程序期间延迟支付被追踪的单纯事实可以节省公共保险的钱。支付决定花费时间，且当它们在程序中的时候卫生系统不用负担新技术的费用。如果，当然该技术比现有技术产生更少费用或者更明显的效果，延迟可能导致失去一部分患者或者公共医疗计划。但是，如果它不是一种改进的技术，不仅仅公共医疗保险节省了支付过渡期对该技术的费用，而且还挽救的一项无效的技术在彻底的评价之前成为标准实践，因为撤销总是比拒付要更加困难的。进而言之，我们案例研究的国家的程序经常似乎是这样的，批准像 PET 扫描或 HBOT 时是在一步步来的基础上的，当有更多信息表明其有效性的时候，避免快速全盘接受一项指征差异宽泛的技术，包括那些对于技术使用无效的指征。

事实上，在弥补这些节省费用的考虑方面，技术评价也能导致更宽泛的使用和更快速分散费用于有效的技术。还是对有关医疗干预的正面推荐的 NICE，正在把初级医疗信托购买人联系起来，实际上会增加整体卫生系统的费用，或者对于预算限制的系统而言，会把资源从其他医疗服务的部分转至新技术。支付决定部门在一定程度上被广泛公共化，它们会鼓励快速接受新技术否则就会传播缓慢，因此就会导致医疗费用上涨。当然，对于新技术而言是比现有技术更为有效，患者医疗得到改进。的确，如果新技术比旧技术更为符合成本效益，整个卫生系统费用就会下降，虽然公共保险不会认识到这样的节省。

总而言之，尽管似乎支付决定中对技术评价的应用存在潜在的降低医疗费用的上升，而更重要的是，更好地引导卫生系统资源的利用。在另一方面，由于它保持对有效性问题的关注，它未必导致在近期由成本单独地或者主要地主导配置决定。

我们的第二个假设是支付决定程序的外部影响将会对支付采纳的偏好十分有利，且在各国中让新技术支付的政策保持不变是困难的。按照公共选择经济学理论，我们预计技术的制造者和举办方、提供者和专业人士以及他们的协会组织，以及患者咨询组织全都将他们的影响放在技术采纳上，而那些为公共医疗计划付费的人——纳税人、雇主和雇员——以及患者或者在预算约束计划中服务面临削减的专业人士，如果新技术替代了对现有技术的费用支付，将很少在支付程序中有直接的声音。

我们发现有一些证据可以支持这个假设同时少有证据反驳之。在我们案例研究的国家（除外德国和加拿大的某些技术），技术的举办方——制造者或者提供者——能够且通常启动支付决定。在大多数这些国家中，技术举办方提供数据支持支付他们的申请，在一些国家中（例如瑞士），这些数据成为信息的最初来源作为引导评价的基础。在一定程度上，程序是透明的和共享的，举办方和提供者组织是绝大多数最常见的参与者。仅有的外部提供公共评论或者出席听证会的人在美国医疗保险的 HBOT 和 PET 的申请程序中是支付的支持者，包括制造者、提供者组织和患者咨询组织。在瑞士，仅有的授权提供有关其他方面的非透明程序的信息的人是支付的举办方。在像美国医疗保险这样的系统中存在有政治压力是可能的，它通常是对支持支付决定施加影响。在英国章节中，NICE在被描述的扎那米韦程序中也被施加的政治压力具有广泛的信任。仅在同时寻求支付的竞争性产品积极反对产品或者服务可能获得的支付，尽管这似乎是并不经常出现的情况。

另一方面，部门和程序上的一些结构性的渠道可以并且实际上在某种程度上消除了这些对支付的影响压力。例如在德国，授权启动支付程序的部门仅限为疾病基金会和疾病资助医生组织，这两者都有在某些情况下有对支付进行约束的激励。并且，在德国技术制造者不是这些组织在联邦委员会中的代表。这些因素可能有助于解释为什么在德国没有给急诊医疗给予支付PET或HBOT，而在其他我们案例研究的国家给予支付。类似的，在安大略省医学会在控制新医疗服务取得支付方面扮演重要角色，而且似乎是竭力作为保守势力，由于任何一个新的服务都是要在固定的预算中支付而且有很强大的政治和法律力量使得现有技术在清单上除名是更加困难的，以此来抵制新服务列入清单。另一方面，在澳大利亚，技术评价部门充分独立且排除来自内部和外部的政治影响，他们作出的决定更多地基于证据。

似乎也是少些透明化和参与程序使得较少开放技术举办方竭力对支付决定施压，也因此较少受到技术支付支持者的驱使。在荷兰、德国、瑞士和澳大利亚的程序中，举例来说，由于多是非参与性和非透明化的，所以较少提供涉及的技术提倡者以突破口。另一方面，在美国的医疗保险系统中，多数是透明化和参与程序，似乎也是对技术支持者施压最开放的一个。因此，诡异的是，增加参与和透明化这两个支付程序公正评价的Daniels和Sabin标准的关键原则可能导致的完全是对技术采纳有更多的压力。

申诉和司法审查程序是（多数是）不可避免地由技术的支持者发起，或者更常见的在一些系统中，患者拒绝取得的技术。在加拿大的情况是，直接的申诉不可能就会有间接的司法挑战。甚至司法挑战的可能性更似乎在一些国家中对严格支付审查具有威慑作用。进而，自由贸易协定正在被用于对技术支持者强制开放，澳大利亚的经验显示，近来法院对欧洲宪章作出的解释可能赋予技术举办方在一些欧洲国家挑战支付决定以新的机会。对应的，我们确认到没有对技术支付决定有利的提出申诉的例子。因此，也再次表明，Daniels和Sabin标准的可争议原则同样支持支付。

另一方面，技术提倡者的影响似乎在某种程度上被批准部门的制度文化所缓和。在澳大利亚的部门里；似乎特别重视成本效益分析并且很好地隔绝外部压力。相应的，澳大利亚在扩大支付方面似乎显得更小心，尽管在我们案例研究的一些中甚至于成本效益比值很高（伊马替尼）也扩入支付中，或者在另一些国家（德国）中拒绝支付（PET和HBOT）。NICE也似乎加强重视每QALY成本作为一项评价标准，而且，尽管在它所考虑的所有技术都要取得证实，限制了一些技术的应用。荷兰药品批准程序也似乎并不均衡地受到技术提倡者的影响。

最后，在批准程序功能之内的较大的医疗环境也无疑对支付决定产生影响。例如在德国，对急诊服务批准支付的联邦委员会有较大的自由来拒绝提供支付，因为这些被拒绝的经常应用于医院的技术由不同的委员会和不同的支付设想所管理。在加拿大，在公立机构中不被支付的技术经常保留在私立机构中应用。这可能是容易的，抵制支付方面的压力，当技术还可以应用的时候，仅仅是在不同的地方或者在不同的支付条件下。

总之，在这个图景似乎更复杂，比公共选择经济学所提供的单一模型，然而，它也似乎是一个事实，在绝大多数情况下愿意接受技术支付的经济和政治压力以及支付决定机制仅仅部分隔绝了这个压力。从这个起点出发，这个希望获批的持续压力带来一个成本，在整个系统的费用增长和改变资源远离现有的低端技术的产品和服务，通向较新的较高的技术方法。

这个问题在提升，当然，应该如何应对这个压力的问题。通过我们案例研究中的一种办法认为应该限制透明度、参与度和上诉的权利。然而，有时我们会拒绝这种替代。在这种思想下，技术评价程序是一种信息收集和分析的过程，而透明度和参与度可以扮演至关重要的角色，以确保信息最大化的情况下进行的决策制定。申诉权利也很重要，当支付决定的主体制定了不公平的或者告知不全的决定。

然而有一些步骤的设置就是旨在平衡在支付决定程序中对技术顾问的不适当影响，也因此能够作出更好的决定。首先，明确注意到（在案例研究国家中）使技术申请者不能拥有制定决策的席位。这不仅意味着技术申请人不应该是决策部分的成员，也不应该在最终向决策部分提供建议的专家部分扮演决策者的角色。这对于技术生产者是明确的，对提供者，一旦被证实在提供技术时有直接的利益关系，也同样如此。

其次，注意到更广泛地避免决策部分的利益冲突。涉及直接作出支付决策的人（包括专家顾问组成员）不得从正在评价的技术申请者那里接受研究资助或者顾问协议。尽管我们没有证据看到在案例研究的国家中发生

(这种现象),如此的利益冲突通常都能在医疗研究中考虑到,并且不允许在该领域发展。

第三,这个程序需要有人充当恶魔的角色。有人需要平衡来自技术发起者希求支付批准的无法抵抗的压力。在澳大利亚的 PBAC 程序中,扮演这个角色的在某种程度上是 PES 秘书处。在其他系统中,正式的 HTA 部分充当这个角色。在每个程序中应该有参与者制作反对支付的例子,而这个参与者应该有申诉的权利,一旦正向的支付决定被不适当地提交。重要的不仅仅是为支付者节省金钱,但也应该确保足够资金用以支付左右其他的那些公共保险系统应当支付的产品和服务。

最后,受理申诉的法官和司法审查法庭应该一般的理解不同的作出支付决定的专家主体会有所不同。审查程序,特别是司法审查成了给失望的技术顾问对决策主体施压提供现成的武器。技术支付决定的审查是必要的,但应该在一般情况下要抑制。另一方面,评估主体容易倾向于自身的利益冲突,审查应该彻底查寻。受理申诉的部门或者法庭甚至需要引入独立专家证据来确保精确的审查。与此相联系,这些方法可以平衡在当前决策程序中技术顾问的不适当影响。

案例研究的最后一个重要的贡献在于揭示出我们最初假设中没有关注到的当前健康技术支付决定的第三特征,技术评价的潜在应用改善我们对技术的知识,直接技术导向最有效的地方,同时也改善新技术应用的条件。我们的研究揭示了在多数情况下复杂技术全都不能通过,但会仅对某些患者的某些疾病中,或者可能在某些治疗机构中批准使用。在一些情况下,更多地,被批准的治疗仅对注册的治疗疾病的费用和结果跟踪。在一些时候,被批准的技术应用仅限于较低费用的技术失效之后,或者仅限于该技术确实在结果上保持与众不同。最后,一些被批准的技术仅限于在保持某些质量标准的认证研究机构。因此技术支付决定日益增加的有效应用作为潜在交替改善医疗递送的实践指南。进一步地,公共保险支付日益增加对新技术研究的支付通过适应证或特殊指征支付的批准,因此改进我们新技术的知识以及应用结果。

因此,我们的案例研究导出公共保险系统对技术评价支付程序应用的谨慎支持。这些程序提供对控制公共保险费用的潜力。此潜力由这些程序将被技术支持者所驱动和支配的事实所调节。在某种程度上这些程序是可分享的、透明的以及具有申诉权利,它们更有可能由支持者所支配。另一方面,如果一项制度源于一个保护公共购买和平等提供现有低技术产品和服务，和创新的高技术和服务一样的制度文化，它可能在某种程度上抵抗压力和产出合理的决策。额外步骤也可能进一步平衡支付决定的压力。最终，支付程序提供了令人鼓舞的潜力以改善医疗质量，一个在我们的案例研究国家中才刚刚认识到的潜力。

参考文献

1 J. E. Wennberg，E. S. Fisher，and J. S. Skinner（2002），'Geography and the Debate over Medicare Reform'. Health Affairs Web Exclusive. <content. healthaffairs. org/cgi/reprint/hlthaff. w2. 96v1. pdf>（accessed 20 Apr. 2004）.

2 Though we must be careful that the transaction costs of controlling the use of technology do not exceed the cost-savings such controls afford.

3 There is，however，the danger that a technology that is not initially covered by a public programme will spread rapidly in the private sector，without guidance or contr01. If it is 1tater brought within the coverage of public programmes，it may be difficult to control the use of the teleology. Standard practice within the private sector may become by default standard practice in the public sector，regardless of its wisdom or evidence base.

4 There is some evidence that it may be happening more Often in the US Medicare programme. The NICE proceedings involving zanamivir，oseseltamvir，and amantadine also seem to have involved competitors vying for coverage of their products.

5 ECJ（European Court of Justice），2000. Case C-157/ 99 Judgment of 12 July 2001. Smits and Peerbooms.

6 See，e. g.，J. Bekelman，Y. Li，and C. P. Gross（2003），'Scope and Impact of Financial Conflicts of Interest in Biomedical Research：A Systematic Review'，Journal of the American Medical Association，289：454-65.